常见血液病中西医治疗

主　编

孟昭泉　孙忠亮

副主编

冯冉冉　仇文媛　孟靓靓

编著者

孟靓靓　孙忠亮　冯冉冉

孟昭泉　仇文媛　张成书

米亚南　孟现伟　王　坤

郝海霞　路　芳　陈夫银

吴　菲　李　毅　毕　颖

刘厚林　卢启秀

金盾出版社

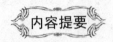

内容提要

本书简要介绍了常见血液病的病因、临床表现、辅助检查、诊断与鉴别诊断等内容；重点介绍了血液病的西医治疗方法和中医治疗方法（包括辨证治疗、常用中成药、单方验方及其他疗法）。该书通俗易懂，内容全面，方法简便，实用性强，可供基层医务人员阅读参考。

图书在版编目（CIP）数据

常见血液病中西医治疗/孟昭泉，孙忠亮主编. —北京：金盾出版社，2017.3(2019.1 重印)
ISBN 978-7-5186-1005-1

Ⅰ.①常…　Ⅱ.①孟…②孙…　Ⅲ.①血液病—中西医结合疗法　Ⅳ.①R550.5

中国版本图书馆 CIP 数据核字（2016）第 217015 号

金盾出版社出版、总发行
北京市太平路 5 号（地铁万寿路站往南）
邮政编码：100036　电话：68214039　83219215
传真：68276683　网址：www.jdcbs.cn
双峰印刷装订有限公司印刷、装订
各地新华书店经销
开本：850×1168 1/32　印张：12.25　字数：306 千字
2019 年 1 月第 1 版第 2 次印刷
印数：4 001～7 000 册　定价：37.00 元
（凡购买金盾出版社的图书，如有缺页、
倒页、脱页者，本社发行部负责调换）

前 | 言

随着人类社会科学技术的进步,工农业生产的迅猛发展,有些血液病(如白血病)在逐年增多。在我国,白血病发病率为 2.76/10 万,在恶性肿瘤死亡率中,男性第六位,女性第八位,在儿童及 35 岁以下成年人中则居第一位。缺铁性贫血仍是世界上最常见的贫血,在育龄妇女和婴幼儿中的发病率很高,全球有 6 亿~7 亿人患有缺铁性贫血。在多数发展中国家里,约 2/3 的儿童和育龄妇女缺铁,其中 1/3 患缺铁性贫血;在发达国家中,也有约 20% 的育龄妇女及 40% 左右的孕妇患缺铁性贫血。在我国,因叶酸缺乏所致的巨幼红细胞贫血较为多见,以山西、陕西、河南及山东等地多发;维生素 B_{12} 缺乏者较少,恶性贫血极为罕见。而在欧美国家,维生素 B_{12} 缺乏及体内产生内因子抗体所致的恶性贫血较多见。为此,开展血液病防治工作任重而道远。

提高血液病的诊治水平,普及防治知识,关心患者的身心健康,对提高我国人口素质和生活质量极为重要。如果广大群众掌握一些常见血液病的中西医诊疗方法,便可及时有效的预防和治疗血液病,这不但节省了宝贵的时间,而且可做到有病早治,无病早防。在长期临床工作中,我们经常采用中西医结合的方法治疗疾病,获得花钱少、见效快的效果。有时我们也经常指导患者及其家属了解血液病的临床表现,掌握一些简易方法,配合医生治疗,常能收到较好的疗效。为此,我们组织血液病专家,参考有关国内外资料,依据血液病的特点编写了《常见血液病中西医治疗》一书。

本书简要介绍了24种血液病的病因、临床表现、辅助检查、诊断与鉴别诊断等内容;重点介绍了血液病的西医治疗方法和中医治疗方法(包括辨证治疗、常用中成药、单方验方及其他治疗方法)。本书通俗易懂,内容全面,方法简便,实用性强,可供基层医务人员阅读参考。

由于水平所限,书中不足之处敬请专家、同仁和广大读者赐教。

孟昭泉　孙忠亮

目 录

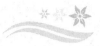

一、缺铁性贫血

　　缺铁性贫血是指体内储存铁不足,影响血红蛋白合成所引起的一种小细胞低色素性贫血,是世界各地包括我国贫血中最常见的一种。其发病率甚高,儿童、成年人或老年人均可发生。据世界卫生组织的调查报告,全世界有 10％～30％ 的人群有不同程度的缺铁,男性发病率约为 10％,女性＞20％,亚洲发病率高于欧洲。最近,据世界卫生组织报告指出,第三世界有 50％ 妇女由于营养不良而患贫血,称为营养性贫血。女性中(特别是孕妇)发生率可能要比男性高 10 倍,女性患病数字如此之大十分惊人,值得重视。防治营养不良性贫血已成为世界性关注的问题。

（一）病　因

　　1. 铁摄入减少　膳食不足,吸收过少,胃酸缺乏,胃部手术。

　　2. 铁丢失过多　胃肠道失血,肿瘤,胃炎,憩室炎,十二指肠溃疡,膈疝,溃疡性结肠炎,局限性回肠炎,钩虫感染,痔疮,动静脉畸形,多次献血,多次妊娠,慢性血管内溶血引起血红蛋白尿,遗传性毛细血管扩张,原发性含铁血黄素沉着症,凝血障碍性疾病或服用抗凝药。

　　3. 铁的需求量增加而摄入量不足　婴幼儿、青少年和育龄妇女,尤其是多次妊娠及哺乳的妇女需铁量增加,其饮食中缺少铁剂易引起缺铁性贫血。青春期女性因月经来潮,且身体生长发育速度较快,对铁的需要量也大,易出现缺铁性贫血。

　　4. 铁的吸收效果不佳　患萎缩性胃炎、胃酸缺乏、胃大部切除术后的患者,由于胃酸缺乏影响食物中高价铁游离化。另外,胃大部切除术后,食物未经过十二指肠而迅速进入空肠,或小肠黏膜病变、慢性腹泻、饭后大量饮茶因茶中鞣酸使铁沉淀而影响被吸收,均可造成铁的吸收障碍而发生缺铁性贫血。

5. 失血 尤其是慢性失血是缺铁性贫血的最常见、最主要的原因。失血最多见的缺铁原因,在成年男性中为消化道出血,在成年女性中为月经量过多。慢性血管内溶血所致的铁随血红蛋白或含铁血黄素从尿中排出,也可引起缺铁性贫血,多见于阵发性睡眠性血红蛋白尿症。

(二)临床表现

缺铁性贫血的临床表现是由贫血、缺铁的特殊表现及造成缺铁的基础疾病所组成。

1. 贫血症状 贫血的发生是隐匿的。症状进展缓慢,患者常能很好地适应,并能继续从事工作。贫血的常见症状有头晕、头痛、乏力、易倦、心悸、活动后气短、眼花、耳鸣等。

2. 特殊表现 缺铁的特殊表现有口角炎、舌乳突萎缩、舌炎,严重的缺铁可有匙状指甲(反甲),食欲缺乏、恶心及便秘。欧洲的患者常有吞咽困难、口角炎和舌异常,称为 Plummer-Vinson 或 Paterson-Kelly 综合征,可能与环境及基因有关。吞咽困难是由于在下咽部和食管交界处有黏膜网形成,偶可围绕管腔形成袖口样的结构,束缚着食管的开口。常需要手术破除这些网或扩张狭窄,单靠铁剂的补充无济于事。

3. 非贫血症状 儿童生长发育迟缓或行为异常,表现为烦躁、易怒、上课注意力不集中及学习成绩下降。异食癖是缺铁的特殊表现,也可能是缺铁的原因,发生的机制不清楚。患者常控制不住地仅进食一种"食物",如冰块、黏土、淀粉等,经补充铁剂治疗后

症状可消失。

4. 体征 除皮肤黏膜苍白、毛发干枯、口唇角化及指甲扁平、失光泽、易碎裂外,约 18％的患者有反甲,约 10％缺铁性贫血患者脾脏轻度增大。其原因不清楚,患者脾脏未发现特殊的病理改变,在缺铁纠正后可消失。少数严重贫血患者可见视网膜出血及渗出。

(三)辅助检查

1. 血常规 呈现典型的小细胞低色素性贫血(红细胞平均体积<80 毫微升、红细胞平均血红蛋白含量<27 毫微克、红细胞平均血红蛋白浓度<30 克/升)。红细胞指数改变的程度与贫血的时间和程度相关。红细胞宽度分布在缺铁性贫血的诊断中意义很难定,正常为(13.4±1.2)％,缺铁性贫血为 16.3％(或>14.5％),特殊性仅为 50％～70％。血片中可见红细胞染色浅淡,中心淡染区扩大,大小不一。网织红细胞大多正常或轻度增多。白细胞计数正常或轻度减少,分类正常。血小板计数在有出血者常偏高,在婴儿及儿童中多偏低。

2. 骨髓象 骨髓检查不一定需要,除非是需要与其他疾病的贫血相鉴别时。骨髓涂片表现增生活跃,幼红细胞明显增生。早幼红及中幼红细胞比例增高,染色质颗粒致密,细胞质少,血红蛋白形成差。粒系和巨核细胞系正常,铁粒幼细胞极少或消失。

3. 生化检查

(1)血清铁测定:血清铁降低<8.95 微摩/升,总铁结合力增高>64.44 微摩/升,故转铁蛋白饱和度降低。由于血清铁的测定波动大,影响因素较多,在判断结果时应结合临床考虑。在女性月经前 2～3 日、妊娠的后 3 个月,血清铁和总铁结合力均会降低,但不一定表示缺铁。

(2)血清铁蛋白测定:血清铁蛋白<14 微克/升。但在伴有炎

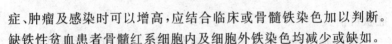

症、肿瘤及感染时可以增高,应结合临床或骨髓铁染色加以判断。缺铁性贫血患者骨髓红系细胞内及细胞外铁染色均减少或缺如。

(3)红细胞游离原卟啉测定:红细胞游离原卟啉增高表示血红蛋白合成有障碍,用它反映缺铁的存在是较为敏感的方法。但在非缺铁的情况(如铅中毒)及铁粒幼细胞贫血时,红细胞游离原卟啉亦会增高,应结合临床及其他生化检查综合考虑。

(4)红细胞内碱性铁蛋白测定:用放射免疫法或酶联免疫法可以测定红细胞内碱性铁蛋白,可反映体内铁储存的状况,如＜6.5皮克/红细胞,表示铁缺乏。此结果与血清铁蛋白相平行,受炎症、肿瘤及肝病的影响较小是其优点。但操作较复杂,尚不能作为常规使用。

4. 其他辅助检查　为明确贫血的病因或原发病,尚需进行多次大便隐血、尿常规检查,必要时还应进一步查肝功能、肾功能、胃肠 X 线检查、胃镜检查及相应的血生化、免疫学检查等。

(四)临床分期

1. 隐性缺铁期　患缺铁性贫血时,体内缺铁变化是一个渐进的发展过程。在缺铁初期,仅有储存铁减少,即在骨髓、肝、脾及其他组织储存备用的铁蛋白及含铁血黄素减少,血清铁不降低,红细胞数量和血红蛋白含量也维持在正常范围,细胞内含铁酶类亦不减少。当储存铁耗尽,血清铁降低时,仍可无贫血表现,本阶段亦称缺铁潜伏期。

2. 缺铁性贫血早期　当储存铁耗尽,血清铁开始下降,铁饱和度降至 15％以下,骨髓幼红细胞可利用铁减少,红细胞生成受到限制,则呈正细胞正色素性贫血,临床上开始表现轻度贫血症状。

3. 重度缺铁性贫血　当骨髓幼红细胞可利用铁完全缺乏,各种细胞含铁酶亦渐缺乏,血清铁亦下降或显著降低,铁饱和度降低至 10％左右,骨髓中红细胞系统呈代偿性增生,此时临床上则表现为小细胞低色素的中、重度缺铁性贫血,贫血症状显著。

(五)诊断与鉴别诊断

1. 诊断　　缺铁可分为缺铁、缺铁性红细胞生成及缺铁性贫血,三者总称为铁缺乏症。1982 年,全国小儿血液病座谈会提出了小儿缺铁性贫血的诊断标准,而国内成年人尚缺乏公认的诊断标准。

(1)缺铁性贫血的诊断标准

①小细胞低色素性贫血,男性血红蛋白＜120 克/升,女性血红蛋白＜110 克/升(孕妇血红蛋白＜100 克/升),红细胞平均体积＜80 毫微升,红细胞平均血红蛋白含量＜26 毫微克,红细胞平均血红蛋白＜310 克/升,红细胞形态有明显低色素表现。

②有明确的缺铁病因和临床表现。

③血清铁＜8.95 微摩/升,总铁结合力＞64.44 毫微摩/升。

④运铁蛋白饱和度＜0.15。

⑤骨髓铁染色显示骨髓小粒可染铁消失,铁粒幼红细胞＜15％。

⑥红细胞游离原卟啉＞0.9 微摩/升(全血)或血液锌原卟啉＞每日 60 微摩/升(全血)或红细胞游离原卟啉/血红蛋白＞4.5 微克。

⑦血清铁蛋白＜14 微克/升。

⑧铁剂治疗有效。

符合第 1 条和 2～8 条中任何 2 条以上者,可诊断为缺铁性贫血。

(2)储铁缺乏的诊断标准

①血清铁蛋白＜14 微克/升。

②骨髓铁染色显示骨髓小粒可染铁消失。

(3)缺铁性红细胞生成的诊断标准:符合以下任何一条即可诊

断。符合储铁缺乏的诊断标准,同时有以下任何一条符合者即可诊断。

①运铁蛋白饱和度<0.15。

②红细胞游离原卟啉>0.9 微摩/升(全血)或血液锌原卟啉>600 微克/升(全血)。

③骨髓铁染色显示骨髓小粒可染铁消失,铁粒幼红细胞<15%。

④如在有并发症的情况下(感染、炎症、肿瘤等)需要测定红细胞内碱性铁蛋白<6.5 皮克/细胞,始能诊断缺乏铁,或借助骨髓铁染色显示骨髓小粒可染铁消失作为标准(《血液病诊断及疗效标准》1991 年版,天津科学技术出版社)。

(4)小儿缺铁性贫血的国内诊断标准:中华儿科学会血液学组制订,1988 年全国小儿血液病学术会议(洛阳)通过。

①贫血为小细胞低色素性。红细胞形态有明显小细胞低色素的表现,红细胞平均血红蛋白<310 克/升,红细胞平均体积<80 毫微升,红细胞平均血红蛋白含量<26 毫微克。贫血诊断标准为目前国内诊断标准。

②有明确的缺铁病因,如铁供给不足,吸收障碍,需要增多或慢性失血等。

③血清(浆)铁<10.7 微摩/升。

④总铁结合力>62.79 微摩/升。运铁蛋白饱和度<0.15,有参考意义;<0.1 有确定意义。

⑤骨髓细胞外铁明显减少或消失(0~+),铁粒幼红细胞<15%。

⑥红细胞游离原卟啉>9 微摩/升。

⑦血清铁蛋白<16 微克/升。

⑧用铁剂治疗 6 周后,血红蛋白上升 20 克/升以上。

符合第 1 条和第 2~8 条中至少 2 条者,可诊断为缺铁性贫血。

注:影响上述的因素很多,除炎症等病理因素和技术操作影响外,年龄、取标本时间(昼夜,上、下午)等生理因素也有影响,故应

对各种检查结果进行综合分析。

2. 鉴别诊断

(1)慢性感染性贫血:多为小细胞性贫血。血清铁及总铁结合力均降低,但骨髓铁增多,骨髓幼粒细胞常有中毒性改变。

(2)铁粒幼细胞性贫血:由于血红蛋白在幼红细胞线粒体内的合成发生障碍,引起铁利用障碍。周围血片上可见双型性贫血表现(有的红细胞为正色素性,有的为低色素性),血清铁升高,总铁结合力下降,铁饱和度增高,骨髓内细胞外铁增加,铁粒幼细胞特别是出现环状铁粒幼细胞。

维生素 B_6 反应性贫血是铁粒幼细胞性贫血的一种类型。由于体内维生素 B_6 代谢异常,铁不能被利用,影响血红蛋白的合成所致。多呈小细胞低色素性贫血,但血清铁和骨髓铁均增高,色氨酸代谢异常,用维生素 B_6 治疗有一定疗效。

(3)地中海贫血:有家族史,具有特殊面容,脾大,血片上见较多靶细胞,血清铁及骨髓铁均增多,血红蛋白电泳异常,血红蛋白F及血红蛋白 A_2 均升高。而缺铁性贫血 HbF 正常,HbA_2 反而减少。

(4)其他:严重的小细胞低色素性贫血应注意与无运铁蛋白血症相鉴别。

(六)西医治疗

1. 补充铁剂

(1)口服铁剂:这是治疗本病的主要方法。最常用药物为硫酸亚铁 0.2 克或葡萄糖亚铁 0.3 克,每日 3 次,于进食时或饭后服用,以减少对胃肠道的刺激。此外,尚有左旋糖酐铁,每片含元素铁 25 毫克;富马酸铁片,每片 0.2 克,含元素铁 65 毫克及乳酸亚铁、琥珀酸亚铁等。水剂有 10% 枸橼酸铁铵,每次 10 毫升,每日服 3 次。不良反应较小,儿童及孕妇较为适宜。在众多的口服铁

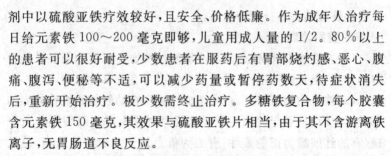

剂中以硫酸亚铁疗效较好,且安全、价格低廉。作为成年人治疗每日给元素铁 $100\sim200$ 毫克即够,儿童用成人量的 $1/2$。80% 以上的患者可以很好耐受,少数患者在服药后有胃部烧灼感、恶心、腹痛、腹泻、便秘等不适,可以减少药量或暂停药数天,待症状消失后,重新开始治疗。极少数需终止治疗。多糖铁复合物,每个胶囊含元素铁 150 毫克,其效果与硫酸亚铁片相当,由于其不含游离铁离子,无胃肠道不良反应。

口服铁剂要先从小剂量开始,渐达足量;饭后服用,可以减少恶心、呕吐、上腹部不适等胃肠道不良反应。同时服维生素 C 100毫克,每日 3 次;1% 稀盐酸 $10\sim20$ 滴,稀释后服,每日 3 次,可促进铁的吸收。服药前后 1 小时左右,禁喝茶及咖啡等。服四环素时,应暂停服铁剂,因两者有互相阻碍吸收的作用。如有溃疡病并用抗酸药时,需与铁剂错开时间服用。服铁剂后可出现黑粪,应先说明,以免患者担心。

如果患者骨髓造血功能是正常的,而明显的出血已停止,则口服铁剂对一般病例见效颇速。口服铁剂 $4\sim5$ 日后网织红细胞开始上升,$7\sim12$ 日达最高峰($4\%\sim15\%$),以后逐渐下降,是铁剂治疗有效指标。血红蛋白及红细胞一般在治疗开始 1 周以后开始上升,2 周间血红蛋白平均每日上升 1.6 克/升,贫血可在 2 个月内恢复。在血红蛋白恢复正常后,仍需继续服药 $4\sim6$ 个月,甚至 1年,以补充储存铁。如果口服铁剂 $3\sim4$ 周无效,可考虑以下因素:诊断错误;未按医嘱服药或剂量不足;胃肠功能紊乱;持续出血;存在干扰铁利用的因素,如炎症、肿瘤、肝脏疾病、肾脏疾病、甲状腺功能低下等。同时伴有维生素 B_{12} 或叶酸缺乏。

(2)注射铁剂:缺铁性贫血可用注射用铁剂治疗,但毒性反应较多,有时甚至可以发生致命的过敏反应,且注射治疗既不方便,又不经济,故凡是可以接受口服治疗者,就不应用铁剂注射治疗。

①应用指征。口服铁剂消化道反应严重而不能耐受者;原有

胃肠道疾病,如溃疡性结肠炎,节段性肠炎,胃切除后胃肠功能紊乱(倾倒综合征),或妊娠时有持续呕吐情况,口服铁剂后症状加重者;妊娠晚期贫血严重,需要迅速纠正缺铁,并防止胎儿发生缺铁性贫血者;慢性失血得不到有效控制,失血量超过肠道的铁吸收量。

②注射用铁制剂。右旋糖酐铁是氢氧化高铁与高分子葡萄糖的复合物,1毫升含5毫克元素铁,深部肌内注射,注射后72小时吸收50%～65%。首次用量为20～50毫克,无反应时第2日起每日或隔2～3日注射100毫克;山梨醇铁是山梨醇枸橼酸铁复合物,1毫升含铁50毫克,肌内注射后吸收较快,24小时可吸收85%,25%从尿中排出,每日用量不超过100毫克。

③不良反应。铁剂注射后,5%的患者有头痛、头晕、面部潮红、肌肉关节疼痛、恶心呕吐、腹泻等反应,严重者可有过敏性休克。为安全起见,首次注射从小剂量开始,如无反应,30分钟后再注射全量。右旋糖酐铁可供静脉注射,但不良反应多且严重,一般不主张应用。有人主张初用患者宜做皮内试验以防止过敏反应。

④注射铁剂的用量。可按以下方法计算:如以150克/升为正常血红蛋白浓度,患者每100毫升所含血红蛋白为(15－患者血红蛋白浓度),每1000毫升所缺血红蛋白为10克(15－患者血红蛋白浓度),每1克血红蛋白含铁3.4毫克,每1000毫升血液缺铁量为10×(15－患者血红蛋白)×3.4,人体血容量为体重(千克)×0.065,可简化为以下公式。

(15－患者血红蛋白克%)×10×3.4×体重(千克)×0.065,

即(15－患者血红蛋白克%)×体重(千克)×2.2。

为补充储备铁,可在上述结果中再加50%(即乘1.5)则为:(15－患者血红蛋白克%)×体重(千克)×3.3,即为所需补充铁的毫克数。

微量元素铜参与铁代谢,铜蓝蛋白在铁代谢中起氧化酶作用,有利于铁与运铁蛋白结合运输,缺铜时影响铁的吸收和利用,部分

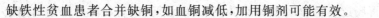

缺铁性贫血患者合并缺铜,如血铜减低,加用铜剂可能有效。

目前较常用的注射铁剂为蔗糖铁 0.1 克,加入生理盐水 100毫升中,静脉滴注,隔日 1 次。根据缺铁的程度确定用量及疗程,不良反应小。

2. 辅助疗法

(1)缺铁性贫血一般不需输血,输血或输入红细胞仅适用于严重病例,血红蛋白在 30 克/升以下,症状明显者。心功能不全者则宜少量而多次输血(每次 100 毫升),或仅输红细胞。

(2)缺铁患者往往伴有维生素 E 的缺乏,因此铁剂疗效不显著者,可加用维生素 E。

(3)适当补充高蛋白质及含铁丰富的饮食,促进康复。

3. 注意事项

(1)寻找引起缺铁性贫血的病因,并加以纠正是治疗缺铁性贫血的关键。大多数缺铁性贫血病例均可检查出病因,少数病例原发病比较隐蔽,应持续观察。缺铁性贫血的治疗,只有明确病因后,根治原发病,同时进食含铁丰富、高维生素 C 的食物,配合铁剂治疗,方可取得满意的疗效。

(2)服用铁剂治疗,血红蛋白恢复正常后仍须继续服药 4～6个月,甚至 1 年,以补足铁,否则易复发。

(3)缺铁性贫血是一个渐进的过程,最好在隐性缺铁期或缺铁性贫血早期即开始治疗。

(4)纠正偏食、挑食的不良生活习惯。

(七)中医治疗

1. 辨证治疗　本病多属虚证,但也有虚实夹杂之证,故其辨证就首当明辨虚实、标本之主次。

(1)脾虚

主症:面色萎黄或㿠白,神疲乏力,食少便溏,舌质淡,苔薄腻,脉沉细。

治则:益气健脾。

方药:香砂六君子汤合当归补血汤加减。党参 15 克,白术 10 克,茯苓 15 克,半夏 10 克,当归 10 克,炙鸡内金 10 克,六曲 10 克,木香 10 克,砂仁 6 克,黄芪 15 克。

用法:水煎服,每日 1 剂。

加减:腹泻便溏者,加薏苡仁 15 克,山药 12 克;恶心欲吐者,加竹茹 10 克,生姜 10 克。

(2)心脾两虚

主症:面色苍白或㿠白,倦怠乏力,头晕心悸,失眠,少气懒言,食欲缺乏,毛发干脱,甲裂脆,舌质淡胖,苔薄,脉濡细。

治则:益气补血,养心安神。

方药:归脾汤或八珍汤加减。党参 15 克,黄芪 15 克,白术 10 克,当归 10 克,熟地黄 15 克,陈皮 10 克,炒酸枣仁 15 克,炙甘草 10 克,大枣 10 克。

用法:水煎服,每日 1 剂。

加减:贫血严重者,加阿胶 12 克,黄精 30 克;心悸失眠重者,加首乌藤 15 克,合欢皮 15 克,生龙骨、生牡蛎各 20 克。

(3)脾肾阳虚

主症:面色萎黄或苍白无华,形寒肢冷,唇甲淡白,周身水肿,甚则可有腹腔积液,心悸气短,耳鸣眩晕,神疲肢软,大便溏薄或有五更泻,小便清长,男性阳痿,女性经闭,舌质淡,有齿痕,脉沉细。

治则:温补脾肾。

方药:实脾饮合四神丸加减。黄芪 15 克,白术 10 克,茯苓 15 克,甘草 10 克,附子 10 克,大腹皮 10 克,厚朴 10 克,补骨脂 10 克,菟丝子 15 克,肉桂 6 克,鹿角胶(烊化)15 克,当归 10 克。

用法:水煎服,每日1剂。

加减:若腹泻严重者,加炒山药12克,炒扁豆10克,以健脾温肾补中;水肿明显者,加猪苓10克,泽泻10克,以利水消肿。

(4)虫积

主症:除有贫血症状外,尚有腹胀或嗜食生米、茶叶、泥土等,善食易饥,恶心呕吐,大便干结或溏薄有奇臭,神疲肢软及其他虫积见症,苔薄,脉虚弱。

治则:杀虫消积。

方药:榧子10克,槟榔10克,苦楝根皮15克,红藤15克,百部10克,雄黄1克,大蒜适量。

用法:制成蜜丸,每丸重5克,每次1丸,每日2次,温开水送服。

加减:若腹痛重者,加杭白芍15克,延胡索12克。

若患者全身情况差,则宜先补养气血,纠正贫血,待全身情况好转后再行驱虫。驱虫后贫血仍显著者,亦应给予积极治疗。

2. 中成药

(1)小温中丸每次1.5~3克,每日3次,口服。

(2)伐木丸每次1.5克,每日3次,口服。

(3)绛矾丸每次1.5~3克,每日3次,口服。

(4)枣矾丸每次1丸,每日2次,口服,20日为1个疗程。

(5)煅绿矾每次9克,每日2次,口服。

(6)健脾生血丸每次1克,每日3次,开水送下。

3. 验方

(1)皂矾干粉装胶囊每次1粒,每日3次,饭后服。

(2)皂矾50克,枸橼酸2.1克,蒸馏水1000毫升配成糖浆,每次10毫升,每日3次,口服。出血者,配以保元汤;恢复期,加香砂六君子汤。

(3)人参9~12克,黄芪20~30克,炙甘草10~12克,白术

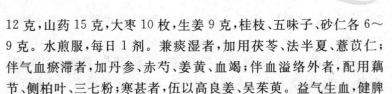

一、缺铁性贫血

12 克,山药 15 克,大枣 10 枚,生姜 9 克,桂枝、五味子、砂仁各 6～9 克。水煎服,每日 1 剂。兼痰湿者,加用茯苓、法半夏、薏苡仁;伴气血瘀滞者,加丹参、赤芍、姜黄、血竭;伴血溢络外者,配用藕节、侧柏叶、三七粉;寒甚者,伍以高良姜、吴茱萸。益气生血,健脾摄血。主治贫血(脾虚证)。

(4)醋煅针砂、皂矾、白术、山楂各 60 克,糯米(炒)、黑枣(煮烂,去皮、核)各 240 克。将煅针砂、皂矾、白术、山楂、糯米研粉,与黑枣混合为丸如绿豆大。每次 3～5 克,每日 2～3 次,饭后服。健脾燥湿,消肿退黄,纠正缺铁性贫血。主治黄胖病(即为血虚证和现代医学之贫血)。

(5)党参、白术、茯苓、陈皮、煅绿矾各适量。将党参、白术、茯苓、陈皮、煅绿矾加工制成蜜丸,每丸重 6 克,每次 1 丸,饭后服,每日 2 次。健脾生血。主治缺铁性贫血。

(6)太子参(或党参)、当归、白芍、枸杞子、女贞子各 20 克,白术、鸡内金、陈皮各 15 克,云茯苓、生山药各 30 克,皂矾 2 克,炙甘草 6 克,大枣 7 枚。阴虚者,加生地黄、牡丹皮各 20 克,墨旱莲 30 克;阳虚者,加菟丝子、淫羊藿各 20 克,巴戟天 30 克。水煎服,每日 1 剂。血红蛋白升至 100 克/升后,部分患者用本方制成水丸,每日 9 克,分 3 次饭后服。配合治疗其他兼证。平时多食黑木耳、豆制品及动物肝脏,忌饮浓茶水。健脾生血,和胃消积。主治缺铁性贫血。

(7)小红参 10 克,磁石、生黄芪各 30 克,阿胶、鹿角胶、龟甲胶、白术、陈皮各 12 克,当归、白芍、熟地黄、何首乌、枸杞子、紫河车各 15 克,炙甘草 6 克。每日 1 剂,水煎分 2 次服,连服 20 日为 1 个疗程。健脾和胃,补气益血,滋补肝肾。主治缺铁性贫血。

(8)黄芪 30 克,当归 25 克,党参、白术、茯苓各 15 克,远志、阿胶、益母草各 10 克,甘草 6 克。偏气虚者,重用黄芪、党参;偏血虚者,重用阿胶、当归;偏阳虚者,加淫羊藿、炮姜;偏阴虚者,加生地

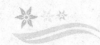

黄、牡丹皮。水煎服,每日 1 剂。益气健脾,补血养心。主治缺铁性贫血。

(9)党参、焦三仙、淫羊藿各 15 克,白术、茯苓、熟地黄各 9 克,丹参 18 克,甘草 6 克。水煎取汁,每日分 3 次饭前服。3 岁以下者用 1/3 剂,3～6 岁者用 1/3～2/3 剂,6～12 岁者用 2/3～1 剂。健脾补血。主治小细胞性贫血。

(10)黄芪 15 克,乌梅 10 克,甘草、五味子各 6 克,党参、当归各 9 克,制何首乌、陈皮各 12 克。水煎服。每日 1 剂,健脾养血,酸甘化阴。治疗气血两虚,胃阴不足型缺铁性贫血,症见面色㿠白、头晕乏力、心悸耳鸣、胃纳不佳、舌质淡红、苔薄、脉虚或虚大。

(11)绿矾、苍术各 90 克,厚朴、陈皮各 30 克,大枣 120 克。加工成如绿豆大,每次 15 克,每日 3 次,口服。燥湿健脾生血。治疗缺铁性贫血。

(12)炒党参、炙黄芪、当归、茯苓、白芍、陈皮、炒山楂、大枣各适量。上药制成冲剂,每袋 15 克,每次 1 袋,每日 2 次,冲服,疗程 1 个月。补益气血。主治营养性贫血。

二、巨幼细胞贫血

自 1880 年 Ehrlich 描述巨幼细胞贫血以来,经过许多学者的努力研究,目前认为巨幼细胞贫血是由于叶酸和(或)维生素 B_{12} 缺乏,细胞 DNA 合成障碍引起骨髓和外周血细胞异常的贫血。

在我国,巨幼细胞贫血以叶酸缺乏所致的为主,维生素 B_{12} 缺乏者较少见。叶酸缺乏以山西、陕西、河南及山东等地较为多见。山西协作组曾报道,该地区的发病率为 $3\%\sim5\%$;西安医学院报道,妊娠和营养性巨幼细胞贫血占该地区贫血的 20.9% ,以叶酸缺乏为主,维生素 B_{12} 缺乏者少见。

(一)病　因

1. 叶酸缺乏

(1)摄入不足:叶酸每日的需要量为 $200\sim400$ 微克(婴儿为 50 微克,儿童为 $100\sim200$ 微克,孕妇为 $400\sim600$ 微克,乳母为 600 微克)。人体内叶酸的储存量仅够 4 个月之需。食物中缺少新鲜蔬菜、过度烹煮或腌制均可使叶酸丢失。乙醇可干扰叶酸的代谢,酗酒者常会有叶酸缺乏。小肠(特别是空肠段)炎症、肿瘤、手术切除及热带性口炎性腹泻,均可导致叶酸的吸收不足。

(2)需要增加:妊娠期妇女、生长发育的儿童及青少年及慢性反复溶血、白血病、肿瘤、甲状腺功能亢进及长期慢性肾衰竭用血液透析治疗的患者,叶酸的需要都会增加,如补充不足就可发生叶酸缺乏。

(3)药物的影响:如甲氨蝶呤、氨苯蝶啶、乙胺嘧啶能抑 N-氢叶酸还原酶的作用,影响四氢叶酸的生成。苯妥英钠、苯巴比妥对叶酸的影响机制不明,可能是增加叶酸的分解或抑制 DNA 合成。约 67% 口服柳氮磺吡啶的患者叶酸在肠内的吸收受抑制。

(4)其他:先天性 5,10-甲酰基四氢叶酸还原酶缺乏患者常在10 岁左右才被诊断。有些加强护理病房的患者常可出现急性叶酸缺乏。

2. 维生素 B_{12} 缺乏

(1)摄入减少:人体内维生素 B_{12} 的储存量为 2～5 毫克,每日的需要量仅为 3 微克(儿童为 2 微克,孕妇为 4 微克)。正常时,每日有 5～10 微克的维生素 B_{12} 随胆汁进入肠腔,胃壁分泌的内因子可足够帮助重吸收胆汁中的维生素 B_{12},故素食者一般需 10～15 年才会发展为维生素 B_{12} 缺乏。老年人和胃切除患者可有胃酸分泌减少,常会有维生素 B_{12} 缺乏。由于有胆汁中的维生素 B_{12} 的再吸收(肠肝循环),这类患者也与素食者一样,需经过 10～15 年才出现维生素 B_{12} 缺乏的临床表现,故一般由于膳食中维生素 B_{12} 摄入不足而致巨幼细胞贫血者较为少见。

(2)内因子缺乏:主要见于萎缩性胃炎、全胃切除术后和恶性贫血患者。发生恶性贫血的机制目前还不清楚。患者常有特发的胃黏膜完全萎缩和内因子的抗体存在,故有人认为恶性贫血属免疫性疾病。这类患者由于缺乏内因子,食物中维生素 B_{12} 的吸收和胆汁中维生素 B_{12} 的重吸收均有障碍。

(3)严重的胰腺外分泌不足:患者容易导致维生素 B_{12} 的吸收不良,这是因为在空肠内维生素 B_{12}-R 蛋白复合体需经胰蛋白酶降解,维生素 B_{12} 才能释放出来与内因子相结合。这类患者一般在 3～5 年后会出现维生素 B_{12} 缺乏的临床表现。由于慢性胰腺炎患者通常会及时补充胰蛋白酶,故在临床上合并维生素 B_{12} 缺乏的并不多见。

(4)小肠内存在异常高浓度的细菌和寄生虫:它们可影响维生

素 B_{12} 的吸收,因为这些有机物可大量摄取和截留维生素 B_{12}。小肠憩室或手术后的盲襻中常会有细菌滋生,或是感染了鱼绦虫,都会与人体竞争维生素 B_{12},从而引起维生素 B_{12} 缺乏。

(5)先天性转钴蛋白Ⅱ缺乏等疾病及接触氧化亚氮(麻醉药):可影响维生素 B_{12} 的血浆转运和细胞内的利用,造成维生素 B_{12} 缺乏。骨髓内粒系及巨核系细胞亦有类似的 DNA 合成障碍和成熟障碍。

巨幼细胞贫血时粒细胞和血小板亦有减少,遂与骨髓内粒系及巨核系细胞亦有类似的 DNA 合成障碍和成熟障碍有关。

叶酸及维生素 B_{12} 缺乏时,非造血组织的细胞 DNA 合成亦会受到影响。对更新代谢较快的各种上皮细胞(如胃肠黏膜、口腔和阴道的黏膜细胞)影响较明显,临床上会出现相应的一些症状。

(二)临床表现

1. 贫血症状 贫血起病隐匿,特别是维生素 B_{12} 缺乏者常需数月,而叶酸由于体内储存量少可较快出现缺乏。某些接触氧化亚氮者、入住重症监护病房或血液透析的患者,以及妊娠妇女可在短期内出现缺乏,临床上一般表现为中度至重度贫血。除贫血的症状(如乏力、头晕、活动后气短、心悸)外,严重贫血者可有轻度黄疸,同时有白细胞和血小板减少,患者偶有感染及出血倾向。

2. 胃肠道症状 胃肠道症状表现为反复发作的舌炎,舌面光滑,乳突及味觉消失,食欲缺乏。腹胀、腹泻及便秘偶见。

3. 神经系统症状 维生素 B_{12} 缺乏,特别是恶性贫血的患者常有神经系统症状,主要是脊髓后、侧索和周围神经受损所致,表现为乏力,手足对称性麻木、感觉障碍,下肢步态不稳、行走困难。小儿及老年人常表现脑神经受损的精神异常,如无性欲、抑郁、嗜睡或精神错乱。部分巨幼细胞贫血患者的神经系统症状可发生于贫血之前。

上述症状在巨幼细胞贫血患者中可同时存在,也可单独发生。同时存在时其严重程度也可不一致。

4. 几种特殊类型巨幼细胞贫血的临床表现

(1)乳糜泻:常见于温带地区,特点为小肠黏膜的绒毛萎缩,上皮细胞由柱状变成骰状,黏膜层有淋巴细胞浸润。发病与进食某些谷类物质中的麦胶有关。患者同时对多种营养物质,如脂肪、蛋白质、糖类、维生素及矿物质的吸收均有障碍。临床表现为乏力、间断腹泻、体重减轻、消化不良、腹胀、舌炎和贫血。大便呈水样或糊状、量多、泡沫多、恶臭、有多量脂肪。血常规及骨髓象为典型的巨幼细胞贫血。血清和红细胞叶酸水平降低。治疗主要是对症及用叶酸治疗,可以取得较好的效果,贫血纠正后宜用小剂量叶酸维持治疗。不进食含麦胶的食物亦很重要。

(2)热带口炎性腹泻(热带营养性巨幼细胞贫血):本病病因不清楚,多见于印度及东南亚、中美洲、中东等热带地区的居民和旅游者。临床症状与麦胶肠病相似。血清叶酸及红细胞叶酸水平降低,用叶酸加广谱抗生素治疗能使症状缓解及贫血纠正。缓解后应用小剂量叶酸维持治疗以防止复发。

(3)乳清酸尿症:乳清酸尿症是一种遗传性嘧啶代谢异常的疾病,除有巨幼细胞贫血外,尚有精神发育迟缓及尿中出现乳清酸结晶。患者的血清叶酸或维生素 B_{12} 的浓度并不低,用叶酸或维生素 B_{12} 治疗无效,用尿嘧啶治疗可纠正贫血。

(4)恶性贫血:本病是由于胃黏膜萎缩、胃液中缺乏内因子,不能吸收维生素 B_{12} 而发生的巨幼细胞贫血。发病机制尚不清楚,似与种族和遗传有关,多见于北欧斯堪的那维亚人、英格兰人和爱尔兰人,南欧、亚洲及非洲人很少见,我国亦罕见。多数患者的血清、胃液和唾液中可检查出抗自身胃壁细胞的抗体,在血清中还可检查出两种内因子(阻断及结合)抗体,故有人认为恶性贫血是一种自身免疫性疾病。恶性贫血的发生是遗传和自身免疫等因素复杂并相互作用的结果。也有人认为，这些抗胃壁细胞的抗体是不明原因引起胃黏膜破坏后释放出抗原所引起。

(5)幼年恶性贫血：幼年恶性贫血指婴儿先天性缺少内因子的纯合子状态，不能吸收维生素 B_{12} 而发生的恶性贫血。患儿胃黏膜的组织学发现和胃酸的分泌均正常。血清中也不存在抗壁细胞和抗内因子的抗体。其父母和兄弟姊妹中可发现内因子分泌的缺陷。本病须与儿童恶性贫血相鉴别。后者年龄在 10 岁以上，有胃黏膜萎缩、胃酸缺乏、血清中有抗体。

（三）辅助检查

1. 血常规　大细胞正色素性贫血（红细胞平均体积＞100 毫微升）往往呈现全血细胞减少，中性粒细胞及血小板均可减少，但比贫血的程度为轻。血涂片中可见多数大卵圆形的红细胞，中性粒细胞分叶过多，可有 5 叶或 6 叶以上的分叶。偶可见到巨大血小板。网织红细胞计数正常或轻度增高。

2. 骨髓象　骨髓呈增生活跃，红系细胞增生明显增多，各系细胞均有巨幼变，以红系细胞最为显著。红系各阶段细胞均较正常大，胞质比胞核发育成熟（核浆发育不平衡），核染色质呈分散的颗粒状浓缩。类似的形态改变亦可见于粒细胞及巨核细胞系，以晚幼和杆状核粒细胞更为明显。

3. 生化检查

(1)血清叶酸和维生素 B_{12} 水平测定：目前两者均可用微生物法或放射免疫法测定。血清叶酸的正常范围为 5.7～45.4 纳摩/升，血清维生素 B_{12} 的正常范围为 150～666 毫微摩/升。由于部分正常人中可有血清维生素 B_{12} 低于 150 毫微摩/升；又因为这两类维生素的作用均在细胞内而不是在血浆中，故此项测定仅可作为初筛试验。单纯的血清叶酸或维生素 B_{12} 测定不能确定叶酸或维生

维生素 B_{12} 吸收不良者<7%，恶性贫血患者<5%。如在 5 日后重复此项试验，同时口服内因子 60 毫克，尿中 ^{57}Co 维生素 B_{12} 的排出量恢复正常，表示患者的维生素 B_{12} 缺乏是由于内因子缺乏，否则是其他原因所致。如果给患者应用抗生素 7～10 日试验得到纠正，表示维生素 B_{12} 的吸收障碍是由于肠道细菌过量繁殖所致。此试验结果与尿量有关，准确收集 24 小时的尿量及事先了解试验者的肾功能是否正常非常重要。

（4）其他检查：血清间接胆红素轻度增多，血清铁及转铁蛋白饱和度增高。恶性贫血患者胃液中游离胃酸消失，注射组胺后亦不会出现。

（四）诊断与鉴别诊断

1. 诊断　根据病史及临床表现，血常规呈大细胞性贫血（红细胞平均体积>100 毫微升），中性粒细胞分叶过多（5 叶者占 5% 以上或有 6 叶者）就考虑有巨幼细胞贫血的可能，骨髓穿刺检查细胞出现典型的巨幼型改变就可确定诊断。为进一步明确是叶酸缺乏还是维生素 B_{12} 缺乏，尚需进一步做下列各项检查。

（1）如怀疑是叶酸缺乏，应测定血清及红细胞叶酸水平，血清叶酸<6.81 纳摩/升，红细胞叶酸<227 纳摩可确定诊断，否则可再进行血清高半胱氨酸水平测定。

（2）如怀疑是维生素 B_{12} 缺乏，应测定血清维生素 B_{12} 水平，如血清维生素 B_{12}<75 毫微摩/升表示有缺乏。进一步测定血清高半胱氨酸或甲基丙二酸以证实。为明确维生素 B_{12} 缺乏的原因，有条件时可测定内因子阻断抗体及进行维生素 B_{12} 吸收试验。

（3）在无条件进行上述各项试验时，可用试验性治疗达到诊断的目的。方法是给患者服用生理剂量的叶酸（每日 0.2 毫克）或肌内注射维生素 B_{12}（每日 1 微克）10 日。如果叶酸或维生素 B_{12} 缺

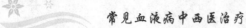

乏,用药后患者的临床症状、血常规和骨髓象会有改善和恢复。生理剂量的叶酸只对叶酸缺乏的患者有效,对维生素 B_{12} 缺乏者无效,生理剂量的维生素 B_{12} 只对维生素 B_{12} 缺乏的患者有效,对叶酸缺乏者无效。用这种方法可以进行两者的鉴别诊断。

2. 鉴别诊断

(1)全血细胞减少应与再生障碍性贫血相鉴别,骨髓检查有典型的巨幼型改变可帮助诊断。

(2)轻度黄疸应与溶血性贫血相鉴别,由血清胆红素及网织红细胞升高的程度(巨幼细胞贫血的程度较轻)及溶血性贫血的特殊的溶血试验(巨幼细胞贫血为阴性)可鉴别。

(3)骨髓中出现巨幼型改变应与红白血病(有原始细胞增多)及骨髓增生异常综合征(有病态造血)相鉴别。

(4)营养性巨幼细胞贫血常合并缺铁性贫血,这类患者的铁指标(血清铁、总铁结合力及铁蛋白)常是"正常的"。然而,巨幼细胞贫血时患者的铁指标应该是增高的,故应考虑有缺铁的可能。这类患者往往在巨幼细胞贫血治疗中影响其疗效,故应在巨幼细胞贫血治疗中密切观察患者的铁指标。

(五)西医治疗

1. 一般治疗 积极治疗原发病,预防和控制感染,特别是肠道感染。增加营养。

2. 补充相应缺乏的叶酸或维生素 B_{12} 叶酸或维生素 B_{12} 缺乏是引起本病的原因,所以补充叶酸和(或)维生素 B_{12} 是最有效的疗法。

(1)叶酸缺乏的治疗:叶酸 5～10 毫克,每日 3 次,口服。如果胃肠道反应大,影响叶酸吸收,可每日肌内注射甲酰四氢叶酸钙 3～6 毫克,直至血常规完全恢复正常为止。用量越大自尿的排

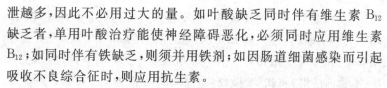

泄越多,因此不必用过大的量。如叶酸缺乏同时伴有维生素 B_{12} 缺乏者,单用叶酸治疗能使神经障碍恶化,必须同时应用维生素 B_{12};如同时伴有铁缺乏,则须并用铁剂;如因肠道细菌感染而引起吸收不良综合征时,则应用抗生素。

治疗开始后 2～3 日,患者感觉精神及体力好转,食欲增加,舌痛迅速减轻,网织红细胞亦开始上升,一般在 5～8 日达高峰,然后逐渐下降,恢复正常,血红蛋白及红细胞亦逐日增多,白细胞及血小板在 1 周左右恢复正常,分叶过多的粒细胞在 2 周内消失,骨髓内巨幼红细胞用药后 24 小时内即有显著变化,3～4 日恢复正常。

(2)维生素 B_{12} 缺乏的治疗:一般肌内注射维生素 B_{12} 100 微克,每日 1 次,连用 2 周,以后每周 2 次,剂量同前。连用 4 周或直至血红蛋白及红细胞恢复正常,以后相同剂量每月 1 次维持,有神经系统表现者应每 2 周 1 次维持。维生素 B_{12} 治疗开始后 48～72 小时,临床症状即见好转,网织红细胞也开始上升,血常规逐渐恢复正常,骨髓象在治疗开始 6～8 小时,巨幼红细胞即明显减少,24～48 小时呈正常幼红细胞造血。对不能明确的叶酸缺乏抑或维生素 B_{12} 缺乏症的治疗,可同时用叶酸和维生素 B_{12},剂量和用法同前,2 周为 1 个疗程。

经上述处理,2 周后仍不见疗效,或者在接受治疗的过程中又见血液学复发者,应当考虑是否有感染、肾衰竭、胃肠道出血或者胃癌等的发生。经过叶酸或维生素 B_{12} 治疗后,如果贫血恢复不够满意,应当考虑是否同时存在缺铁现象,因为重症患者当大量红细胞新生时需一定量的铁,所以在治疗后期可出现缺铁。此外,某些营养不良性巨幼细胞贫血亦有合并缺铁性贫血者,因此补充铁剂也颇为重要。

维生素 B_{12} 缺乏巨幼细胞贫血伴神经系统症状者,末梢神经炎改善快,亚急性脊髓联合变性的症状改善较差,一般在神经症状发生 6 个月内积极治疗,可以缓慢恢复,如果神经系统症状已 6 个月以上,则易呈不可逆性改变,恢复较难。常用剂量为维生素 B_{12} 1 000 微克,肌内注射,隔日 1 次,2 周后改为每周 1 次,严重者连用 3 个月;如果一般治疗而神经系统症状不见好转,可考虑维生素 B_{12} 椎管内注射,每次 30 微克,每周 1 次,6 次为 1 个疗程。因维生素 B_{12} 分子量较大,不易透过血-脑屏障,须直接用药。

(4)特殊患者的治疗:胃切除术后或回肠切除术后患者,术后即用维生素 B_{12} 1 000 微克,肌内注射,每月 1 次;或维生素 B_{12} 1 000 微克,肌内注射,3 个月 1 次。素食患者每日补给维生素 B_{12} 2 500 微克,口服;或维生素 B_{12} 1 000 微克,肌内注射,每 6 个月 1 次,肠道疾病患者消除肠道病因。

3. 其他治疗 糖皮质激素、维生素 C、维生素 B_6 都有协同作用。老年人和心血管疾病患者在开始治疗时可突然使血钾下降,应及时补钾。病情严重,有明显组织缺氧和中枢神经系统症状者应输血,最好输红细胞。

4. 治疗注意事项

(1)去除病因:去除病因是治愈本病的关键。导致本病的原因较多,但维生素 B_{12} 和叶酸的摄入不足、吸收不良、利用障碍、需要量增加是其主要原因,在疾病的早期注意改变饮食习惯,及早治疗胃部疾病,减少有关药物的用量,增加婴幼儿及哺乳期妇女的营养,补充缺失的维生素 B_{12} 和叶酸,可以很快使疾病痊愈,因此去除病因尤为重要。

(2)治疗过程中注意补充铁剂:在治疗过程中如果贫血恢复不满意,应注意是否同时存在缺铁现象,因为当大量红细胞新生时需一定量的铁,所以在治疗后期可出现缺铁。另外,某些营养不良性巨幼细胞贫血本身亦可合并缺铁性贫血,适当补充铁剂也很重要。

(3)老年人和心血管疾病患者注意补钾:红细胞生成过程中需要钾,大量红细胞生成时需要更多,所以在治疗开始时可因血钾突然下降,使老年人和有心血管疾病的患者引起严重心脏并发症,有的甚至导致死亡。因此，相应补充钾盐不可忽视。

(4)维生素 B_{12} 缺乏的治疗方法：叶酸对维生素 B_{12} 缺乏所致巨幼细胞贫血也有疗效，但虽有贫血和血常规的改善，却出现神经系统症状或使原有神经系统症状加重。因叶酸对神经系统无作用，而血液的改善进一步消耗了更多的维生素 B_{12}，使神经系统内维生素 B_{12} 缺乏更加严重，因而对维生素 B_{12} 缺乏的患者禁忌单独应用叶酸。如果不能明确是否维生素 B_{12} 缺乏时，应同时并用维生素 B_{12} 和叶酸：叶酸每日 5～10 毫克，分 3 次口服；维生素 B_{12} 每日 100 微克，肌内注射，2 周为 1 个疗程。

(六)中医治疗

中医学无"巨幼细胞贫血"一词，根据其临床症状的不同，可分属"血虚""舌痛""舌光""舌红""脾胃虚弱""不仁"及"痹证"范畴。

本病由营养物质摄入不足所致，究其原因大都为脾胃功能不良所致。脾胃为后天之本，血生化之源，脾胃虚弱不能运化水谷精微，不能化生气血而导致本病，因此调治脾胃应贯穿于整个疾病的始终，即所谓治病必求其本。

1. 辨证治疗

(1)心脾两虚

主症：面色苍白，疲乏无力，食少纳呆，腹胀便溏，心悸怔忡，少眠多梦，口干舌痛，舌质红、干，少苔或无苔，脉细数。

治则：健脾益气，养血安神。

方药：归脾汤加减。黄芪 20 克，党参 20 克，白术 10 克，炒酸枣仁 15 克，当归 12 克，龙眼肉 10 克，熟地黄 12 克，白芍 10 克，五味子 10 克，甘草 10 克。

用法：水煎服，每日 1 剂。

加减：阴虚火旺明显者，可加牡丹皮、白薇、生地黄，以滋阴凉

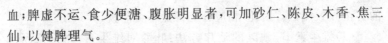

血;脾虚不运、食少便溏、腹胀明显者,可加砂仁、陈皮、木香、焦三仙,以健脾理气。

(2)气血两虚

主症:疲乏无力,面色苍白,头晕耳鸣,眼花,心悸,肌肤甲错,头发稀疏枯槁,月经失调,经量过少,舌质淡或质红无苔,或镜面舌,脉细数无力。

治则:补气养血。

方药:八珍汤加减。党参 20 克,白术 10 克,茯苓 15 克,甘草 10 克,当归 12 克,熟地黄 12 克,白芍 12 克,五味子 10 克,陈皮 10 克,枸杞子 10 克。

用法:水煎服,每日 1 剂。

加减:气虚明显者,可加黄芪;肌肤甲错明显且伴瘙痒者,可加赤芍、浮萍、防风,以凉血活血驱风。

(3)脾肾两虚

主症:头晕耳鸣,心悸气短,腰酸腿软,畏寒肢冷,腹胀便溏,尿频、夜尿多,或下肢麻木不仁,舌质淡,苔薄或无苔,脉沉细。

治则:健脾益肾。

方药:十四味健中汤加减。党参 20 克,黄芪 20 克,茯苓 15 克,白术 10 克,熟地黄 12 克,白芍 12 克,麦冬 10 克,肉桂 6 克,附片 10 克,肉苁蓉 12 克,制半夏 10 克,甘草 10 克。

用法:水煎服,每日 1 剂。

加减:若腰痛下肢不仁者,可加桂枝、鸡血藤,以活血通络;腹胀便溏者,可加补骨脂、吴茱萸,以温中补阳。

2. 中成药

(1)人参归脾丸每次 2 丸,每日 2 次,口服。适用于心脾两虚型。

(2)人参养荣丸 2 丸,每日 2 次,口服。适用于气血两虚型。

(3)金匮肾气丸 1 丸,每日 2 次。适用于脾肾两虚型。

三、再生障碍性贫血

再生障碍性贫血(再障)是一种由物理、化学、生物或不明因素作用,使骨髓造血干细胞和骨髓微环境严重受损,造成骨髓造血功能减低或衰竭的疾病。临床以贫血、粒细胞和血小板减少所致反复感染和出血为主要表现。据国际再生障碍性贫血和粒细胞缺乏研究组 1980—1984 年在欧洲和以色列的调查结果,发病率为每年 0.2/10 万,发病年龄在 20～25 岁和 60 岁之后有 2 个高峰。再生障碍性贫血发病率有地区化倾向,在亚洲再生障碍性贫血的发病率高于欧美国家,在亚洲国家医院门诊诊断再生障碍性贫血的患者数与急性髓细胞性白血病相等,而在大多数欧美国家医院急性髓细胞性白血病诊断数是再生障碍性贫血的 5～10 倍。据我国 21 个省市统计,再生障碍性贫血发病率为每年 0.74/10 万,其中东北地区为 0.56/10 万。泰国曼谷为 0.4/10 万,马来西亚 Sabah 省发病率为 0.55/10 万。此外,在俄罗斯、墨西哥和中东、拉丁美洲发病率较高,为欧洲的 2～3 倍。地域性再生障碍性贫血发病率增高很可能与环境中存在的再生障碍性贫血易感因子有关。

(一)病　因

1. 造血干细胞　细胞培养法研究再生障碍性贫血患者的造血细胞凋亡,显示其造血干、祖细胞不但数目减少,其克隆形成能力亦减低。再生障碍性贫血患者 CD34$^+$ 细胞数减少,而 CD34$^+$ 细胞中含有大多数造血祖细胞和干细胞。长期培养起始细胞(LTC-IC)法代替评估造血干细胞增生能力结果显示,严重再生障碍性贫血患者的长期培养起始细胞小于正常人的10%,如结合骨髓增生程度,小于等于正常人10%的再生障碍性贫血患者,长期培养起始细胞的细胞数仅为正常人的1%以下。

2. 基质和造血生长因子 骨髓内造血细胞只有在基质支持条件下才能正常增生分化,再生障碍性贫血患者基质细胞功能是否有缺陷一直有争议。多数情况下,再生障碍性贫血患者基质细胞功能正常。试验证明,再生障碍性贫血患者骨髓中分离出的黏附细胞可支持正常 $CD34^+$ 细胞生长,而再生障碍性贫血患者的 $CD34^+$ 细胞却不能在正常人基质环境中生长,说明再生障碍性贫血患者基质功能正常。但是,亦有少数报告,同基因骨髓造血干细胞移植后再生障碍性贫血患者未能存活,提示其基质功能异常。再生障碍性贫血患者基质细胞能否分泌正常数量的造血生长因子亦存在分歧。多数研究认为,其基质细胞分泌造血因子功能正常,大多数再生障碍性贫血患者血清中红细胞生成素、血小板生成因子、粒细胞集落刺激因子、粒细胞-巨噬细胞集落刺激因子明显增多。但少数患者基质细胞分泌粒细胞集落刺激因子、细胞-巨噬细胞集落刺激因子、白细胞介素-1、白细胞介素-3减少。作用于早期造血阶段的干细胞因子,大多报告正常,但亦有报告血浆干细胞因子在部分再生障碍性贫血患者中度降低,而其配基 Flt-3 水平升高。综上所述,尽管少数再生障碍性贫血患者基质细胞功能和造血因子分泌可能有缺陷,但大多数再生障碍性贫血患者基质细胞功能和造血因子分泌基本正常。

3. 辐射致骨髓增生异常 辐射可以导致骨髓造血干细胞和前体细胞损伤或死亡,导致骨髓造血功能障碍。高能 γ 射线是最强的辐射线,其次为 α 和 β 粒子。辐射可穿透不同细胞,使细胞内 DNA 和蛋白质分子结构改变,导致细胞功能损伤,甚至细胞死亡。骨髓各细胞系对于辐射的敏感性不同,辐射可直接引起淋巴细胞溶解;在红细胞、粒细胞和巨核细胞三系中,以红细胞对辐射最敏感,粒细胞次之,巨核细胞再次之;骨髓基质细胞对辐射敏感性相对最低。接受急性大剂量辐射后,2～4周患者即出现全血细胞减少,而患者是否死亡取决于其骨髓耐受力,包括前体细胞的死亡比率和造血干细胞的损伤程度。全身照射 1.5～2 戈瑞即可能造成骨髓增生低下。据放射意外事故和大剂量放射治疗后患者的资料估计,50%辐射死亡剂量为 4.5 戈瑞左右,但患者存活与否很大程度要依赖于支持治疗的质量。接受辐射的患者全血细胞减少程度与辐射剂量成正相关,但是再生障碍性贫血并不是接受辐射后必然发生的晚期疾病。日本 156 例原子弹爆炸后发生的再生障碍性贫血患者中,只有 13 例接受过>1 戈瑞剂量的辐射。在 3 例接受重度辐射的患者中,只有 1 例发生典型再生障碍性贫血;在接受长期慢性辐射的患者中,大多数表现为外周血淋巴细胞增多,粒细胞减少,出现幼稚粒细胞或形态异常粒细胞和大血小板,提示造血细胞的基因有异常改变,但发生再生障碍性贫血仅是在特定环境下的一小部分患者。因原发病的需要接受大剂量照射的患者中,发生再生障碍性贫血的比例并不高,故目前倾向于辐射所致的细胞减少和形态异常主要归于骨髓增生异常,不是再生障碍性贫血。

4. 药物和化学物质损伤造血功能　常见引起再生障碍性贫血有关的药物及化学物质有以下几种。烷化剂(白消安、美法仑、环磷酰胺),抗代谢药物(甲氨蝶呤、长春新碱、长春碱、秋水仙碱、柔红霉素、多柔比星、丝裂霉素等),氯霉素,布洛平,氯喹,保泰松,吲哚美辛,布洛芬,苯妥英钠,卡马西平及磺胺类药物,抗甲状腺药物,抗糖尿病药物,碳酸酐酶抑制药,杀虫剂,金和砷,以及其他重金属(如汞和铋)等。

与再生障碍性贫血有关的化学物质可分为两类。一类是用于肿瘤化学治疗的药物,对骨髓的抑制作用是预期会产生的药物毒性作用;另一类是非预期的,在使用通常剂量仅在少数罕见的特异性体质的人才会发生再生障碍性贫血,大多数化学物质均属于此

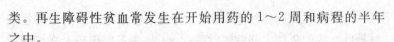
类。再生障碍性贫血常发生在开始用药的 1～2 周和病程的半年之中。

化学药物引起再生障碍性贫血的机制分直接的化学物质毒性和免疫介导的损伤作用 2 种，但因药物诱发再生障碍性贫血非常罕见，临床和实验室研究均困难。目前认为，药物诱发的再生障碍性贫血发生率非常低，可能反映了在人群中的代谢酶（直接化学作用）和免疫反应（免疫介导物质的骨髓损伤）异常的基因频率。特异体质者接触某些特殊环境物质后，由于遗传素质不同，其药物代谢产物及机体对化学毒性物质易感性也不同。其代谢过程中产生高活性的毒性中间产物，使骨髓功能受损。以解毒酶系统异常直接造成骨髓衰竭为例，如芳香基碳氢化合物脱氢酶（与苯中毒有关），环氧化物脱水酶（与芬尼妥因中毒有关），8-甲基化酶（与 6-巯基嘌呤和 6 硫鸟嘌呤毒性有关），N-乙酰酯酶（与磺胺有关）等，遗传基因不同造成上述各种酶具不同活性，因而对相应药物的代谢能力各异，使毒物对特异体质患者的造血细胞功能产生损伤。

在研究粒细胞缺乏症时发现患者血中有白细胞凝集抗体，患者血清输入正常人亦可使白细胞减少，提示免疫机制参与粒细胞减少。但在再生障碍性贫血患者血中未能证明有任何抗体，其免疫损伤机制可能包括结合细胞蛋白异常，导致细胞自我耐受丧失，调节免疫网络功能紊乱等多方面原因。因而在特异性体质所致再生障碍性贫血可能由于药物代谢系统遗传异常，主要组织相容抗原不同，结合多肽的成分不同及潜在的自身反应淋巴细胞数量和功能不同所致。

（1）细胞毒药物在肿瘤化学治疗过程中，化学治疗药物直接损伤骨髓造血细胞功能，如白消安可以产生延迟性骨髓抑制和减低骨髓再生能力，而氟尿嘧啶、环磷酰胺、巯基嘌呤、甲氨蝶呤、长春新碱似乎并不减低骨髓再生能力。

（2）苯和苯中间代谢产物酚、氢醌、邻苯二酚可抑制造血细胞

三、再生障碍性贫血

DNA 合成或使 DNA 链断裂,导致基因突变。研究发现,间断接触苯较持续接触更易引起造血细胞和基质细胞损伤。据 20 世纪初对于美国接触苯的人进行研究结果表明,接触>300ppm 浓度苯的工人中有 3‰~4‰发生再生障碍性贫血,接触>100ppm 工人中有 50‰有血细胞的减少。流行病学调查发现,长期接触高浓度苯的工人中 10‰以上会发生白血病。改善卫生环境条件可降低发病率 30.5‰。除再生障碍性贫血和白血病外,血小板减少、淋巴细胞减少,大红细胞症,获得性 Pelger-Htiet 畸形,嗜酸、嗜碱细胞增多等亦可见到,骨髓常表现增生正常,但也可低增生和增生极度活跃。在骨髓造血功能障碍发生前常有骨髓增生过度活跃表现。此外,也可表现为骨髓出血、水肿、纤维化等,少数患者在再生障碍性贫血发生数年后可转为急性髓细胞性白血病。

(3)芳香烃化合物引起再生障碍性贫血的发生率过去被估计过高,其中发生再生障碍性贫血的部分原因可能为作为溶剂或作为合成芳香烃化合物的底物的苯所致。杀虫剂所致再生障碍性贫血在全球约报告 300 例,大多为滴滴涕和林丹。此外,相对发生再生障碍性贫血较多的职业为木材和木材加工、农业、建筑业的工人。

(4)一度以为氯霉素是引起再生障碍性贫血的最常见药物。在氯霉素引进美国市场期间,认为 20‰~30‰的再生障碍性贫血及 50‰与药物有关的再生障碍性贫血是由氯霉素引起,但是这种观点并没有得到流行病学调查资料的有力支持。在最近几年,美国和欧洲的一系列再生障碍性贫血报道,总共 394 例患者中仅 1例曾用过氯霉素。氯霉素在中国香港和泰国临床大量应用,并未发现再生障碍性贫血与其有明显相关。有关氯霉素与造血细胞关系的体外研究曾报道,氯霉素可减低造血细胞克隆形成和减少其克隆体积,抑制基质细胞增生和生长因子分泌,但临床上未发现与其一致的证据。亦有报道氯霉素可引起细胞染色体异常,氯霉素

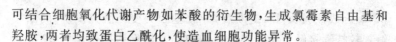

可结合细胞氧化代谢产物如苯酸的衍生物,生成氯霉素自由基和羟胺,两者均致蛋白乙酰化,使造血细胞功能异常。

(5)长期以来,有关保泰松引起再生障碍性贫血时有报道,亦有其他非甾体类药引起再生障碍性贫血报道,但欧洲一家大规模有对照的研究未能证实保泰松与再生障碍性贫血有相关关系。有人曾提出,在长期规律应用保泰松后再次应用时血液学易出现改变。

(6)一些治疗中枢神经系统的药物可引起再生障碍性贫血,如乙内酰脲、卡马西平、抗抑郁药、安定药和近年的非尔氨酯。非尔氨酯已有30例以上发生再生障碍性贫血的报道,但卡马西平与再生障碍性贫血的关系一直有疑问,大宗病例报告仅有1/20万患者发生再生障碍性贫血。

(7)金和其他重金属制剂可发生非常特别的致死性毒性作用,发生率为1.6/万。剂量依赖性白细胞减少常见,大剂量金可引起致死性全血细胞减少,甚至已报道有几十例金制剂引起再生障碍性贫血,发生后很难恢复。金制剂体外可抑制造血祖细胞克隆形成。砷中毒可引起贫血、白细胞和血小板减少,引起再生障碍性贫血者亦有报道。

(8)抗甲状腺药物最常见不良反应为白细胞减少,使用硫脲嘧啶患者约2%发生白细胞减少。丙基硫脲嘧啶和甲巯咪唑引起白细胞减少的发生率为10%,但引起再生障碍性贫血者仅为白细胞减少的10%。

(9)抗菌药复方磺胺甲噁唑可引起不同程度的血液毒性,最常见为白细胞减少,亦可发生贫血和血小板减少。应用常规剂量复方磺胺甲噁唑血液毒性发生率为5.3/100万。其他抗生素亦可引起白细胞减少,但抗菌药引起再生障碍性贫血尚无有统计学意义的报告。

(10)病毒感染常引起有限的骨髓抑制,如白细胞减少和血小

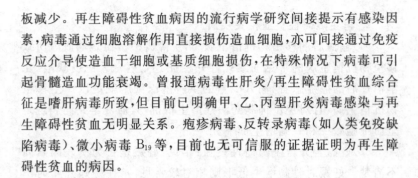

板减少。再生障碍性贫血病因的流行病学研究间接提示有感染因素,病毒通过细胞溶解作用直接损伤造血细胞,亦可间接通过免疫反应介导使造血干细胞或基质细胞损伤,在特殊情况下病毒可引起骨髓造血功能衰竭。曾报道病毒性肝炎/再生障碍性贫血综合征是嗜肝病毒所致,但目前已明确甲、乙、丙型肝炎病毒感染与再生障碍性贫血无明显关系。疱疹病毒、反转录病毒(如人类免疫缺陷病毒)、微小病毒 B_{19} 等,目前也无可信服的证据证明为再生障碍性贫血的病因。

(二)临床表现

1. 常见的临床表现　再生障碍性贫血所致外周血全血细胞减少,患者可出现出血、贫血和感染。

(1)出血:血小板减少所致出血常是患者就诊的主要原因,表现为皮肤淤点和淤斑、牙龈出血和鼻出血。在年轻女性可出现月经过多和不规则阴道出血。严重内脏出血(如泌尿道、消化道、呼吸道)和中枢神经出血少见,且多在病程晚期。患者出现严重鼻出血、视物不清、头痛、恶心、呕吐,常是致命性颅内出血先兆表现,临床要充分予以注意。

(2)贫血:红细胞减少所致贫血常为逐渐发生,患者出现乏力、活动后心悸、气短、头晕、耳鸣等症状。患者血红蛋白浓度下降较缓慢,多为每周降低 10 克/升左右。少数患者因对贫血适应能力较强,症状可较轻。

(3)感染:白细胞减少所致感染为再生障碍性贫血最常见并发症。轻者可以有持续发热、体重下降、食欲缺乏,重者可出现严重系统性感染。此时因白细胞低使炎症不能局限,常缺乏局部炎症表现,因而严重再生障碍性贫血患者发热时应即刻先凭经验应用广谱抗生素,并多次做细菌培养以寻找病原学证据。

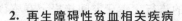

2. 再生障碍性贫血相关疾病

(1)输血后的移植物抗宿主病:再生障碍性贫血是输血后所致移植物抗宿主病的常见的致死性并发症。儿童先天免疫缺陷、化学治疗后的癌症患者、输入少量的供者淋巴细胞就足以产生移植物抗宿主病,且对免疫抑制药治疗产生抵抗,其血液学共同表现是全血细胞减少和骨髓增生低下。

(2)妊娠合并再生障碍性贫血:罕见,妊娠是否为诱发因素尚不清楚。妊娠时骨髓增生低下则相对较常见,常在妊娠开始时出现全血细胞减少,而在分娩或妊娠终止后恢复,但是少数妊娠合并再生障碍性贫血可延续到产后。妊娠合并再生障碍性贫血的生存率,母亲为53%,婴儿为75%,69%患者妊娠过程顺利,故对坚持继续妊娠的母亲可采用间断输血治疗,但病情恶化时应终止妊娠。

(3)肝炎后再生障碍性贫血:急性病毒性肝炎后再生障碍性贫血并不罕见,至今已有数百例报道。在西方报告的再生障碍性贫血患者中2%～9%以前有肝炎病史,亚洲比例可能更高。虽然病毒性肝炎有时可合并轻度血细胞减少,但出现严重全血细胞减少和骨髓增生低下并不常见,估计占儿童肝炎的比例<0.07%,占非甲非乙型肝炎的2%。在暴发性血清阴性肝炎导致肝衰竭的患者中,1/3会最终发生再生障碍性贫血。肝炎后再生障碍性贫血有下列几个特点。

①常发生在病毒性肝炎后1～2个月,在炎症康复期出现严重全血细胞减少,在病毒性肝炎炎症期可有轻度血细胞减少,如粒细胞、血小板减少,大红细胞增多,不典型淋巴细胞增多等,类似轻度再生障碍性贫血表现。其预后极差,一年内死亡率可达90%。

②引起肝炎后再生障碍性贫血的病毒至今不甚明确,几乎所有研究均表明其病毒为非甲非乙非丙非庚型肝炎病毒。再生障碍性贫血患者合并丙肝和庚肝病毒性肝炎常见,多认为是反复输血所致,而非再生障碍性贫血的原因。

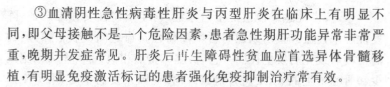

三、再生障碍性贫血

③血清阴性急性病毒性肝炎与丙型肝炎在临床上有明显不同,即父母接触不是一个危险因素,患者急性期肝功能异常非常严重,晚期并发症常见。肝炎后再生障碍性贫血应首选异体骨髓移植,有明显免疫激活标记的患者强化免疫抑制治疗常有效。

(4)传染性单核细胞增多症后再生障碍性贫血:急性 EB 病毒感染引起的传染性单核细胞增多症常合并粒细胞减少和其他血液学异常,但是合并再生障碍性贫血罕见。由于 EB 病毒感染是最常见到病毒性疾病,很多人临床症状不明显,全血细胞减少可以是部分传染性单核细胞增多症的早期或恢复期的主要表现,部分患者症状消失后血常规可自行恢复。有报道在特发性再生障碍性贫血骨髓造血细胞中检出 EB 病毒,因而 EB 病毒感染后的再生障碍性贫血可能比以前预期的发生率要高。抗病毒治疗对部分 EB 病毒感染后再生障碍性贫血患者有效,糖皮质激素及抗胸腺细胞球蛋白等免疫抑制药治疗亦对部分患者有效,应当在病程早期应用。

(5)嗜血细胞综合征/再生障碍性贫血综合征:嗜血细胞综合征患者有骨髓增生低下,亦有可能从骨髓增生活跃转为增生低下。74%患者出现三系细胞减少,均有贫血,91%出现血小板减少,65%出现中性粒细胞减少。与典型再生障碍性贫血不同之处,是嗜血细胞综合征/再生障碍性贫血综合征患者有系统性免疫缺陷、恶性肿瘤和感染。在感染中以病毒感染最常见,常为疱疹病毒、特别是 EB 病毒,其他如巨细胞病毒、单纯疱疹病毒、水痘-带状疱疹病毒、B_{19} 微小病毒,骨髓移植后排斥亦可并发嗜血细胞综合征。诊断依靠组织活检和骨髓涂片,在病毒感染伴随的嗜血细胞综合征中常见到免疫系统激活表现,如外周血干扰素-γ、干扰素-α、白细胞介素-6 和白细胞介素-2 可溶性受体水平增高,CD8 阴性细胞增多,T 细胞体外培养产生干扰素-γ 也明显增多。临床应用环孢素有效也说明 T 细胞介导的免疫增强是造血功能衰竭的发病机制。

(6)阵发性睡眠性血红蛋白尿症/再生障碍性贫血综合征:阵发性睡眠性血红蛋白尿症与再生障碍性贫血之间关联很强,两种病常同时或先后发生在同一患者,临床特点相似,都有全血细胞减少和骨髓增生低下,发病有地域倾向,亚洲人发病率高,用免疫抑制药治疗有效。阵发性睡眠性血红蛋白尿症以血管内溶血、静脉血栓和骨髓造血功能衰竭为特点,许多患者死于血栓,而不是出血并发症。

再生障碍性贫血可在阵发性睡眠性血红蛋白尿症病程初期或病程中并发,国外一回顾性病例分析中,年轻阵发性睡眠性血红蛋白尿症患者出现骨髓衰竭可占 58%。法国 220 例阵发性睡眠性血红蛋白尿症患者中,30% 以前有再生障碍性贫血史,而其余 70% 阵发性睡眠性血红蛋白尿症患者中发生全血细胞减少的真实危险率为 14%。再生障碍性贫血患者用免疫抑制药获效后数月或数年后可转为阵发性睡眠性血红蛋白尿症,在相当多的再生障碍性贫血患者可检测到 CD59 阴性细胞,甚至阵发性睡眠性血红蛋白尿症克隆。长期随访阵发性睡眠性血红蛋白尿症或阵发性睡眠性血红蛋白尿症转为再生障碍性贫血患者发现部分患者,可发生暂时酸溶血试验的转阴和 CD59 阴性细胞消失。

(7)结缔组织病:再生障碍性贫血可能是嗜酸细胞性筋膜炎的一种临床表现,嗜酸细胞性筋膜炎是一种严重的、以皮肤硬化为主要表现的结缔组织病,其病理为皮下和筋膜纤维化,临床表现为皮肤硬化,嗜酸性粒细胞增多,高 γ 球蛋白血症,血沉增快,对糖皮质激素治疗反应良好。此外,系统性红斑狼疮、类风湿关节炎均有合并再生障碍性贫血的报道,但因常用免疫抑制药治疗,易与药物不良反应相混淆。

（三）辅助检查

1. 血常规　典型再生障碍性贫血常是外周血三系细胞减少，而在发病初期，以中性粒细胞和血小板下降最明显，中性粒细胞内常有中毒颗粒，血小板形态异常，偶可见大的异形血小板，红细胞形态正常，但自动血细胞计数仪常显示大红细胞增多，淋巴细胞比例相对增高，但许多患者有淋巴细胞和单核细胞绝对值减少。

2. 骨髓象　骨髓检查包括活检和涂片，应对残余造血细胞做定性和定量评价。骨髓涂片的骨髓液层应至少 1 厘米长，如标本取材不满意，应重复做骨髓穿刺。骨髓增生程度是诊断再生障碍性贫血的最重要指标，再生障碍性贫血患者骨髓增生低下，对于涂片和活检标本应尽可能多部位观察和计数。诊断时应把活检和涂片结合判断，因为当骨髓抽取过程中髓液稀释，涂片显示有核细胞减少、增生低下，但活检标本可能是增生活跃，同时部分再生障碍性贫血患者可呈灶性造血特点，抽取造血灶外和造血灶可得到截然不同的增生情况，一般以造血组织在标本中＜30％作为增生低下标准，但儿童和年轻人骨髓增生明显活跃，造血细胞比例高，老年人造血细胞比例随年龄可逐渐降低。增生程度与骨髓抽取部位也有关，胸骨、椎体增生程度较高，髂骨较低。典型再生障碍性贫血患者涂片增生低下，造血明显减少或消失，巨核细胞缺如，仅看到淋巴细胞、浆细胞、成纤维细胞和组织嗜碱细胞组成的非造血细胞团，可见不同程度红系病态造血的大红细胞，核-浆成熟度异常等。有时形态难与骨髓增生异常综合征区分，但是仔细观察残余有核细胞，如发现原粒细胞比例增高，有助于骨髓增生异常综合征的诊断。此外，骨髓细胞核型分析在鉴别这两种疾病中有重要意义，再生障碍性贫血无染色体异常。

3. 骨髓核素显像　铁代谢的动态研究表明，再生障碍性贫血患者血浆铁浓度、转铁蛋白饱和度均升高，而铁清除率降低。与转铁蛋白结合的放射性核素^{59}Fe（铁）可以被红系造血细胞摄取，通过放射性自显影反映骨髓红系造血功能。目前临床常用简便的^{99m}Tc（锝）与抗红细胞 CD 67 的单克隆抗体联接来代替^{59}Fe 做骨髓显像，两者相关性很好，反映骨髓整体的造血组织分布。磁共振显像（MRI）在评价骨髓功能方面亦有重要作用。造血组织在 MRI 上呈低密度，而脂肪组织呈透亮，因而 MRI 在鉴别再生障碍性贫血与骨髓增生异常综合征和评估预后及疗效有一定作用。

（四）诊断与鉴别诊断

1. 诊断标准 按 1979 年 Cammita 所提出的标准，将再生障碍性贫血分为重型和轻型。

（1）重型再生障碍性贫血

①骨髓细胞增生程度小于正常值的 25%，如小于正常值 50%，则造血细胞比例应＜30%。

②血常规必须具备下列三项中的两项：中性粒细胞＜0.5×10^9/升，血小板＜20×10^9/升，网织红细胞＜1%或绝对值＜4×10^9/升。若中性粒细胞＜0.2×10^9/升为极重型。

③无其他血液学系统异常。

（2）轻型再生障碍性贫血：骨髓增生减低、全血细胞减少。

2. 鉴别诊断 再生障碍性贫血是全血细胞减少的常见原因之一，临床上全血细胞减少的常见原因还有系统性疾病和恶性病，如系统性红斑狼疮、肝硬化、脾功能亢进等，但在这类疾病中骨髓增生均活跃，易与再生障碍性贫血鉴别。骨髓纤维化常伴脾大，而再生障碍性贫血伴脾大者罕见。虽有叶酸、维生素 B_{12} 缺乏性巨幼细胞贫血患者伴红系增生低下，但临床极为罕见。因而以上疾病通过病史、体检、骨髓穿刺均不难鉴别。临床上较难鉴别的有不

三、再生障碍性贫血

典型再生障碍性贫血、低增生骨髓增生异常综合征、慢性疾病伴骨髓增生低下,以及再生障碍性贫血、骨髓增生异常综合征和阵发性睡眠性血红蛋白尿症间的过渡型。

(1)不典型再生障碍性贫血:虽有外周血三系细胞减少,但不严重,或仅有一系或二系细胞减少,骨髓涂片如穿刺部位位于造血灶,增生可呈活跃,但反复多部位骨髓穿刺和活检仍能观察到增生低下区域,非造血细胞如浆细胞、淋巴细胞、成纤维细胞和组织细胞较多。骨髓核素显像显示全身骨髓造血呈灶性,可以与其他疾病鉴别。单系细胞减少大多由于非血液系统疾病所致,极少数患者显示为骨髓单系造血祖细胞功能异常低下。有人提出所谓单系再生障碍性贫血概念,如纯红细胞再生障碍性贫血、无巨核细胞、血小板减少、粒细胞缺乏症等。通过临床仔细分析,排除其他原因可连续观察,部分患者可在一段时间后转为骨髓增生低下的典型再生障碍性贫血。

(2)低增生骨髓增生异常综合征:低增生骨髓增生异常综合征不是骨髓增生异常综合征的一个特殊类型,而是其病程中的一个阶段,其临床表现为三系细胞减少、骨髓增生低下,此时常缺乏病态造血表现,易与再生障碍性贫血相混,详细分析病史是一重要鉴别方法。低增生骨髓增生异常综合征多有骨髓增生异常综合征病史或观察一段时间后会转为典型骨髓增生异常综合征。此外,尽管外周血三系减少,但有时会出现个别杆状核幼稚粒细胞,单核细胞比例升高或个别有核红细胞、巨大红细胞,而这些表现在再生障碍性贫血罕见。染色体分析,基因检查如出现阳性结果是支持骨髓增生异常综合征的有力证据。此外,造血祖细胞培养,尽管骨髓增生异常综合征的红系集落形成单位、红系暴式集落形成单位和粒单系集落形成单位集落减少,但集簇明显增加,而此现象罕见于再生障碍性贫血。

(3)慢性疾病伴骨髓增生低下:如病毒、细菌、原虫等重症感染可严重抑制骨髓造血功能,少数病例可出现类似再生障碍性贫血的骨髓象。但原发感染一旦控制,骨髓造血功能多随之恢复正常,仔细分析临床病史、体检和相关检查多能鉴别。

(4)再生障碍性贫血、骨髓增生异常综合征和阵发性睡眠性血红蛋白尿症间过渡型:过渡型的鉴别较为困难,随病程严密观察最为重要。国外最近报道,可在10%的再生障碍性贫血和骨髓增生异常综合征患者中发现CD59细胞。骨髓增生异常综合征和阵发性睡眠性血红蛋白尿症均是克隆性疾病,但目前大多认为再生障碍性贫血的发病主要由于免疫功能异常所致。少数再生障碍性贫血患者中确实存在异常克隆,如阵发性睡眠性血红蛋白尿症-再生障碍性贫血综合征。亦不排除骨髓增生异常综合征、阵发性睡眠性血红蛋白尿症和再生障碍性贫血之间由于发病机制某些途径有相似之处而存在临床间的过渡型。

(五)西医治疗

再生障碍性贫血应视为内科急症,尤其是重型再生障碍性贫血必须立即采取积极的治疗措施。造血干细胞移植和应用免疫抑制药是治疗重型再生障碍性贫血的两种有明确疗效的治疗方法,应尽早采用。临床常见由于医师和患者对采用上述两种措施的犹豫不决而丧失最佳治疗时机,导致患者合并严重感染,危及生命。此外,一些轻型再生障碍性贫血患者可在病程中逐渐转成重型,因而对于初次发病的轻型再生障碍性贫血要进行随诊观察,输血和血小板时要注意去除白细胞,以减少将来采用造血干细胞移植时出现严重排斥反应的危险。

1. 支持治疗

(1)出血:出血是再生障碍性贫血最常见并发症,严重脏器出血,尤其是颅内出血常可危及生命。再生障碍性贫血患者出血除血小板减少是其主要因素外,尚需考虑其他因素,如感染可诱发弥散性血管内凝血,贫血过重、组织缺氧和酸中毒可致微循环障碍影响凝血机制,以及患者本身合并血管病变,如动脉硬化等。在重度贫血合并出血患者,纠正贫血常可使出血减轻。预防性输注血小板一直有争议,有人认为并不能减少严重出血危险和提高患者生存期。过去,临床一直将血小板计数$<20\times10^9$/升作为输注血小板的指征。最近临床试验提出新的输注血小板标准:血小板$<5\times10^9$/升,无出血倾向患者;血小板$(6\sim10)\times10^9$/升,伴少量出血者;血小板$(11\sim20)\times10^9$/升,有凝血功能异常者;血小板20×10^9/升,有明显出血或需要手术者可相应输注血小板。致命性和严重出血很少发生在血小板$>10\times10^9$/升的患者。最近,对急性髓细胞性白血病患者输注血小板的标准研究报告提出,选择血小板计数10×10^9/升或20×10^9/升作为输注血小板标准,其严重出血危险无区别,但降低至10×10^9/升作为输注血小板标准,可减少20%的血小板输注。再生障碍性贫血患者预防性输注血小板界限定在5×10^9/升是适宜的。血小板输注的主要问题是受者发生同种异体的免疫反应,产生对人类白细胞抗原-A型和人类白细胞抗原-B型抗原抗体,常在输注40单位以上不同供者的血小板后,产生同种异体抗体。选择人类白细胞抗原配型匹配的供者血小板或采用单一供者血小板可预防和延缓血小板抗体产生。此外,输注血小板时用白细胞滤器和用γ射线照射亦可减少血小板抗体的产生。

(2)贫血:贫血应予以积极纠正。患者能适应一般日常生活体力活动而无贫血症状,其血红蛋白至少要>70克/升,合并心血管疾病患者的血红蛋白则需维持90克/升以上。输血是纠正贫血的有效方法,缺陷是可能产生免疫反应而使将来骨髓移植后发生移植物抗宿主病的危险增加,常见于接受10单位以上红细胞输注者。因而及早测定患者与供者组织相容抗原类型,以决定是否采用骨髓移植方法治疗对患者尤为重要。老年再生障碍性贫血患者不应限制输血,因为此类患者免疫抑制药治疗是首选方案,环孢素每日 3~5 毫克/千克体重,分 2 次口服。

(3)感染:感染是再生障碍性贫血常见和严重的并发症。感染的严重性和死亡率取决于中性粒细胞减少的时间和程度。在一项白血病的经典研究报告中统计表明,粒细胞>1.5×10^9/升时,仅 9%~10%患者证明有感染;粒细胞为$(0.5\sim1)\times10^9$/升,有 20%发生感染;粒细胞<0.5×10^9/升时,36%发生感染;粒细胞<0.1×10^9/升时,53%合并严重感染并有较高死亡率。因而,当再生障碍性贫血患者的粒细胞<0.2×10^9/升时,习惯称之为非常严重再生障碍性贫血,感染几乎不可避免。

①合并感染的处理原则。当中粒细胞绝对值<0.5×10^9/升时,临床疑有感染,立刻静脉滴注广谱抗生素,在血培养结果回报后再根据细菌药敏试验结果、新的症状、体征及临床进展情况做调整。但是,发热患者仅有 20%存在菌血症,而菌血症患者中仅有 40%可培养出细菌或有局部体征,因而对于再生障碍性贫血发热患者过早停用抗生素是危险的,感染易复发。当用广谱抗生素后 3 日患者仍发热,尤其是对于第二次发热患者,应当考虑可能已合并真菌感染。常见为念珠菌和曲霉菌感染,应及早用氟康唑或两性霉素 B,可降低感染死亡率。

②输注粒细胞。除费用较高外,白细胞输注本身有一定危险性,如可引起严重发热、肺毛细血管综合征,增加感染危险及引起自身免疫反应,因而很多人不主张应用。然而,最近一多元分析的报告显示,对抗生素无效的感染,且骨髓功能经治疗后无恢复迹象患者,如能至少输入$(2\sim3)\times10^{10}$的白细胞,并有与患者组织相容性抗原匹配的供者,输注白细胞是有益的。个别病例报告,致命性真菌感染患者输注大量粒细胞可挽救患者生命,但尚需临床随机对照试验证实。

三、再生障碍性贫血

③粒细胞集落刺激因子和粒细胞-巨噬细胞集落刺激因子。由于骨髓功能受抑制，其疗效有限。与患者人类白细胞抗原匹配供者注射粒细胞集落刺激因子后可明显提高其外周血粒细胞的采集量，无疑将能提高输注的疗效。

④预防感染。注意环境和患者个人卫生，可在一定程度上预防和减轻感染，包括病房环境彻底消毒；医务人员注意无菌操作；以静脉血替代针采指血和耳血；检查治疗患者时避免交叉感染；患者保持口腔和牙齿、肛门和会阴清洁；服用肠道不吸收的抗生素；避免食用未经煮熟的食物。

2. 造血干细胞移植 自从用单卵双胎子骨髓移植治愈了再生障碍性贫血患者后，骨髓移植治疗再生障碍性贫血已成为国内外移植中心的一个重要研究课题，已有大量的研究结果报道。近年来，用细胞因子动员后采集外周血干细胞移植代替骨髓移植的报告逐渐增多，有取代骨髓移植的趋势。

(1)人类白细胞抗原匹配异基因骨髓移植：国际再生障碍性贫血研究小组报道，重型再生障碍性贫血早期移植的真实生存者＞60%，而接受雄激素和输血的对照组只有20%。近年来，由于骨髓移植技术日益成熟，包括预处理方案改进、降低移植中早期死亡率、输血支持治疗及抗生素应用的改进，环孢素预防移植物抗宿主病等，骨髓移植疗效明显提高。据国际骨髓移植中心注册资料，5年生存率已从1976—1980年的48%提高至1988—1992年的66%。西雅图移植中心报道5年生存率89%，巴尔的摩移植中心报告79%，欧洲骨髓移植组报道1990—1994年其患者3~5年生存率为72%。上述报道之间差异不太明显，差别可能与患者选择、预处理方案及移植技术有关。预后最好组，即年轻、移植前未输或很少输血和血小板、无感染的移植患者，生存率可达80%~90%。

移植排斥是异基因骨髓移植治疗再生障碍性贫血的主要并发症，也是主要致死原因。其发生与再生障碍性贫血的发病机制有关。在未接受适宜准备的异基因骨髓移植中,移植失败率很高,移植排斥达10%。其发生与输血次数有关,提示再生障碍性贫血患者对自身免疫反应极敏感。用增强免疫抑制程度的预处理方案,如全身照射或淋巴结区照射,加用环孢素或抗胸腺细胞球蛋白可明显减少移植排斥反应。其机制可能与清除受者的淋巴细胞及将可能产生嵌合体的造血细胞有关。

慢性移植物抗宿主病发生率随患者选择标准和预处理方案不同而不同。年龄是慢性移植物抗宿主病发生的一个主要因素。据西雅图移植中心资料统计,慢性移植物抗宿主病在0~10岁接受移植的再生障碍性贫血患者中发生率为19%,在11~30岁年龄组为46%,在≥31岁年龄组为90%。随着移植方案改进,发生率有下降。但直至最近资料仍证明,在年龄较大患者慢性移植物抗宿主病发生率较高,程度亦较严重。据欧洲骨髓移植组分析证明,不同年龄移植组生存期有显著不同,20岁以下组为65%,20岁以上组为56%,年轻再生障碍性贫血患者接受移植预后较年长者佳。

移植的极晚期并发症包括对生长发育影响,如内分泌、神经和其他器官组织。继发性恶性肿瘤是移植后的一个重要并发症,据NCI对20 000例移植患者统计,其恶性肿瘤发生率在第10年为正常人群8倍,在年轻人群中可达40倍。以下几种肿瘤危险度增高更为显著:恶性黑素瘤、鼻窦肿瘤及肝、脑、中枢神经系统、甲状腺、骨和结缔组织的肿瘤。多元分析表明,大剂量放射治疗是移植后发生恶性肿瘤的危险因素。此外,免疫抑制药抗胸腺淋巴细胞球蛋白、环孢素亦与其发生有关。发生继发性肿瘤患者预后差。

总之,青少年再生障碍性贫血患者异基因骨髓移植疗效好,长期存活率高,死亡率低。而40岁以上的再生障碍性贫血患者移植预后较差。

(2)无关供者及人类白细胞抗原不匹配的亲属供者移植:绝大部分再生障碍性贫血患者的骨髓造血干细胞需由人类白细胞匹配

的亲属和无关供者提供。尽管目前有用半相合亲属骨髓移植成功报道,但只要供者有一个人类白细胞抗原主要位点不合,患者移植生存期即低于接受人类白细胞抗原主要位点匹配的亲属供者骨髓移植患者。据欧洲大宗移植病例统计,接受人类白细胞抗原主要位点相同亲属供者的再生障碍性贫血患者移植的真实生存者为45%,有一个位点不合为25%,有2个或3个位点不合的仅为11%。最近美国西雅图的报道显示,再生障碍性贫血患者接受一个或多个人类白细胞抗原位点不合的亲属供髓,预后比全部位点匹配者差。

大多数无关供者骨髓移植治疗再生障碍性贫血的研究报告显示,长生存期低而并发症高,如慢性移植物抗宿主病、移植排斥、免疫重建延迟等。有报道,2年生存率为29%;1994年欧洲骨髓移植组报道,用无关供者供髓的再生障碍性贫血生存率仅为标准的匹配亲属供髓者的50%。

总之,在熟练的移植中心,由于亲属供者移植准备时间短,并发症少,尤其是年轻的有严重血细胞减少的再生障碍性贫血患者,推荐采用人类白细胞抗原相匹配亲属供者移植,成功率及治愈率均较高。但人类白细胞抗原位点不全匹配的移植风险大、死亡率高,无关供者移植效果也并不理想,均应慎重。

3. 免疫抑制药

(1)抗胸腺淋巴细胞球蛋白和抗淋巴细胞球蛋白:抗胸腺淋巴细胞球蛋白和抗淋巴细胞球蛋白由被免疫的动物马和兔的血清提取制备。在欧洲,用人胸导管淋巴细胞做抗原制备抗淋巴细胞球蛋白。在美国,用手术中切除的儿童胸腺细胞制备抗胸腺淋巴细胞球蛋白。抗淋巴细胞球蛋白活性用体外溶解淋巴细胞的溶解单位表示;抗胸腺淋巴细胞球蛋白用抗淋巴细胞球蛋白表示。20世纪60年代以来发现,抗胸腺淋巴细胞球蛋白和抗淋巴细胞球蛋白治疗再生障碍性贫血有效后,约50%再生障碍性贫血患者应用抗胸腺淋巴细胞球蛋白和抗淋巴细胞球蛋白后有血液学改善,多为不依赖输血和中性粒细胞增加而减少了感染。患者应用抗胸腺淋巴细胞球蛋白和抗淋巴细胞球蛋白后长生存期与治疗后 3 个月患者的好转程度明显相关。抗淋巴细胞球蛋白疗效可能与疾病程度特别是白细胞减少程度呈负相关。

抗胸腺淋巴细胞球蛋白和抗淋巴细胞球蛋白有 3 个主要毒性反应:即刻过敏反应、血清病和一过性血细胞计数减少。发热、寒战、荨麻疹样皮疹在应用第 1～2 日常见,应用抗组胺药物和解热药可控制。严重过敏反应罕见,但可致命。应用原液 50 毫微克/毫升抗胸腺淋巴细胞球蛋白做皮试,如立即出现风团和红斑常预示全身应用时有可能出现严重反应。过敏患者应采用脱敏疗法注射抗胸腺淋巴细胞球蛋白,先从皮内、皮下,然后再静脉注射并同时逐渐提高剂量。一般在应用抗胸腺淋巴细胞球蛋白的最初 2 周内加用中等剂量糖皮质激素,常为泼尼松每日 1 毫克/千克体重,以减轻血清病发生。抗胸腺淋巴细胞球蛋白和抗淋巴细胞球蛋白使用剂量根据兔和马血清种类不同为 5～50 毫克/千克体重,疗程为 4～28 日。

抗胸腺淋巴细胞球蛋白和抗淋巴细胞球蛋白为一种对淋巴细胞特异的混合抗体,其抗体可针对抗原 CD2、CD3、CD5、CD8、CD25 和人类白细胞抗原-DR 阳性的 T 淋巴细胞,有直接毒害作用。体外抗淋巴细胞球蛋白可抑制 T 细胞增生,阻滞白细胞介素-2 和干扰素-7 产生及降低白细胞介素-2 受体表达。抗胸腺淋巴细胞球蛋白可诱导 Fas 介导的 T 细胞凋亡。再生障碍性贫血患者静脉注射抗胸腺淋巴细胞球蛋白和抗淋巴细胞球蛋白后,血循环中淋巴细胞降至用前 10% 以下,淋巴细胞减少可持续至停药后几日。虽然至停药 3 个月时淋巴细胞可恢复至用药前水平,但出现疗效患者激活的淋巴细胞可持续维持在低水平,提示抗胸腺淋巴细胞球蛋白和抗淋巴细胞球蛋白持续抑制 T 细胞是再生障碍性贫血患者产生疗效的原因。抗胸腺淋巴细胞球蛋白和抗淋巴细胞球蛋白还可促进外周血单个核细胞生成白细胞介素-2 和造血因子,如粒细胞-巨噬细胞集落刺激因子和白细胞介素-3。同时抗胸腺淋巴细胞球蛋白可与骨髓中造血前体细胞结合,有一定刺激造血作用,结合部位可能是 CD45RO,还可促进酪氨酸磷酸激酶信号传递。目前,尚无可信方法来预测再生障碍性贫血患者对抗胸腺淋巴细胞球蛋白或抗淋巴细胞球蛋白的疗效。

(2)环孢素:环孢素治疗再生障碍性贫血与抗胸腺淋巴细胞球蛋白和抗淋巴细胞球蛋白疗效相当,其最适剂量尚无定论。美国常用大剂量环孢素,成年人每日 12 毫克/千克体重,儿童每日 15毫克/千克体重,同时其剂量按血浆环孢素和血肌酐浓度调整。欧洲采用小剂量,成年人每日 3~7 毫克/千克体重,结果显示疗效与大剂量相等,血液学改善常在用药数周和数月后出现,疗程为 6 个月,一些患者需用维持治疗。缓解常为持续性,但部分患者停药后可复发,但再度应用环孢素大多数仍有效。

环孢素的主要毒性反应为高血压和氮质血症,其次为多毛和牙龈增生。环孢素可引起慢性肾病,常在年龄大患者出现,其特点为肾间质纤维化和肾小管萎缩,因而血清肌酐水平上升是减少剂量的指征。环孢素引起肾脏病变大多为可逆性,停药后可恢复。应用环孢素特别是与糖皮质激素并用时,可使患者处于一过性免疫缺陷状态,易发生条件致病菌感染,临床应予以注意。

(3)联合或加强免疫抑药治疗

①联合应用溶解淋巴细胞药物(如抗胸腺淋巴细胞球蛋白和抗淋巴细胞球蛋白)与阻断淋巴细胞功能的药物(如环孢素)是合理的方案。德国最早进行环孢素合并抗淋巴细胞球蛋白和抗淋巴细胞球蛋白单独应用的临床随机试验,结果 3~6 个月后血液学改善率和完全缓解率分别为 65%对 39%,70%对 46%。欧洲多中心联合应用环孢素与抗淋巴细胞球蛋白,结果 1 年血液学改善率

为80%,有效患者5年生存率为80%～90%。加强的免疫抑制治疗证明对于白细胞<0.2×10^9/升者及儿童是有益的。

其他加强的免疫抑制方案有重复应用抗胸腺淋巴细胞球蛋白或抗淋巴细胞球蛋白。美国多中心临床试验,延长抗胸腺淋巴细胞球蛋白疗程至28日,完全缓解率较10日疗程组增加。此外,一些临床试验证明,抗淋巴细胞球蛋白并用大剂量甲泼尼龙有效率明显增加。最近亦有人报道,用大剂量环磷酰胺(每日45毫克/千克体重),4日为1个疗程,不用造血干细胞支持,疗效与环孢素相当,有效者血常规正常,无复发,亦不伴有抗淋巴细胞球蛋白的晚期并发症。但用环磷酰胺可致全血细胞减少时间及中性粒细胞减少时间明显延长。大剂量环磷酰胺治疗再生障碍性贫血值得进一步研究。

②糖皮质激素。小剂量可的松治疗再生障碍性贫血无效。中等剂量泼尼松(每日1毫克/千克体重)常用于预防抗胸腺淋巴细胞球蛋白和抗淋巴细胞球蛋白治疗中的血清病反应。大剂量甲泼尼龙方案为每日20毫克/千克体重,第1～3日;每日10毫克/千克体重,第4～7日;每日5毫克/千克体重,第8～21日;每日1毫克/千克体重,第21～30日。然后用维持治疗可能对部分再生障碍性贫血患者,尤其是刚确诊的患者有效,但疗效不如抗胸腺淋巴细胞球蛋白和抗淋巴细胞球蛋白。

③免疫抑制治疗的远期疗效和晚期并发症。免疫抑制治疗后再生障碍性贫血复发相当常见,且往往是免疫抑制药疗效出现早者复发率高,但仅50%复发者再用免疫抑制药治疗仍有效,可能反映再生障碍性贫血作为一种慢性免疫性疾病不可能仅用1个疗程即治愈。

最严重的晚期并发症为血液系统克隆性疾病,包括阵发性睡眠性血红蛋白尿症、骨髓增生异常综合征和急性髓细胞性白血病。常在免疫抑制治疗后几年内发生,很可能这些克隆性疾病不是单

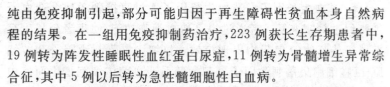

纯由免疫抑制引起,部分可能归因于再生障碍性贫血本身自然病程的结果。在一组用免疫抑制药治疗,223 例获长生存期患者中,19 例转为阵发性睡眠性血红蛋白尿症,11 例转为骨髓增生异常综合征,其中 5 例以后转为急性髓细胞性白血病。

4. 免疫抑制治疗与骨髓移植　免疫抑制治疗与骨髓移植均能有效治疗再生障碍性贫血,两者比较各有利弊。骨髓移植优点是有治愈的可能,但其不利之处为费用昂贵,移植中有严重并发症和死亡危险,特别在年龄较大者并发严重慢性移植物抗宿主病可致命,远期有并发肿瘤的危险。此外,患者如无同胞兄弟,寻找人类白细胞抗原配型相合供者需耗费时间,且常难以成功。免疫抑制治疗优点为简便易行,初治费用较低,但其缺点是许多患者血常规达不到正常值,且有较高的复发率及晚期并发克隆性疾病危险。欧洲大宗病例回顾性分析:5 年生存率免疫抑制治疗为 75%,而骨髓移植为 77%,年轻且中性粒细胞 $<0.4\times10^9$/升,以及 10 岁以下儿童的再生障碍性贫血患者移植疗效较好,而 40 岁以上的患者免疫抑制疗效较好;中间年龄段患者的中性粒细胞 $<0.3\times10^9$/升,移植疗效优于免疫抑制治疗。

5. 雄激素　雄激素治疗中度获得性再生障碍性贫血和体质性再生障碍性贫血有效,雄激素在体内还原为 5α 和 5β 双氧睾酮,可分别起到促进肾红细胞生成素分泌增加和增加红系祖细胞对促红细胞生成素反应作用,从而促进造血。但重度再生障碍性贫血的对照试验表明雄激素无效。雄激素与免疫抑制药合用并不能增加有效率。欧洲有试验表明,伴有重度中性粒细胞减少的女性再生障碍性贫血患者应用雄激素生存期有一定延长。在亚洲和墨西哥及国内,雄激素治疗再生障碍性贫血十分普遍,不同剂量方案报道有效率为 35%～60%,疗程为 6 个月,血红蛋白增加较白细胞和血小板明显。胆汁淤积和丙氨酸氨基转移酶增高是其常见并发症,大多为可逆。

6. 造血生长因子 造血生长因子通过直接刺激残余造血干细胞促进骨髓恢复或者通过提高造血细胞功能,使患者延长生存期以等待其他治疗药物出现疗效。粒细胞集落刺激因子和粒细胞-巨噬细胞集落刺激因子可刺激髓系造血前体细胞增生而使中性粒细胞增加,减少再生障碍性贫血患者严重致命感染的发生率,但常需维持注射。最常见的即刻不良反应为细胞因子流感样综合征和骨痛。大剂量促红细胞生成素可提高部分再生障碍性贫血患者的血红蛋白。免疫抑制药与粒细胞集落刺激因子和粒细胞-巨噬细胞集落刺激因子合用,在疾病早期可提高中性粒细胞,减少严重感染发生率,延长生存期。但细胞因子的明确作用尚需较大病例数的随机对照试验证实。

(六)中医治疗

再生障碍性贫血在中医学属于"虚劳""虚损""血虚""血证"范畴。《金匮要略》曾记载:"男子面色薄,主渴及亡血,脉浮者,里虚也。"又说:"面色㿠白,时瞑兼衄,少腹满,此为劳使之然。男子脉大为劳,极虚亦为劳。"这些描述既然与再生障碍性贫血相似,故将本病认证为虚、为劳。

1. 辨证治疗

(1)气血两虚

主症:气短,乏力,下肢水肿,头晕,心悸,活动后加重,面色㿠白,唇淡,甲床苍白,舌体胖有齿痕,舌质淡,苔白,脉细无力。

治则:益气补血。

方药:八珍汤加减。党参20克,白术12克,茯苓15克,炙甘草10克,当归12克,熟地黄15克,白芍12克,炙黄芪20克,阿胶(烊化冲服)15克,紫河车10克。

用法:水煎服,每日1剂。

加减:有出血者,加紫草 15 克,卷柏 15 克。

(2)肾阴虚

主症:有气血两虚症候,并有轻者低热,重者中度发热,手脚心热,盗汗,口渴,轻者轻度出血,重者出血明显,皮下、口鼻均可出血,甚至眼底及内脏出血,腰酸腿软,大便干结,尿黄,舌质淡,或有舌边尖红,苔薄白或无苔,脉细数。

治则:滋阴补肾,佐益气养血。

方药:滋阴补肾方合当归补血汤加减。炙黄芪 20 克,当归 12 克,熟地黄 12 克,枸杞子 12 克,山茱萸 12 克,何首乌 12 克,女贞子 12 克,墨旱莲 15 克,玄参 12 克,阿胶(烊化冲服)15 克,紫草 12 克,卷柏 12 克,菟丝子 12 克,补骨脂 12 克,炙甘草 12 克。

用法:水煎服,每日 1 剂。

加减:贫血重者,加紫河车 10 克,龟甲胶 15 克;出血重者,加生地榆 15 克,白茅根 20 克,水牛角粉(冲服)3 克;气虚重者,加太子参 20 克,黄精 15 克;低热者,加鳖甲 15 克,青蒿 12 克。

(3)肾阳虚

主症:有气血两虚症候,并有畏寒喜暖,手脚冷凉,腰酸,夜尿多,性欲减退,多无出血,即有亦轻,或有大便稀溏,面浮肢肿,苔白质淡,脉细无力。

治则:补肾助阳,佐益气养血。

方药:补肾助阳方合当归补血汤加减。炙黄芪 20 克,当归 12 克,菟丝子 12 克,补骨脂 12 克,巴戟天 12 克,淫羊藿 12 克,仙茅 10 克,肉苁蓉 12 克,阿胶(烊化冲服)15 克,锁阳 12 克,熟地黄 15 克,何首乌 12 克,大蓟、小蓟各 12 克。

用法:水煎服,每日 1 剂。

加减:贫血重者,加鹿角胶 15 克,紫河车 10 克;出血者,加紫草 15 克,卷柏 15 克;阳虚重、四肢凉、怕冷明显者,加制附片 10 克;脾虚便溏者,加党参 20 克,白术 12 克,茯苓 15 克。

（4）肾阴阳两虚

主症：有气血两虚症候，并有肾阴虚、肾阳虚证。

治则：滋阴助阳，佐益气补血。

方药：阴阳双补方合当归补血汤。熟地黄 12 克，何首乌 12 克，山茱萸 12 克，枸杞子 12 克，菟丝子 12 克，巴戟天 12 克，补骨脂 12 克，淫羊藿 12 克，炙黄芪 20 克，当归 12 克。

用法：水煎服，每日 1 剂。

加减：贫血重者，加阿胶（烊化冲服）15 克，紫河车 10 克，鹿角胶（烊化冲服）10 克；出血明显者，加茜草 15 克，紫草 15 克，仙鹤草 15 克；脾虚腹泻者，加党参 20 克，白术 12 克，茯苓 15 克；水肿者，加怀牛膝 15 克，车前子 15 克；气虚重者，加党参 20 克，黄精 15 克。

2. 中成药

（1）益肾生血片每次 4 克，每日 3 次，口服。补肾生髓，益气生血。主治各型再生障碍性贫血，以慢性型为主，气血两虚、肾阳虚、肾阴阳两虚者尤宜。

（2）再造生血片每次 5 片，每日 3 次，口服。滋阴补肾，补气生血，活血止血。主治再生障碍性贫血，气血两亏，虚劳失血诸症。

（3）血宝胶囊每次 4～5 片，每日 3 次，口服。填精补髓，益气生血，解毒化瘀，凉血止血。主治再生障碍性贫血及其他血细胞减少症等多种血液病。

（4）生血宝每袋 8 克，每次 1 袋，每日 2 次，口服。

3. 验方

（1）马钱子：将马钱子埋入炒热的沙中烫至棕色，研末备用。从小剂量开始逐渐加量，直至人体某一部位出现暂时性痉挛性收缩则为治疗量，一般为 1～3 克，每日 1 次，口服，服 5 日，停 2 日，再服，持续 6 个月以上。此法必须在医生指导下进行。

（2）仔猪睾丸：取冬春季新鲜仔猪睾丸，洗净，去包膜及附睾，切碎，烘干，碾粉，装胶囊，每粒约重 0.5 克，相当于鲜睾丸 10 克。

成年人每次 2 粒,每日 4 次,口服,重症加倍,维持量减半,儿童酌减。

(3)胎盘牛髓粉:新鲜胎盘 1 个,烤干,研粉,与牛骨髓粉、淮山药粉各 250 克,加蜂蜜 200 克左右共同搅匀,蒸熟,每次 2~3 匙,每日 2 次,口服。

(4)二地益母汤:生地黄、熟地黄各 40 克,何首乌、菟丝子、枸杞子、补骨脂、淫羊藿、黄精各 20 克,女贞子、墨旱莲各 15 克,黄芪、益母草、丹参、鸡血藤各 30 克,阿胶(烊化冲服)、当归、牡丹皮、川芎各 10 克。每日 1 剂,水煎分 2 次服。每周服 5 剂(休息 2 日),3 个月为 1 个疗程。合并感染时,配合抗生素;贫血或出血倾向严重者(血红蛋白<40 克/升),输注浓缩红细胞或浓缩血小板等。补肾填精,化瘀生新。主治慢性再生障碍性贫血。

(5)加味地黄汤:熟地黄、山茱萸、山药各 20 克,泽泻、茯苓、牡丹皮 13 克,当归、赤芍各 10 克,鸡血藤、丹参各 30 克。阴虚型,加玄参、麦冬、龟甲、女贞子、墨旱莲;阳虚型,加淫羊藿、巴戟天、肉桂等;阴阳俱虚型,加龟甲、枸杞子、淫羊藿、巴戟天、锁阳等;血瘀型,当归、赤芍、丹参加量。每日 1 剂,水煎分 3 次温服。补肾活血。主治慢性再生障碍性贫血。

(6)健脾活血汤:炙黄芪、菟丝子、鸡血藤各 30 克,党参、丹参、赤芍、白芍、当归各 15 克,生地黄、熟地黄、补骨脂、桃仁、川芎各 10 克,红花 6 克。肾阳虚损者,加仙茅 10 克,淫羊藿 15 克;肾阴亏虚者,加二至丸;食后腹胀者,加砂仁 5 克,陈皮 10 克;有明显出血倾向者加侧柏叶 10 克,小蓟 15 克。每日 1 剂,水煎分 2 次服,3 日为 1 个疗程。健脾益肾活血。主治慢性再生障碍性贫血。

(七)预 后

发病初的外周血细胞数是最重要的预后指标,包括中性粒细胞<0.5×10^9/升,血小板<20×10^9/升,网织红细胞纠正后<

1%,都是重型再生障碍性贫血预后不良的指标。一个比较再生障碍性贫血预后指标的研究报告提出,在治疗初 3 个月血细胞继续下降预后差,均在 5 年内死亡;而治疗初 3 个月血细胞稳定和增加者 75% 可获得长生存期。据欧洲研究组报道,极重型再生障碍性贫血(中性粒细胞$<0.2\times10^9$/升)预后极差。骨髓检查预后意义不比外周血细胞计数差,但其受穿刺技术、部位、难于定量等限制。有报告骨髓以淋巴细胞为主者预后差,残存的骨髓细胞中红系细胞多者预后好。

再生障碍性贫血自愈的比例很低,未治疗的重症再生障碍性贫血绝大多数死亡,中度再生障碍性贫血预后好,血常规轻度降低者不治疗或经有限治疗血常规即可恢复正常。但非洲一组研究报告,仅接受输血、糖皮质激素和雄激素治疗者 1 年死亡率 56%,1 年半为 72%,说明只有应用有效的治疗方案才能改善预后。

四、阵发性睡眠性血红蛋白尿症

阵发性睡眠性血红蛋白尿症是一种溶血性疾病。1882 年，Paul Striibing 首次报道的病例是在夜间发生血红蛋白尿，故名为阵发性夜间血红蛋白尿症，但是后来发现血红蛋白尿的发作不一定在夜间，而常常是在睡眠之后，所以在我国改称阵发性睡眠性血红蛋白尿症。该病源于造血干细胞的磷脂酰肌醇聚糖-A 类基因突变，使一组通过糖肌醇磷脂锚连在细胞表面的膜蛋白缺失，导致细胞性能改变。

（一）病　因

近年来，有人提出阵发性睡眠性血红蛋白尿症是由于骨髓损伤，致使造血干细胞基因突变，在红细胞膜上缺乏抑制补体激活及膜反应性溶解的蛋白质。阵发性睡眠性血红蛋白尿症细胞对补体敏感性增高相关的膜蛋白都是通过糖基磷脂酰肌醇锚连细胞膜上，共有十余种，统称为糖基磷脂酰肌醇锚连膜蛋白。该类膜蛋白缺陷与阵发性睡眠性血红蛋白尿症发病锚关，其中以 CD55 及 CD59 最重要。CD59 又称为衰变加速因子，在补体激活的 C3、C5 转化酶水平起抑制作用，CD59 可以阻止液相的补体 C9 转变成膜攻击复合物。用 CD59 抗体抑制其作用可使正常红细胞对补体的敏感性类似阵发性睡眠性血红蛋白尿症细胞。阵发性睡眠性血红蛋白尿症患者的糖基磷脂酰肌醇锚连膜蛋白部分或全部丧失可发生在红细胞、粒细胞、单核细胞及淋巴细胞上，提示阵发性睡眠性血红蛋白尿症可能是一种造血干细胞水平的基因突变所致的疾病。患者体内红细胞分两群:一群正常,一群是对补体敏感的阵发性睡眠性血红蛋白尿症细胞,阵发性睡眠性血红蛋白尿症细胞数量决定了临床表现及血红蛋白尿的发作频度。

阵发性睡眠性血红蛋白尿症是一种获得性疾病,从无先天发病的报道(先天性 CD59 缺乏除外),也没有家族聚集倾向。1997年,Rosse 等粗估阵发性睡眠性血红蛋白尿症的发病率为 $0.5\sim1/10$ 万,近年应用流式细胞技术诊断阵发性睡眠性血红蛋白尿症的方法逐渐普及,可能发现其发病率更高。在我国牡丹江地区曾长期调查,1994 年报告标化发病率为 $0.27/10$ 万人。过去的印象中,本病在华北、东北地区可能比华东、华南等地多见。发病年龄可在 $2\sim80$ 岁,但无论国内外均以青壮年居多,$20\sim40$ 岁约占 77%。男女均可发病。北京协和医院的 206 例中男女之比为 $2.7:1$。综合国内 14 个不同地区报告的 651 例中男女之比为 $2.4:1$。

阵发性睡眠性血红蛋白尿症患者的异常细胞数量可以逐渐增加,但有自限性,不能完全替代原有的正常造血细胞,说明阵发性睡眠性血红蛋白尿患者的异常克隆不具有自主的无限扩增的本质,然而必有一定的扩增能力才能使异常细胞增多到足以产生疾病表现。阵发性睡眠性血红蛋白尿症可与再生障碍性贫血相互转化或同时存在,因而想到两者是否在病因上也有关联,即阵发性睡眠性血红蛋白尿症克隆只有在正常造血细胞受抑制时才得以扩张。因此,在病因上除应寻找引起基因突变的原因外,还要想到能引起再生障碍性贫血的诸多病因,如由于某种因素(如病毒、药物等)所致的能抑制造血细胞的自身免疫性疾病等。这就是阵发性睡眠性血红蛋白尿症的双重病因或两步发病的观点。

(二)临床表现

1. 贫血 绝大多数患者有不同程度的贫血,常为中重度。由

四、阵发性睡眠性血红蛋白尿症

于贫血大都是缓慢发生的,患者常有较好的适应能力,所以往往血红蛋白虽低但仍能活动,甚至工作。某医院 1949—2000 年的 268 例中以贫血为首发表现者就占 50％以上,若除外再生障碍性贫血转为阵发性睡眠性血红蛋白尿症者,仍有 110 例(41.4％)以贫血作为阵发性睡眠性血红蛋白尿症首发症状。血管内溶血及造血功能低下是造成贫血的两个原因。大部分贫血患者在病程中,出现白细胞或血小板减少。62 例向全血细胞减少发展,其中 12 例是再生障碍性贫血转为阵发性睡眠性血红蛋白尿症。从诊断到出现全贫血的中位发生时间为 0.95 年,1 年累积发生率 15.1％,2 年 19.8％,4 年 23.7％,比 Socie 报道的 220 例中有 23 例(占 10％)要多,而且他们的 2 年累积发生率为 8.2％,4 年为 14.2％,我国患者向全血细胞减少发展的速度比法国报道的快。向全血细胞减少发展也是我国阵发性睡眠性血红蛋白尿症死亡的重要相关原因。

2. 血红蛋白尿　典型的血红蛋白尿呈酱油或浓茶色。一般持续 2～3 日,不加处理自行消退,重者 1～2 周,甚至持续更长时间。有些患者的血红蛋白尿频繁发作,也有些患者偶然发作或数月发作一次,另有一些患者虽然尿色不深,但尿隐血持续阳性。某医院 268 例患者中 211 例(占 78.7％)在病程中出现血红蛋白尿,并成为病程中某一阶段的主要临床表现。除以血红蛋白尿作为首发症状(仅占 15.9％)外,其余是在发病后半个月至 17 年才出现,中位发生时间为 1～2 年,其发作可由频发转为偶发,或由偶发转频发,无明显规律性。另有 57 例(21.3％)患者在很长的病程或观察期内始终无明确的血红蛋白尿发作,以男性居多。能引起血红蛋白尿发作的因素有感冒或其他感染、输血、服用铁剂、劳累等。血红蛋白尿发作时可有发冷发热、腰痛、腹痛等症。至于为何有的患者在睡眠时血红蛋白尿加重,没有很好的解释,有人提出可能由于睡眠时经肠道吸收细菌脂多糖较多,激活补体所致。

3. 血栓形成　不同部位的血栓形成在欧美的阵发性睡眠性

血红蛋白尿症病例中占 23%～50%，是这些地区阵发性睡眠性血红蛋白尿症患者的主要死亡原因。某医院 268 例中有 30 例（占11%）曾发生，中位发生时间为 4.5 年，2 年累积发生率 4.8%，8 年为 7.3%；与 Socie 报道的相比，他们共有 59 例（27%）发生，中位发生时间为 2.1 年，2 年累积发生率为 4.8%，4 年为 22.0%，8 年近 30%，15 年为 50%；英国 Hillmen 报道有 39%患者合并栓塞。这表明中国人栓塞发生率远远低于西方人，并且从栓塞类型来看，中国患者发生栓塞的部位主要以肢体浅静脉为主，单一部位多，其次为肢体深静脉和脑静脉，而内脏深静脉的部位栓塞很少见。报道中栓塞主要在内脏静脉、脑静脉和肢体深静脉，其中突出的是肝静脉栓塞所致布加综合征多见。在中国近 10 年里，栓塞发生率较以往报道略有增多，可能与检查手段的改进，如超声、计算机断层扫描（CT）、磁共振（MRI）等的普及有一定关系。在泰国、日本的报告中，栓塞发生率都不超过 10%。

4. 出血　约 1/3 的阵发性睡眠性血红蛋白尿症患者有轻度出血表现，如皮肤、牙龈出血，女性患者也可月经过多，个别人有大量鼻出血、眼底出血、术后大出血等，极个别患者可发生致死性的严重出血（如脑出血、消化道出血）等。

5. 黄疸与肝脾大　不到 50%阵发性睡眠性血红蛋白尿症患者有轻度黄疸。多数患者没有肝脾大，约 25%阵发性睡眠性血红蛋白尿症患者只有轻度肝大，不到 15%有轻度脾大。

6. 常见并发症

（1）感染：阵发性睡眠性血红蛋白尿症患者容易遭受各种感染，特别是呼吸道和泌尿道感染，感染又可诱发血红蛋白尿发作。在我国，严重的感染往往是阵发性睡眠性血红蛋白尿症致死的主要原因。

（2）贫血性心脏病：严重者可致心力衰竭。

（3）胆石症：阵发性睡眠性血红蛋白尿症作为长期溶血病可合

并胆石症。但据国内报道,有胆石症者不过 4%,可能由于无症状未检查发现,实际病例会更多些。

(4)肾衰竭:阵发性睡眠性血红蛋白尿症患者肾内有含铁血黄素沉着,但临床上发生肾功能损伤者并不多见。小部分病例有轻度蛋白尿和(或)血中尿素氮增高。有学者认为,若长期仔细观察可发现本病患者的肾功能逐渐减退,感染或严重的溶血可引起急性肾衰竭,但经处理往往可以恢复。近年用磁共振影像分析发现,大多数阵发性睡眠性血红蛋白尿症患者的肾皮质信号强度减弱,提示有含铁血黄素沉着,为长期血管内溶血的结果。

(5)合并肿瘤:阵发性睡眠性血红蛋白尿症患者中有合并淋巴瘤、慢性粒细胞白血病、肝癌。

(6)其他:长期血管内溶血使皮肤有含铁血黄素沉积,因而颜面及皮肤常带暗褐色。此外,因长期应用糖皮质激素发生继发性糖尿病者也不少见。

7. 转化 在阵发性睡眠性血红蛋白尿症患者中约有 30% 与再生障碍性贫血相互转化,绝大部分为再生障碍性贫血过程中或痊愈后经过一段时间转为阵发性睡眠性血红蛋白尿症。近年报道,再生障碍性贫血患者经抗淋巴细胞(或胸腺细胞)球蛋白治疗或其他免疫治疗好转后,有 10%~31% 转为阵发性睡眠性血红蛋白尿症。最近用检测血细胞表面糖基磷脂酰肌醇锚连蛋白的方法发现,约有 30% 再生障碍性贫血患者的外周血或骨髓细胞中可查到具有阵发性睡眠性血红蛋白尿症特征的细胞,提示再生障碍性贫血患者本来就有转变为阵发性睡眠性血红蛋白尿症的可能性,能否转化取决于残存的正常造血细胞的多少和阵发性睡眠性血红蛋白尿症克隆能否取得生长或生存优势。很少一部分(约 5%)阵发性睡眠性血红蛋白尿症患者经过一段时间转为再生障碍性贫血。另有些患者同时具有阵发性睡眠性血红蛋白尿症和再生障碍性贫血两者的特点,以上这些情况统称阵发性睡眠性血红蛋白尿症-再生障碍性贫血综合征。综合国内不同地区共 479 例阵发性睡眠性血红蛋白尿症中有 79 例(16.5％)属于此种情况。总的来说，再生障碍性贫血转为阵发性睡眠性血红蛋白尿症的多，阵发性睡眠性血红蛋白尿症转为再生障碍性贫血的少，兼有两者特点者不少。Hillmen、Socie 报道，由再生障碍性贫血转为阵发性睡眠性血红蛋白尿症者分别占阵发性睡眠性血红蛋白尿症病例的 29％～30％，从诊断再生障碍性贫血到溶血试验阳性的中位发生时间为 4 年(0.5～20 年)，Socie 报道的 65 例的中位时间为 3.1 年(0.17～15 年)。根据文献报道，在未使用免疫抑制药等治疗前，约有 5％再生障碍性贫血转为阵发性睡眠性血红蛋白尿症，而使用免疫抑制药后，约 30％再生障碍性贫血转为阵发性睡眠性血红蛋白尿症。1995 年 Schrezenmeier 报道，应用检测膜上糖基磷脂酰肌醇锚连蛋白的方法发现：50％再生障碍性贫血具有阵发性睡眠性血红蛋白尿症异常细胞群。

另外，个别阵发性睡眠性血红蛋白尿症患者可转为白血病，其中以急性髓细胞性白血病为主。骨髓增生异常综合征发生率为 5％，白血病发生率为 1％。

(三)辅助检查

绝大多数患者有不同程度的贫血，合并白细胞或血小板减少。只有极少数病例血红蛋白正常。网织红细胞常增高，但往往不像其他溶血病那样明显。骨髓大都增生活跃或明显活跃，红系增生旺盛，极个别患者有某种程度的病态造血。值得提出的是，虽然阵发性睡眠性血红蛋白尿症的骨髓增生情况较好，但做骨髓细胞培养常可发现红细胞集落、粒单核细胞集落单位等的集落数比正常骨髓少，说明阵发性睡眠性血红蛋白尿症骨髓造血干、祖细胞的数量和生长能力可能不足。反映血管内溶血的有关试验应阳性，有

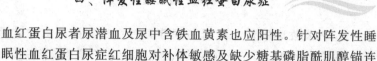

血红蛋白尿者尿潜血及尿中含铁血黄素也应阳性。针对阵发性睡眠性血红蛋白尿症红细胞对补体敏感及缺少糖基磷脂酰肌醇锚连蛋白的还有以下一些有诊断意义的实验检查：

1. 酸化血清溶血试验 正常人 AB 血清中加盐酸,使 pH 值为 6.4(整个反应体系的最终 pH 值为 6.6～7.0),在此条件下,37℃孵育 1 小时,阵发性睡眠性血红蛋白尿症病态红细胞易被替代途径激活的补体溶破,正常红细胞则否。溶血程度超过 2％为阳性,需有正常红细胞为阴性对照及阵发性睡眠性血红蛋白尿症患者的红细胞为阳性对照。本试验有较强的特异性,被国内外视为诊断阵发性睡眠性血红蛋白尿症的主要依据。本病患者中约79％阳性(溶血度大都在 10％以上)。本试验的缺点是条件要求严格,易出现假阴性结果,需有对照。

2. 糖水溶血试验(蔗糖溶血试验) 试验依据是阵发性睡眠性血红蛋白尿症异常红细胞在等渗低离子强度的情况下易遭补体破坏。本试验敏感性高,阵发性睡眠性血红蛋白尿症患者中约88％阳性。日本学者认为,本试验是诊断本病最好的初筛试验。糖水试验的缺点是易出现假阳性反应。

3. 蛇毒因子溶血试验 从眼镜蛇毒中可提出一种物质(称蛇毒因子),它本身没有溶血作用,但可在血清成分的协同下通过替代途径激活补体,在这种体系中阵发性睡眠性血红蛋白尿症异常红细胞溶破,正常红细胞则否。本试验也有较强的特异性,敏感性比酸化血清溶血试验强,比糖水溶血试验略差。阵发性睡眠性血红蛋白尿症患者约 81％阳性(溶血度＞10％)。

4. 补体溶血敏感试验 用抗 I 抗体(冷凝集素)或抗人红细胞抗体致敏红细胞,通过经典途径激活补体,观察能使红细胞溶破所需要的补体量,判断红细胞对补体的敏感程度。此试验可将阵发性睡眠性血红蛋白尿症红细胞分为 I、II、III 型,临床溶血轻重取决于 III 型细胞的多少。

5. 阵发性睡眠性血红蛋白尿症异常血细胞的检测和定量

阵发性睡眠性血红蛋白尿症异常血细胞膜上缺乏糖基磷脂酰肌醇锚连蛋白,可以用有关抗体结合流式细胞仪技术检测出缺乏这些膜蛋白的异常细胞。在糖基磷脂酰肌醇锚连蛋白中,CD55、CD59存在于所有系列的血细胞中,且与临床表现关系密切,故常将这两种蛋白缺失作为阵发性睡眠性血红蛋白尿症克隆的标记。以流式细胞仪检测糖基磷脂酰肌醇缺陷的血细胞,当CD55⁻或CD59⁻细胞占3%～5%时即可检出,较前述以补体溶血为依据的试验方法更敏感更特异。CD59单抗在诊断时更敏感,在阵发性睡眠性血红蛋白尿症患者的外周血中,CD59⁻红细胞所占的比例较CD55⁻细胞高,用CD59单抗检查阵发性睡眠性血红蛋白尿症很少漏诊,是目前确立诊断的最特异、最敏感且可定量的方法。在阵发性睡眠性血红蛋白尿症发展的过程中,首先可查出受累及的是粒细胞,其次为单核细胞和红细胞,最后为淋巴细胞。因此,CD59⁻粒细胞可被最早检出,其CD59⁻细胞百分率最高,红细胞次之,淋巴细胞较低。故粒细胞CD59的检测对阵发性睡眠性血红蛋白尿症有早期诊断价值,可远比酸化血清溶血试验阳性为早。另外,异常中性粒细胞的数量受输血的影响也相对较少。淋巴细胞的糖基磷脂酰肌醇锚连蛋白缺陷较其他系列要轻,异常的出现较其他系列细胞晚,但在外周血中维持的时间较长,甚至在阵发性睡眠性血红蛋白尿症缓解后,外周血中粒、红细胞的阵发性睡眠性血红蛋白尿症克隆消失后,淋巴细胞的阵发性睡眠性血红蛋白尿症克隆仍可维持很多年。由于阵发性睡眠性血红蛋白尿症异常细胞起源于造血干细胞,当外周血细胞尚无CD59⁻细胞时,骨髓细胞中已可查出CD59⁻细胞,因此在早期检测骨髓细胞比外周血细胞更有意义。需注意CD59可在细胞老化、培养、储存过程中有所脱落而减少。另据观察,有时红细胞未查出异常,但可查出异常网织红细胞。

最近,Brodsky等报道了一种新的诊断方法。嗜水气单胞菌

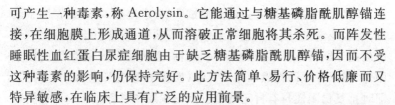

四、阵发性睡眠性血红蛋白尿症

可产生一种毒素,称 Aerolysin。它能通过与糖基磷脂酰肌醇锚连接,在细胞膜上形成通道,从而溶破正常细胞将其杀死。而阵发性睡眠性血红蛋白尿症细胞由于缺乏糖基磷脂酰肌醇锚,因而不受这种毒素的影响,仍保持完好。此方法简单、易行、价格低廉而又特异敏感,在临床上具有广泛的应用前景。

6. 其他　过去曾有报道说,阵发性睡眠性血红蛋白尿症的成熟红细胞在扫描电镜下大都失去双凹盘形,表现为大小不等、边缘不整、凹凸不平,但据我们的观察这些都可能是溶血时红系代偿增生的非特异表现。另外如前所述,有些患者的骨髓象显示造血细胞高度增生,但外周血和骨髓中造血干细胞、祖细胞(CFU-GM、BFU-E、CFU-E)都低于正常。本病患者大多数没有染色体异常。

(四)诊断与鉴别诊断

1. 诊断　本病虽称阵发性睡眠性血红蛋白尿症,但并非都有血红蛋白尿,也不一定是发作性,更非必然在睡眠时出现,而且只有少数患者以血红蛋白尿为首发表现。阵发性睡眠性血红蛋白尿症患者中血红蛋白尿作为首发症状者只有 16.0%,以贫血作为首症状者占 56.5%,以出血或伴贫血作为首发症状占 9.0%,其他首发症状还有黄疸、栓塞、乏力、发热等。许多患者经过相当一段时间才出现血红蛋白尿,甚至从无肉眼可见的血红蛋白尿占 21.3%,临床表现多种多样,加上并发症和疾病的转化等,致使阵发性睡眠性血红蛋白尿症患者常常不能得到及时诊断,乃至长时间漏诊、误诊。在有血红蛋白尿或有长期慢性贫血的患者,特别是伴有白细胞和(或)血小板减少而骨髓又增生活跃者,都应在鉴别诊断中想到本病。确诊本病需要一些实验室诊断方法。

(1)1987 年我国制订的诊断条件

①临床表现符合阵发性睡眠性血红蛋白尿症。

②实验室检查酸化血清溶血试验、糖水溶血试验、蛇毒因子溶血试验、尿潜血(或含铁血黄素检查)等项中,符合以下条件之一者可成立诊断:两项以上阳性;一项阳性,但具备下列条件:2次以上阳性,或只1次阳性然而结果可靠(操作正规、有阳性及阴性对照、即时重复仍阳性);有肯定的血红蛋白尿发作或有血管内溶血的直接或间接证明;能除外其他溶血,特别是遗传性球形红细胞增多症、自身免疫溶血性贫血、6-磷酸葡萄糖缺乏、阵发性冷性血红蛋白尿症等。

(2)阵发性睡眠性血红蛋白尿症-再生障碍性贫血综合征:包括下列4种情况。

①再生障碍性贫血-阵发性睡眠性血红蛋白尿症。指原有肯定的再生障碍性贫血(而非未能诊断的阵发性睡眠性血红蛋白尿症的早期表现)后转变为阵发性睡眠性血红蛋白尿症,而再生障碍性贫血的表现已不存在。

②阵发性睡眠性血红蛋白尿症-再生障碍性贫血。指原有肯定的阵发性睡眠性血红蛋白尿症后转变为再生障碍性贫血,而阵发性睡眠性血红蛋白尿症的表现(包括实验室检查)已不存在。

③阵发性睡眠性血红蛋白尿症伴有再生障碍性贫血特征。指临床及实验室检查均说明病情仍以阵发性睡眠性血红蛋白尿症为主,但伴有一处或一处以上骨髓增生低下、巨核细胞减少、网织红细胞数不高等再生障碍性贫血表现者。

④再生障碍性贫血伴有阵发性睡眠性血红蛋白尿症。指临床及实验室检查均说明病情仍以再生障碍性贫血为主,但出现阵发性睡眠性血红蛋白尿症异常血细胞(检测补体敏感的有关试验阳性,或用其他方法可检出阵发性睡眠性血红蛋白尿症异常细胞)。

根据近年研究,实际可将阵发性睡眠性血红蛋白尿症的分型简化为溶血性阵发性睡眠性血红蛋白尿症:以频繁的或持续的溶血为主要表现,缺失糖基磷脂酰肌醇锚连蛋白的细胞产生多;低增

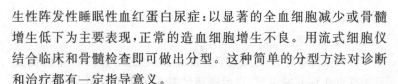

四、阵发性睡眠性血红蛋白尿症

生性阵发性睡眠性血红蛋白尿症：以显著的全血细胞减少或骨髓增生低下为主要表现，正常的造血细胞增生不良。用流式细胞仪结合临床和骨髓检查即可做出分型。这种简单的分型方法对诊断和治疗都有一定指导意义。

本病早期漏诊、误诊率高。约50%因全血细胞减少误为再生障碍性贫血，其次常误为其他增生性贫血，或因黄疸、尿异常而误为肝炎、肾炎等。及时确定诊断的关键是：要想到本病，并认识本病临床表现的多样性；密切注意血红蛋白尿的出现，每日分段查尿隐血，连续数日，有助于发现肉眼不易察觉的血红蛋白尿；对确定阵发性睡眠性血红蛋白尿症的试验检查结果要有正确的判断，试验检查阳性取决于异常血细胞的多少。刚刚发生溶血后立即化验，可能由于异常红细胞已破坏无余而使检验结果呈阴性。大量输血后正常细胞增多，异常细胞相对减少，也会影响结果。对1984—2001年我国的实验室诊断结果进行分析，结果表明酸化血清溶血试验、糖水溶血实验、蛇毒因子溶血实验均阳性者只占60.3%，酸化血清溶血试验阴性而后两者阳性者占14.6%；97例曾做酸化血清溶血试验2次以上，始终阳性者只有41、2%，时阴性时阳性者47.4%，时阳性时弱阳性者11.3%。由此可见，强调多项试验及反复检查对提高阵发性睡眠性血红蛋白尿症检出率有实际意义，单靠一项酸化血清溶血试验得到阴性结果不能排除本病。任何一项试验一次结果阴性均不能否定诊断，应该多次检查并同时做多种检查。近年来，应用特异的抗体和流式细胞仪技术有可能发现一些早期或行将发展为阵发性睡眠性血红蛋白尿症的病例，但只是提示有异常细胞存在，是否主症就是阵发性睡眠性血红蛋白尿症，还需综合分析和密切追踪观察才能下结论，因为在某些病症如骨髓增生异常综合征等也可出现少量类似阵发性睡眠性血红蛋白尿症的异常红细胞，再生障碍性贫血过程中出现少量异常细胞也可能是一过性的，而不一定发展为阵发性睡眠性血红蛋白尿症。

2. 鉴别诊断

(1)再生障碍性贫血：阵发性睡眠性血红蛋白尿症病例近50％有全血细胞减少，与再生障碍性贫血的主要鉴别点是：再生障碍性贫血的骨髓增生减低，而阵发性睡眠性血红蛋白尿症是骨髓增生活跃(特别是红系)。若骨髓增生减低又能查出类似阵发性睡眠性血红蛋白尿症的异常红细胞，或是有阵发性睡眠性血红蛋白尿症的临床及实验室所见但骨髓增生低下者，应怀疑是否有疾病的转化或是兼有两病(再生障碍性贫血-阵发性睡眠性血红蛋白尿症综合征)。

(2)缺铁性贫血：阵发性睡眠性血红蛋白尿症因长期反复血红蛋白尿而失铁，可伴有缺铁现象，但与缺铁性贫血不同的是补铁后不能使贫血得到彻底纠正。

(3)营养性巨幼细胞贫血：因溶血促使骨髓代偿性过度增生，叶酸相对不足，可造成巨幼细胞贫血，但补充叶酸后并不能彻底纠正本病所致贫血。

(4)骨髓增生异常综合征：个别阵发性睡眠性血红蛋白尿症患者骨髓象可看到病态造血现象，甚至原始粒细胞轻度增高或在外周血中看到少量原始粒细胞。但据我们观察，阵发性睡眠性血红蛋白尿症的病态造血或原始细胞增多现象系一过性，可以消失。但极个别患者可完全变为骨髓增生异常综合征。另外，一些骨髓增生异常综合征患者也可具有类似阵发性睡眠性血红蛋白尿症的异常血细胞，但其基本特点和疾病的发展仍以骨髓增生异常综合征为主，很少发生典型的血红蛋白尿或阵发性睡眠性血红蛋白尿症的表现。有人认为，骨髓增生异常综合征患者若出现阵发性睡眠性血红蛋白尿症克隆是预后好转的征象。

(5)自身免疫溶血性贫血：个别阵发性睡眠性血红蛋白尿症患者直接抗人球蛋白试验可阳性。另外，个别自身免疫溶血性贫血患者的糖水溶血试验可阳性,但经过追查这些试验都可转为阴性,更重要的是这两种病各有自己的临床和实验检查特点,鉴别不困难。此外,在大多数情况下糖皮质激素对自身免疫溶血性贫血的治疗效果远比阵发性睡眠性血红蛋白尿症为好。

(五)西医治疗

1. 重建正常造血组织功能 根治本病在于重建正常造血组织功能,消除异常造血干/祖细胞。目前认为,骨髓移植是唯一可以治愈本病的方法,但是阵发性睡眠性血红蛋白尿症是一种良性的克隆性疾病,部分患者还有可能自愈,而骨髓移植带有一定风险,因此对阵发性睡眠性血红蛋白尿症患者是否进行骨髓移植,需考虑多方面因素才能作出决定。希望骨髓移植技术能进一步改进,成为一种安全、有效并能为多数阵发性睡眠性血红蛋白尿症患者所接受的治疗。近年进行移植的患者多是合并骨髓增生低下和反复发生严重血管栓塞的患者。早期的报道多数未对患者进行适当预处理而植入同基因或异基因的骨髓,结果大部分无效或复发。由于骨髓移植存在一定的风险,所以从生存曲线看,做骨髓移植的患者生存率在最早期低于单纯支持治疗者,但在 6 年后,移植患者的远期生存概率较高。

同种异基因骨髓移植虽然取得了一定的疗效,但毕竟风险大,供者来源困难。所以,仍需研究其他变通办法,利用自身的造血干/祖细胞。近年来,从外周血分离早期造血干细胞的技术和方法不断进步,基于自体造血干细胞的应用和净化技术的研究,促使我们设想阵发性睡眠性血红蛋白尿症患者从自体外周血分离出造血干细胞,用适当方法去除异常造血干/祖细胞,扩增正常造血干/祖细胞,然后回输,希望成为治疗本病的一种低风险方法。

2. 基因治疗 用反转录病毒载体将编码一种跨膜 CD59 的

基因转入阵发性睡眠性血红蛋白尿症病态细胞,结果跨膜 CD59 得以表达,可代替所缺的需糖基磷脂酰肌醇锚连在膜上的 CD59,使细胞减轻对补体的敏感性。Nishimum 等(2001)报道,以反转录病毒为载体,可将含 PIG-A 基因有效并稳定地转入来自阵发性睡眠性血红蛋白尿症患者的缺失 PIG-A 基因的多种细胞株和外周血及骨髓的单个核细胞,使其恢复糖基磷脂酰肌醇锚连蛋白的表达。另外,也可转入外周血中的 CD34$^+$ 细胞,提示通过基因治疗使病态细胞恢复是有可能的。

3. 免疫抑制药治疗 单独或联合应用抗胸腺细胞球蛋白、抗淋巴细胞球蛋白、环孢素等免疫抑制药治疗,对伴有骨髓增生不良的患者可有一定疗效,对以溶血为主的阵发性睡眠性血红蛋白尿症则无效或效果较差。然而,根据双重发病机制的设想,前述免疫抑制药的应用还是合理的,韩国 Cho 等(2001 年)报道,给一例阵发性睡眠性血红蛋白尿症患者用大剂量环磷酰胺做预处理,然后给予同基因造血干细胞,结果缓解后 12 个月又复发,作者认为当初应加用抗淋巴细胞球蛋白。另有个别报道,用抗胸腺淋巴细胞球蛋白治疗后阵发性睡眠性血红蛋白尿症克隆暂时减少,认为抗胸腺淋巴细胞球蛋白可激活补体经典途径,使阵发性睡眠性血红蛋白尿症细胞发生溶血而导致阵发性睡眠性血红蛋白尿症克隆下降。应指出的是:使用抗胸腺淋巴细胞球蛋白、抗淋巴细胞球蛋白和(或)环孢素等时,需注意抗胸腺淋巴细胞球蛋白或抗淋巴细胞球蛋白这种马抗体与人粒细胞表面抗原结合所形成的免疫复合物易激活补体系统而引起大量 CD59$^-$ 细胞裂解,患者可出现发热、寒战、低血压、大量血红蛋白尿,甚至急性肾衰竭等类似严重输血反应症状,静脉内给予糖皮质激素及减慢抗胸腺淋巴细胞球蛋白或抗淋巴细胞球蛋白输注速度可能使之减轻,同时应注意大量水化和给予输血支持。

4. 减轻溶血发作的方法 平时应注意避免易引起溶血发作

的诱因(如感冒、某些药物等)。针对已经发生的溶血最常用的治疗是用糖皮质激素,以减少或减轻正在发生的血红蛋白尿。开始时每日用泼尼松 30～40 毫克,发作停止后剂量减半,然后逐渐继续减量直至最小用量。许多患者无须维持量,若用泼尼松做维持治疗也应用最小量。另外,常用的还有维生素 E,每日 300 毫克,分 3 次口服,但效果并不确定。某医院曾对有持续不停地严重溶血而骨髓增生良好的阵发性睡眠性血红蛋白尿症患者在频繁输红细胞的同时给予小剂量苯丁酸氮芥,设想能使异常造血细胞有所减少,有些患者有效;也曾试用过极小剂量的氯喹,但所试例数很少,很难肯定说明效果。有人曾用联合化学治疗的方法以去除异常造血细胞,结果病情可有一个时期的改善,但异常克隆不能彻底清除,仍不免复发,同时因为化学治疗对正常造血细胞也有影响,可引起严重骨髓抑制,发生致死性的感染,应该慎行。

5. 贫血的治疗　针对骨髓增生不良可试用司坦唑醇、丙酸睾酮、达那唑等。若有缺铁的实验室证据可给小量铁剂(普通剂量的 1/5～1/10,用量大可诱发血红蛋白尿)。缺乏叶酸者应予以补充。严重或发展较快的贫血可输红细胞或经生理盐水洗涤的红细胞,以免诱发血红蛋白尿的发作。近年来,还有人试用大剂量促红细胞生成素(500 单位/千克体重,每周 3 次),据说用药 6 个月以后有的患者有效,然而也是例数不多,无肯定结论。

6. 血管栓塞的治疗　在诊断血栓形成后 3～4 日,如没有出血症状或其他禁忌证,可进行溶栓治疗。如果患者表现出易栓倾向,可考虑给予终身抗凝治疗,首先给予静脉肝素,逐渐过渡到长期口服华法林。但长期抗凝治疗的实际效果尚不确定,许多患者首次栓塞即可导致生命危险。

7. 并发症的处理　感染、急性肾衰竭等均应给予相应的处理。

总之,尽管目前对本病还没有简便易行能被多数患者接受的根治办法,但技术在进步,新的治疗思路也在出现。加之,本病病

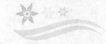

程虽长,但不是恶性病,若能避免发生并发症,可有较长的生存期,且有自愈的可能。因此,应鼓励患者保持乐观和稳定的心态,积极对待和适应疾病,即使不能除病也要争取病情稳定,生存质量能有提高,是多数患者可以达到的目标。

(六)中医治疗

阵发性睡眠性血红蛋白尿症以贫血、黄疸及血红蛋白尿为主要表现,属中医学的"虚劳""黄疸"范畴,又与"淋浊"中"血淋""赤浊"近似。《金匮要略》中对黄疸有"病黄疸……从湿得之。诸病黄家,但利其小便……"的描述;既有黄疸又有血虚当属虚黄。《素问》有"因其衰弱而彰之;形不足者,温之以气,精不足者,补之以味;虚则补之"等治虚原则的描述。

本病多由素体亏虚,复感湿热外邪;或由脾胃虚损,湿浊内生,郁而化热,湿热相搏及气血,而出现黄疸及气血两虚之证。素体亏虚,脾胃虚弱,运化失常,湿浊内生,日久化为湿热,或复感湿热外邪,湿热交蒸,伤及营血致血败。湿热败血阻于中焦,土反侮木及肝胆,肝不能疏泄,湿热败血随胆汁外溢发为黄疸,湿热败血下注膀胱而尿色深重。肾主骨生髓,为先天之本;脾为后天之本,气血生化之源。血为精所化,若肾精不足,髓海空虚无以化血,必致血虚。脾失健运,则气血生化乏源;故脾、肾两虚,终至精气血俱虚而见面色无华,四肢无力,腰酸腿软,便溏,夜尿频数,食纳不佳,畏冷等症。因此,脾、肾在虚劳的发病中占重要地位。气为血帅,气虚则运血无力,血行迟涩而瘀滞。瘀血阻络脉不通,不通则痛,因之可呈现肢体疼痛。

本病是虚中夹实(湿热)之证,辨证时要注意标本缓急、虚实之转化。气血、脾肾是本,兼以湿热及血瘀,如目黄、尿赤、面色晦暗等。一般有典型血红蛋白尿时多为湿热内蕴型,但与气血两虚型、

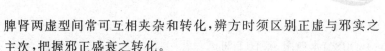

四、阵发性睡眠性血红蛋白尿症

脾肾两虚型间常可互相夹杂和转化,辨方时须区别正虚与邪实之主次,把握邪正盛衰之转化。

1. 辨证治疗

(1)气血两虚

主症:面色㿠白或萎黄,气短乏力,头晕心悸,神疲懒言,或皮肤、巩膜轻度黄染,唇舌体胖,舌质淡,苔白,脉细。

治则:益气养血。

方剂:八珍汤或补中益气汤加减。黄芪 20 克,党参 10 克,白术 10 克,当归 10 克,熟地黄 10 克,茯苓 10 克,甘草 10 克。

用法:水煎服,每日 1 剂。

加减:湿热未清者,加茵陈 10 克,泽泻 10 克。

(2)脾肾两虚

主症:面色无华,四肢无力,腰酸腿软,夜尿频数,便溏,食纳不佳,畏冷,舌体胖,舌淡,舌苔白,脉沉细。

治则:补肾健脾。

方剂:十四味建中汤加减。黄芪 20 克,党参 10 克,白术 10 克,当归 10 克,熟地黄 10 克,茯苓 10 克,甘草 10 克,白芍 10 克,附子 10 克,补骨脂 10 克,肉苁蓉 10 克。

用法:水煎服,每日 1 剂。

加减:偏阴虚者,加何首乌 10 克,女贞子 10 克,玄参 10 克;阳虚重者,加淫羊藿 10 克;黄疸未净者,加茵陈 10 克,泽泻 10 克。有血瘀者,加赤芍 10 克,川芎 10 克,桃仁 10 克,红花 10 克。

(3)湿热内蕴

主症:巩膜及皮肤黄染,尿呈茶色或酱油色,倦怠乏力,食少恶心,或有发热,舌质淡,苔黄腻,脉滑数。

治则:清利湿热,佐以益气养血。

方剂:茵陈五苓散加减。茵陈 20 克,茯苓 10 克,猪苓 10 克,白术 10 克,泽泻 10 克,木通 10 克,栀子 10 克,夏枯草 10 克,桂枝

10 克,甘草 10 克。

用法:水煎服,每日 1 剂。

加减:有气血两虚者,加党参 15 克,黄芪 30 克,当归 10 克,白芍 10 克。

2. 验方

(1)防溶灵:杨梅科植物杨梅的根皮提取物,每次 0.5～1.5 克,每日 3～4 次,口服。

(2)珍珠散:其方由珍珠母、琥珀、朱砂(水飞)装胶囊。每次 2 丸,每日 3 次,口服。清心安神,祛瘀生血。主治阵发性睡眠性血红蛋白尿症。

(七)预　后

本病属良性慢性病。多数患者长期有中重度贫血,但其中 50%仍可从事日常活动或参加适当工作。中位生存期为 33.8 年,在诊断后 10 年的生存率 74%;缓解发生在诊断后的中位时间为 13 年。英国 80 例的估算中数生存期为 10 年,28%在诊断后 25 年仍存活,生存 10 年以上者中 34%最后可获缓解。临床缓解后,仍有少量异常细胞持续存在。这些临床完全缓解者大都不能归功于某种特殊治疗,所以可视为自然缓解。

阵发性睡眠性血红蛋白尿症本身很少致命,主要死于并发症。死因主要为严重贫血衰竭和感染,占阵发性睡眠性血红蛋白尿症相关死亡的 70.0%,出血和栓塞次之,占 20%。过去把阵发性睡眠性血红蛋白尿症也归入白血病前期,事实上由阵发性睡眠性血红蛋白尿症转为急性白血病者极少。日本报道的 160 例中只占 2.5%,Hillmen(1995)报道长期追查的 80 例中无一例转为白血病,由阵发性睡眠性血红蛋白尿症转为白血病者虽有报道,但总体来说概率很小,实际上不宜将阵发性睡眠性血红蛋白尿症归入白

四、阵发性睡眠性血红蛋白尿症

血病前期。某医院 268 例阵发性睡眠性血红蛋白尿症患者的多因素分析中,发现有 6 个不利于生存的危险因素:病程中向全血细胞减少发展、合并栓塞、反复出血、反复腹痛、诊断时血小板减少和从无血红蛋白尿发作;有利于生存的因素为:既往有再生障碍性贫血者和城市居民。法国 Socie(1995 年)报道的不利因素为:全血细胞减少、合并栓塞、诊断时血小板减少、向骨髓增生异常综合征或白血病发展、年龄 55 岁以上和需要多种治疗者。他们的病例中既往有再生障碍性贫血者也是有利因素。在我们的病例中居住在城市者是一个有利因素,可能与我国乡村相对缺医少药、支持疗法不足有关。

阵发性睡眠性血红蛋白尿症合并妊娠者易使病情加重及胎儿死亡、流产等,国外大多主张早期终止妊娠。但据我们自己的经验,经谨慎处理可以继续妊娠,不一定妊娠失败或给患者带来重大的影响。

五、自身免疫性溶血性贫血

自身免疫性溶血性贫血是由于免疫调节功能发生变异,产生了针对自身红细胞的抗体,与红细胞膜表面抗原结合,然后活化的补体导致自身红细胞破坏增速,或是自身抗体促进补体与红细胞的结合,使红细胞寿命缩短,从而发生溶血性贫血的一组疾病。自身免疫性溶血性贫血是获得性溶血性贫血中最常见的一种。据统计,在人群中每年发病率为 1/8 万,从婴儿至老年人都可发病。

(一)病　因

自身免疫性溶血性贫血是器官特异性自身免疫性疾病。红细胞作为自身抗原,与相应的自身抗体结合后,在红细胞膜上形成免疫复合物,并激活补体而杀伤红细胞。自身免疫性溶血性贫血是Ⅱ型超敏型自身免疫疾病,又称细胞毒性自身免疫疾病。如果其他疾病造成自身免疫性溶血性贫血,会有两种以上免疫损伤机制存在。

1. 抗红细胞自身抗体的产生机制　尚未阐明,有如下几种解释。

(1)自身抗原性改变:病毒感染可以激活多克隆 B 细胞,化学物与红细胞膜相结合,改变其抗原性,导致自身抗体的产生。

(2)淋巴组织感染或肿瘤、胸腺疾病及免疫缺陷等因素:使机体失去免疫监视功能,无法识别自身细胞,有利于自身抗体的产生。

(3)T 细胞平衡失调学说:自身免疫性溶血性贫血患者有抑制性 T 细胞减少和功能障碍,也有辅助性 T 细胞中特定亚群活化,使相应 B 细胞反应过强,发生自身免疫性溶血性贫血。

（4）遗传素质：目前已证实，至少有两对等位基因与临床病情有关。血清学方法检测发现，自身免疫性溶血性贫血患者人类白细胞抗原-Ⅰ中 A1、A3 及 B8 频率升高。人类白细胞抗原-Ⅱ类抗原中人类白细胞抗原-DQ6 与其溶血程度呈负相关。

2. 病因分类　根据引发自身免疫性溶血性贫血的不同，病因可分为两类。

（1）特发性（原因不明性）：温抗体型及冷抗体型中均可见到。

（2）继发性：较特发性者更为多见。在部分病例中，自身免疫性溶血性贫血为基础疾病的首发表现，经数月至数年后才逐渐显现原发病的征象。肿瘤患者红细胞自身抗体的发生率为非肿瘤患者的 12～13 倍。

（二）临床表现

自身免疫性溶血性贫血临床表现呈多样化，发病的速度、溶血的程度、病程的变异性都很大。可有溶血的征象，如乏力、贫血、黄疸、尿色改变、脾大等。发生溶血危象时出现腰背痛、寒战、高热、晕厥、血红蛋白尿等。部分患者可呈长期隐匿状态，遇诱因时发作。症状和体征视溶血发生的程度和缓急而异。

1. 温抗体型自身免疫性溶血性贫血　可继发于多种疾病，可见于任何年龄，但以中青年为主。大约 1/4 患者除具有自身免疫性溶血性贫血的临床溶血表现外，还具有原发性疾病的征象。

2. 冷凝集素综合征　此型与寒冷的环境有着密切的关系。在寒冷的冬季病情常常加重，表现为末梢肢体的发绀、雷诺现象，肢体加温或天气转暖后缓解。部分病例可有溶血危象。

3. 阵发性冷性血红蛋白尿症　与寒冷接触后数分钟或数小时突然发病。表现急性溶血和血红蛋白尿，是以血管内溶血为特征的少见疾病，持续时间可数小时或者数天缓解。由梅毒引起者

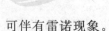

可伴有雷诺现象。

（三）辅助检查

1. 血液学 外周血常规表现为血红蛋白减少，其程度各不相同，为正细胞、正色素性贫血，网织红细胞增多，血涂片可见球形红细胞及有核红细胞。骨髓象提示增生活跃，以红系增生为主、粒红系比例下降或倒置。白细胞计数正常或轻度升高。血小板多为正常，少数患者伴有血小板明显减少，称为 Evans 综合征。冷凝集素综合征常在抽血时即发现红细胞自凝现象。

2. 血生化 血清胆红素增多，以间接胆红素升高为主。在血管内溶血时血浆结合珠蛋白减少，游离血红蛋白增多。冷凝集素测定效价明显升高。

3. 免疫学 广谱抗人球蛋白试验阳性，其机制是用人血清免疫家兔后得到的完全抗体，具有多个结合点可与多个不完全抗体的 Fc 段相结合，起到桥联作用，使被致敏红细胞在盐水介质中呈现相互凝集现象。红细胞直接法用于检测吸附在红细胞膜表面的不完全抗体和（或）补体。间接法用于检测血清中游离的抗体，间接地估计体内红细胞抗体。目前多采用单价特异性抗体（包括抗 IgG、抗 IgA、抗 IgM、抗 C3 等）进行检测，并可做出分型。用流式细胞仪检测更为准确。

阵发性冷性血红蛋白尿症需做冷热溶血试验检测。

（四）诊 断

具有发病的诱因、临床溶血表现和实验室检查证实有溶血性贫血，抗人球蛋白试验或特异性单价抗体试验和冷热溶血试验阳性患者诊断一般并不困难。抗人球蛋白阴性患者则须除外其他原

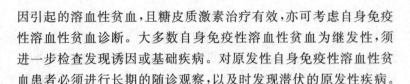

因引起的溶血性贫血,且糖皮质激素治疗有效,亦可考虑自身免疫性溶血性贫血诊断。大多数自身免疫性溶血性贫血为继发性,须进一步检查发现诱因或基础疾病。对原发性自身免疫性溶血性贫血患者必须进行长期的随诊观察,以及时发现潜伏的原发性疾病。

(五)西医治疗

1. 治疗原则　消除自身抗体形成的病因,阻断抗体的产生,积极对症治疗。

(1)积极寻找病因,治疗潜在的原发疾病是首要措施,也是消除自身抗体形成的最有效的措施。

(2)在急性溶血及溶血危象时,应迅速纠正贫血,可给予输血治疗。但由于红细胞抗原部位被抗体封闭,有时难以判定血型,给交叉配血带来困难。同时,自身免疫性溶血性贫血患者血清中存在红细胞抗体,有时对输入的红细胞同样有致敏作用。对具有 Rh 抗原的红细胞(即 Rh 因子阳性)有更强的反应。此外,输入血浆可提供补体,有时也可加重溶血。所以,输血应严格控制,仅限于急性溶血及其危象时,最好选用经洗涤的同型红细胞且缓慢输入,并密切观察输血后的临床症状和体征。

2. 免疫抑制药治疗　常用于温抗体型自身免疫性溶血性贫血。

(1)糖皮质激素:临床应用已有 40 余年,是治疗自身免疫性溶血性贫血的首选药物,常用制剂有泼尼松、泼尼松龙、甲泼尼龙、地塞米松、阿赛松、琥珀酸氢化可的松等。其作用机制是抑制淋巴细胞和浆细胞产生抗体;阻遏 T 细胞破坏靶细胞,改变抗体对红细胞膜抗原的亲和力;减少巨噬细胞的 IgG 及 C3 受体,或它与红细胞的结合能力及巨噬细胞清除致敏红细胞的能力;抑制血管活性物质的释放和稳定溶酶体,约有 90% 的患者有效。初始剂量要足够,常用剂量以泼尼松每日 60 毫克或每日 1～1.5 毫克/千克体重,在 1 周后即可见效。有效后,待血红蛋白及网织红细胞百分数接近正常时则逐渐减量,最初可每 2 周左右减 5～10 毫克,至每日 20 毫克以下剂量时减量速度应更缓慢,以防止病情反复。激素维持的时间应视病因及减量过程中的病情而定。如 3 周治疗无效应及时更换其他治疗方案。在急性溶血发生时应给静脉用激素,如琥珀酸氢化可的松每日 300 毫克,病情稳定后改口服同剂量激素,随后再缓慢减量。静脉应用激素 3 日不能稳定急性溶血时,应及早加用其他药物治疗。激素,尤其是较大剂量长期应用有诸多不良反应,已众所周知,故不在此赘述。

(2)大剂量静脉注射免疫球蛋白:本药物治疗仅限于温抗体型自身免疫性溶血性贫血有急性溶血危重者,特别经静脉激素治疗无效时选用。其治疗效果与剂量有关,一般为每日 0.4～1 克/千克体重,连续 5 日。但疗效常不能持久,停药后继续以激素及其他药物维持治疗。

(3)细胞毒药物:应用指征包括激素或脾切除均不能缓解者;其他药物治疗无效,而脾切除又有禁忌证者;急性溶血危象静脉激素治疗无效或常规激素治疗需较大剂量维持者,如泼尼松每日需 10 毫克以上剂量才能维持者。常用药物为环磷酰胺,通过杀伤多种免疫细胞而抑制机体的免疫反应。在急性溶血时可静脉每次给 400～600 毫克,每周 1 次,持续 3～4 周。一般情况下,可每日口服 50～100 毫克或每日 1.5～2 毫克/千克体重。或者选用硫唑嘌呤、甲氨蝶呤,通过抑制淋巴细胞增生,阻止淋巴细胞转化为免疫母细胞而发挥作用。硫唑嘌呤每日 50～200 毫克或每日 1～2 毫克/千克体重。甲氨蝶呤用量为每周 10～20 毫克一次服用。此类药物应与激素联合应用,可减少激素用量。如治疗有效,可先将激素逐渐减量,最后停用激素,仅以细胞毒药物维持,并也可逐渐减量,总疗程需 6～12 个月。试用 4 周无效应换其他治疗方案。其明显的毒性反应是骨髓抑制,故应定期监测血常规。长期应用,尤其是环磷酰胺有诱发肿瘤的潜在危险。

(4)达那唑:系人工合成的 17α-乙炔基睾酮衍生物。具有弱雄性激素作用,也有一定的免疫调节作用,使 CD4 阳性淋巴细胞增加和 CD3 阳性淋巴细胞与 CD4 阳性淋巴细胞比值恢复正常、减少巨噬细胞 Fc 受体表达,从而抑制与补体致敏红细胞的结合而发挥效应。与激素联合应用可起到协同作用。治疗有效后应先将激素逐渐减量至停用,单用达那唑维持,疗程应在 1 年左右。最初治疗用量为每日 600 毫克。

达那唑药物不良反应为肝脏损害和男性化,有血清丙氨酸氨基转移酶升高、肌痛、多毛、脱发、女性月经不规律、皮肤脂溢等。

(5)环孢素:近年有较多成功治疗难治性自身免疫性溶血性贫血的报道。其作用机制可能是抑制细胞介导的自身免疫反应,通过抑制 T 细胞生成,阻断细胞依赖性抗原刺激抗体生成的反应。环孢素常在激素等药物治疗无效时应用,其用量为每日≤5 毫克。需注意肾毒性,有条件时应监测血药浓度。

3. 脾切除 脾脏是抗体生成器官,又是致敏红细胞破坏的主要场所。脾脏切除应在激素治疗无效,或需较大剂量激素才能维持,或激素不良反应较大时才考虑。脾脏切除后致敏的红细胞寿命也有所延长,疗效一般在 50%~60%。有报道,单纯 IgG 型自身免疫性溶血性贫血或 ^{51}Cr 标记红细胞选择性地在脾破坏者效果较好。目前脾切除受多种因素的影响,仅在多种药物治疗无效时才选择。切脾后复发的病例仍可选用术前的各种治疗措施,部分病例有效,且剂量常可减量。

4. 血浆置换 血浆中抗红细胞抗体浓度高者,或者严重溶血危及生命的情况下,可以考虑通过血浆置换迅速清除自身抗体、补体、免疫复合物及胆红素,控制溶血,改善临床症状。但若 IgG 抗体与细胞结合,则血浆置换的疗效有限。

（六）中医治疗

自身免疫性溶血性贫血在中医学中属于"黄疸""虚劳""积聚"等范畴。本病多由脾胃虚弱，湿浊内生或外感寒邪，入里化热，湿热交炽起病，病久耗损气血可出现气血、脾肾虚损。卫气虚弱，湿热或寒邪入里，湿热交蒸伤及营血；或寒邪入里，血受寒则凝，致气滞血瘀，进而均可引起"血气之败"，败血随胆汁外溢发为黄疸。脾为后天之本，主运化，脾胃虚弱，运化失常，则气血生化不足，患者体乏无力，血少色白，水湿运化障碍，郁久化热，湿热化为黄疸。黄疸日久，气滞血瘀，也易成积聚之证。

本病临床表现多端，温抗体型自身免疫性溶血性贫血多为慢性起病，易于反复，部分患者有急性发作，发作期间可见畏寒、发热、黄疸、腰背酸痛等。血红蛋白尿常见于阵发性冷性血红蛋白尿，见于冷凝集素病，温抗体型自身免疫性溶血性贫血极罕见；病情常反复，常多表现虚中夹实，本虚标实的特点。本病以虚为本，气血双亏，甚则脾肾俱虚，病久易见面白、气短、懒言、头晕耳鸣、纳少便溏、腰膝酸软等症。脏腑辨证与肾、脾二脏关系最为密切。标实或为湿热之邪，或为寒邪；久病入络致气滞血瘀，晚期常有积块形成。本病早期治疗应清利湿热与补虚相结合：血红蛋白尿发作，黄疸重时，以清利湿热为主；后期有积块形成时，加用活血化瘀及软坚药物。少见的冷凝集素综合征和阵发性冷性血红蛋白尿患者多有发病时四肢厥冷，口唇、肢端发白或青紫等，其人阳气本虚，复被寒湿侵袭，治疗时当活血温阳、固表补肾。

1. 辨证治疗

（1）湿热内蕴

主症：巩膜、皮肤发黄，尿色如茶，或有发热，口渴而不思饮，腰背酸痛，便干，舌苔黄腻，脉濡数；兼有气血虚者，伴有气短，乏力，头晕,心悸,唇白,舌质淡。

治则:清利湿热,佐以活血。

方药:茵陈五苓散加味。茵陈 20 克,茯苓 15 克,泽泻 10 克,猪苓 10 克,白术 10 克,栀子 10 克,大黄 10 克,木通 10 克,丹参 10 克,鸡血藤 15 克,桂枝 10 克,夏枯草 10 克。

用法:水煎服,每日 1 剂。

加减:气血两虚者,加党参 15 克,黄芪 30 克,当归 10 克,白芍 10 克。

(2)气血两虚

主症:面色黄白或萎黄,气短乏力,心悸头晕,自汗,神疲懒言,唇淡,舌体胖,舌质淡,苔薄白或微黄腻,脉细;兼有湿热者,巩膜可有轻度发黄。

治则:益气养血。

方药:八珍汤加味。党参 15 克,白术 15 克,茯苓 15 克,当归 10 克,白芍 15 克,熟地黄 20 克,川芎 10 克,甘草 10 克,黄芪 30 克,阿胶 10 克。

用法:水煎服,每日 1 剂。

加减:兼有脾虚者,暂去阿胶;湿热未清,加茵陈 10 克,泽泻 12 克。

(3)脾肾两虚

主症:面色㿠白,头晕耳鸣,纳少便溏,腰酸腿软。阴虚者,有五心烦热,舌红少苔,脉细数;阳虚者,怯寒肢凉,舌体胖,边有齿痕,苔白,脉细弱。

治则:补益脾肾。

方药:四君子汤合六味地黄汤加减。党参 15 克,白术 12 克,茯苓 15 克,甘草 10 克,熟地黄 20 克,山药 15 克,山茱萸 10 克。

用法:水煎服,每日 1 剂。

加减:偏阳虚者,加制附片 10 克,淫羊藿 10 克;偏阴虚者,加何首乌 15 克,女贞子 12 克,玄参 10 克。有气血虚者,加黄芪 20 克,当归 10 克;黄疸未净者,加茵陈 15 克,泽泻 12 克。

(4)气滞血瘀

主症:除有气血两虚症候外,兼有腹中症积或肢体疼痛或腹痛,固定不移,胁肋作胀,舌质暗,或有瘀斑,脉细涩。

治则:理气化瘀,辅以养血。

方药:膈下逐瘀汤加减。黄芪 20 克,枳壳 10 克,当归 10 克,赤芍 10 克,生地黄 20 克,桃仁 10 克,红花 10 克,川芎 10 克,香附 10 克,莪术 10 克,鳖甲 10 克,龟甲 10 克。

用法:水煎服,每日 1 剂。

加减:黄疸者,加茵陈 15 克,泽泻 12 克,茯苓 15 克。

2. 中成药

(1)珍珠散胶囊每次 2 粒,每日 3 次,口服。

(2)鹿茸散每次 6 克,每日 3 次,口服。

(3)肾气丸每次 1 丸,每日 2 次,口服。

3. 验方

(1)生地黄 14 克,茵陈 30 克,黄花草 20 克,狗脊 9 克。每日 1 剂,水煎分 2 次温服。如呕吐者,加法半夏、陈皮各 9 克;重症者,当静脉补液。具有清热解毒,利湿退黄的功效。

(2)鲜田艾 30～60 克,茵陈、丹参、黄芪、党参、茯苓、郁金、白术各 30 克,当归、甘草各 5 克。水煎服,每日 1 剂。具有益气补血,疏肝利胆,健脾利湿的功效。

(3)鲜田艾 60～100 克,茵陈、丹参各 15 克,栀子、茯苓、泽泻、郁金各 10 克,生大黄、生甘草各 5 克。水煎分 2 次温服,每日 1 剂。本方有清热利湿,疏肝利胆,解毒退黄,凉血活血之功效。

(4)栀子、当归、川芎、丹参、党参各 10 克,柴胡 9 克,牡丹皮、木通、大黄各 6 克。水煎分 2 次服,每日 1 剂。具有益气活血,清热凉血的功效。

五、自身免疫性溶血性贫血

(5)红参(冲服)1克,黄芪、白术、夜交藤、丹参各20克,当归、龙眼肉、生地黄、炙酸枣仁各15克,牛膝、川芎、侧柏叶各10克。水煎分2次温服,每日1剂。具有健脾扶正,补肾通络的功效。

(6)生地黄、熟地黄、牡丹皮、茯苓、泽泻、巴戟天、仙茅、淫羊藿、当归、海螵蛸、桑螵蛸、黄精、炒酸枣仁各9克,山药、狗脊、黄芪各12克,肉桂、炒远志各3克,生牡蛎、生铁落各30克。水煎分2次服,每日1剂。症情稳定后,在上方基础上加减制成丸药服用,以巩固疗效。具有滋补肝肾的功效。治疗溶血性贫血。

六、真性红细胞增多症

真性红细胞增多症是一种原因未明的造血干细胞疾病,病理上以骨髓红、粒、巨核细胞三系同时增生为特点,临床上以红细胞数及容量显著增多,伴中性粒细胞及血小板增多为特征,出现多血质及高黏滞血症引起的一系列症状和体征,常伴脾大。真性红细胞增多症起病隐匿,进展缓慢,晚期可发生各种转化。

真性红细胞增多症首先于 1892 年由 Vaquez 报道。1903 年,Osler 对其临床及实验室特点进行较系统的描述。1904 年,Turk首次提出真性红细胞增多症早期即同时伴粒、巨核细胞系增生。1951 年,Dameshek 将真性红细胞增多症和慢性粒细胞白血病、原发性血小板增多症、原发性骨髓纤维化、红白血病归属于骨髓增生性疾病。

真性红细胞增多症的发病率为 0.5～1/10 万,犹太民族有较高的发病率,以色列高达 6.7/10 万。真性红细胞增多症以中老年患者居多,发病率也随年龄而增长。男性较多于女性。我国于1957 年首次报道真性红细胞增多症病例,至 20 世纪 80 年代中期累计病例报告近 400 例,平均年龄 48 岁,男女之比为 2：1。

(一)病　因

虽然真性红细胞增多症的病因至今未明,但目前较一致的意见认为,真性红细胞增多症是一种克隆起源的造血干细胞疾病。患者的红细胞、粒细胞及血小板只表达 X 染色体编码的同一种葡萄糖-6-磷酸脱氢酶同工酶,而同一患者的皮肤、淋巴细胞及骨髓

六、真性红细胞增多症

成纤维细胞则表达葡萄糖 6-磷酸脱氢酶的两种同工酶,此为真性红细胞增多症克隆源性疾病的有力佐证。利用 X 染色体的限制性片段长度多态性分析,证实真性红细胞增多症患者的红细胞、粒细胞、单核细胞及血小板呈单克隆性 X 染色体失活;临床上红、粒、巨核细胞三系同时增生,病程中可分别转化为急性或慢性髓性白血病、原发性血小板增多症,甚至慢性及急性淋巴细胞白血病,表明真性红细胞增多症的病变在造血多能干细胞水平。

根据约 1/4 患者在诊断时即有染色体异常;循环中暴式红细胞集落单位及骨髓造血干细胞对胰岛素样生长因子、粒-巨噬细胞集落刺激因子、白细胞介素-3 的敏感性较正常人高出数十倍,致红细胞系生成失控,故有学者提出真性红细胞增多症是一种肿瘤性疾病。然而,多数真性红细胞增多症患者染色体核型正常,病理上无脏器及组织发生异常细胞浸润,临床又呈缓慢进程,病程可长达 10 余年,甚至数十年,以及仅少数患者转化为白血病,所以也有不少学者认为真性红细胞增多症是一种良性骨髓增生性疾病。另有报道,真性红细胞增多症患者同时存在肿瘤性及正常的造血细胞,随病程进展,正常克隆的造血祖细胞逐渐减少,而肿瘤性造血祖细胞明显增多,占主导地位。

真性红细胞增多症患者的正常红系祖细胞对促红细胞生成素反应正常,而肿瘤性红系祖细胞则对促红细胞生成素极度敏感,其增生、成熟仅需很少量的促红细胞生成素口服,或完全不需要促红细胞生成素,因此后者的增生处于优势状态,即为自主性红细胞增生。目前已明确真性红细胞增多症的发病与促红细胞生成素无密切关系,患者血清促红细胞生成素水平不仅不高,而往往明显降低,甚至缺如。真性红细胞增多症患者的骨髓在体外无促红细胞生成素条件下,除生成暴式红细胞集落形成单位、红细胞集落形成单位外,还可生成颗粒细胞、红细胞、巨噬细胞、单核细胞集落形成单位。有人发现,真性红细胞增多症患者抗凋亡基因 bcl-X 高表达,可能为红系细胞不依赖于促红细胞生成素生长的原因。

此外,真性红细胞增多症患者的巨核细胞集落形成单位对血小板生成素非常敏感,甚至在无血小板生成素的条件下也能够生成巨核细胞集落形成单位,此可说明临床上真性红细胞增多症患者常伴血小板明显增多的现象。

(二)临床表现

1. 神经症状 占 71.4%,包括头痛,头晕,四肢胀痛和麻木,感觉障碍,视力下降,耳鸣。严重者有意识障碍,甚至发生痴呆。上述症状和血黏度升高、血小板增多及腔隙性脑梗死有关。

2. 多血质表现 占 60%,出现结膜充血,面红,唇紫,舌暗红及血管曲张等。

3. 出血 占 40%,常见有牙龈出血,鼻出血,也可出现皮肤淤斑及胃肠道出血,少数患者可并发脑出血。出血与血小板功能异常及血流淤滞有关。不适当应用非甾体类消炎镇痛药,可致血小板功能受抑,更易诱发出血。胃肠道出血也与患者消化性溃疡的高发生率有关。

4. 肝脾大 脾大占 86.9%,肝大占 24.1%。通常为轻至中度大,晚期如伴骨髓纤维化,脾可明显大,延伸至盆腔。部分患者可因肝脾大出现两胁肋不适或胀痛。

5. 高血压 占 78.3%,大多为轻至中度。

6. 血栓形成 病程中 27.1%的患者并发某一脏器血栓形成或栓塞,以脑受累最多见,表现为一过性脑缺血发作或脑梗死,少数患者并发四肢动脉血栓形成。文献报道,肝静脉或下腔静脉血栓形成,可出现布加综合征(Budd-Chiar 综合征)。真性红细胞增多症是此综合征的重要病因之一,约占 10%。罕见情况下,血栓形成于心腔,致难治性心力衰竭。血小板明显增多时,还可并发红

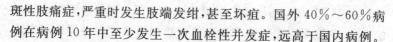

斑性肢痛症,严重时发生肢端发绀,甚至坏疽。国外 40%～60%病例在病例 10 年中至少发生一次血栓性并发症,远高于国内病例。

7. 其他 10%的欧美病例中有顽固性皮肤瘙痒,原因未明,可能与组织内肥大细胞及循环中嗜碱细胞增多,释放组胺有关,也有作者提出与缺铁有关。国内病例也有少数并发顽固性皮肤瘙痒,但远较欧美病例少见,部分患者可并发急性发热性嗜中性皮病(Sweet 综合征)。此外,真性红细胞增多症患者蛋白分解加速,高尿酸血症常见,其中部分病例临床有痛风发作。

(三)辅助检查

1. 血常规

(1)红细胞:红细胞≥6×10^{12}/升、血红蛋白≥180 克/升、血细胞比容≥50%,是真性红细胞增多症患者的血常规特点。若伴反复胃肠道出血和(或)多次静脉放血治疗,可因缺铁造成低色素小细胞性贫血,此时血清铁、铁蛋白及转铁蛋白饱和度也降低。晚期合并骨髓纤维化和髓外造血,致红细胞寿命缩短,红细胞及血红蛋白由升高逐渐下降,最后发生贫血。红细胞在巨脾内淤滞及门静脉高压造成的血浆容量增加,可引起稀释性贫血。并发髓外造血时,外周血涂片中可出现泪滴状红细胞和着色不均的异常红细胞,以及有核红细胞。

(2)白细胞:80%以上患者外周血白细胞增高,通常达(10～30)×10^9/升,还可出现少数中性中幼粒、晚幼粒细胞,嗜碱粒细胞也轻度增多。晚期合并骨髓纤维化时,幼稚粒细胞进一步增多,甚至出现少量原始或早幼粒细胞。真性红细胞增多症在诊断时,约 70%患者中性粒细胞碱性磷酸酶染色积分明显升高,半数可＞200 分。

(3)血小板:40%以上患者外周血血小板增多,10%患者可

>1 000×10⁹/升，血涂片中可见巨大血小板。部分患者血小板功能异常，如聚集和黏附性下降。伴血小板增多症者血管性血友病因子瑞斯托霉素辅因子活性降低，但血管性血友病因子抗原水平正常。血小板寿命仍正常。晚期合并骨髓纤维化时，血小板逐渐下降，直至血小板减少。

2. 骨髓象　骨髓穿刺涂片呈增生活跃或明显活跃，以红系增生为主，常同时伴粒细胞及巨核细胞系增生，各系的各阶段细胞比例正常，铁染色示细胞内、外铁均减少，甚至消失。骨髓活检显示前述的病理改变。

3. 红细胞容量　用核素⁵¹Cr标记法测定红细胞容量，均明显升高。红细胞容量测定是确诊红细胞增多的重要指标，重复性高，误差范围仅±5%。并发门静脉高压症时，因血浆容量增加，可造成血红细胞、血红蛋白及血细胞比容正常的假象，缺铁时也可发生类似现象，此时检测红细胞容量则可确诊。

4. 其他　血液流变学检查，显示血黏度明显升高，血沉减慢。各项凝血及纤维蛋白溶解指标大多正常，但有报告抗凝血酶Ⅲ、蛋白C、蛋白S降低，以及存在蛋白C抵抗，提示抗凝活性下降。约40%患者维生素B₁₂从粒细胞中释放增加，故血清水平增高。叶酸常减少。血尿酸、乳酸脱氢酶水平升高。血气分析示血氧饱和度正常。血清促红细胞生成素水平常降低。另有报告患者暴式红细胞集落生成因子生长，对促红细胞生成素、干细胞因子、白细胞介素-3、胰岛素样生长因子均较正常人敏感。

骨髓染色体核型分析，25%～35%的患者有各种获得性异常，但无标记染色体。其中，以8、9号染色体三体最常见，其他有20q⁻、11q⁻及13q⁻。经化、放射治疗，或病情进展后还可出现5q⁻、7q⁻等异常。诊断时即有染色体异常者，预后较差。

超声心动图检查显示77%的真性红细胞增多症患者有主动脉瓣或二尖瓣病变，如瓣膜增厚、有赘生物，此为血栓栓塞性并发

症的病理基础之一。

（四）诊断与鉴别诊断

1. 国内诊断标准

（1）临床表现：多血质，脾大，高血压，或病程中有过血栓形成。

（2）实验室

①血红蛋白≥180 克/升（男），或≥170 克/升（女）；红细胞数≥$6.5×10^{12}$/升（男），或≥$6×10^{12}$/升（女）。

②红细胞容量>39 毫升/千克体重（男），或>27 毫升/千克体重（女）。

③血细胞比容≥0.54（男），或≥0.5（女）。

④无感染及其他原因白细胞多次>$11×10^9$/升。

⑤血小板多次检查>$300×10^9$/升。

⑥外周血中性粒细胞碱性磷酸酶染色，积分>100。

⑦骨髓明显增生活跃或增生活跃，粒、红、巨核细胞三系均增生，尤以红系为主。

（3）能除外继发性或相对性红细胞增多症。

具有上述（1）中任何 2 项，加（2）中①、②项，再加（3），即可诊断为真性红细胞增多症。如无检查红细胞容量条件，（2）中①及③～⑦中任何 4 项，再加（3）也可诊断。

2. 鉴别诊断

（1）真性红细胞增多症必须与继发性及相对性红细胞增多症相鉴别：继发性红细胞增多症是长期慢性缺氧致促红细胞生成素升高，刺激骨髓红系过度反应所致。常见于右至左分流的先天性心脏病、慢性阻塞性肺病、氧亲和力过高或携氧能力减低的异常血红蛋白病。此外，肾积水、肾囊肿、肾肿瘤等因压迫肾组织，使局部血流减少而刺激促红细胞生成素产生过度，致红细胞生成增多。

相对性红细胞增多症又称良性或假性红细胞增多症,是血浆容量减少所引起,并非真正的红细胞增多。部分患者红细胞增多为暂时性,如持续呕吐、严重腹泻、大量出汗、大面积烧伤等造成的脱水或组织液减少。此时,外周血红细胞呈一过性增多,后随原发病控制而很快恢复正常。另有少数患者与吸烟、焦虑、肥胖等有关,去除诱因可恢复正常,但其中少数患者也可并发血栓栓塞性并发症,甚至发展为真性红细胞增多症。

(2)真性红细胞增多症还须与其他骨髓增生性疾病相鉴别:有少数患者周围血中二系,甚至三系血细胞均较正常明显升高,但任何一项又未达到真性红细胞增多症或原发性血小板增多症或慢性髓性白血病的诊断标准,如其中明显增加的一项涉及红细胞,则须与真性红细胞增多症相鉴别。原则上应紧扣真性红细胞增多症的诊断标准,如不符合则暂宜诊断为"骨髓增生性疾病"。通常也无须治疗,定期追查,直至明确诊断后再开始治疗。

(3)其他:真性红细胞增多症晚期可转化为骨髓纤维化,如患者此阶段才就诊,可误诊为原发性骨髓纤维化。鉴别主要靠仔细追问病史,尚无其他有效的方法。

(五)西医治疗

抑制骨髓红系细胞异常增生、降低红细胞容量、减少血黏度、消除红细胞增多所致的各种症状和体征、预防血栓栓塞及出血性并发症,以及提高生活质量并延长生存期是治疗真性红细胞增多症的目标。

1. 静脉放血 每周静脉放血 2～3 次,每次 400 毫升,直至血细胞比容正常。此种治疗手段常可迅速缓解症状及降低红细胞容量,但不能使增多的白细胞和血小板减少,也不能缓解顽固性皮肤瘙痒及痛风发作。有心、脑血管病或血栓史者,放血宜慎重,

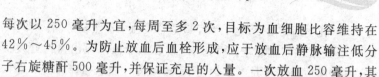

每次以 250 毫升为宜,每周至多 2 次,目标为血细胞比容维持在 42%～45%。为防止放血后血栓形成,应于放血后静脉输注低分子右旋糖酐 500 毫升,并保证充足的入量。一次放血 250 毫升,其中含铁约 125 毫克,故反复放血者可造成缺铁,需适当补充铁剂。

由于我国传统习惯的原因,放血疗法始终难以广泛开展,尤其是每周均需放血多次更不易被接受。因此,应加强宣传解释工作,使患者及其家属真正了解放血疗法和其他治疗相比的优点,尤其要强调其发生白血病转化(仅 1.5%)及继发性实体瘤的比例最低,以及不良反应最少,且中数生存期和其他治疗相近,为 12.6年。但单纯放血治疗者前 3 年的血栓栓塞性并发症发生率较高,此后伴发骨髓纤维化者也较多。必须强调,即使单纯放血治疗者,其发生白血病转化较其他疗法为低,但仍明显高于相匹配的正常人群。目前较一致的看法是,病情稳定的年轻患者(<50 岁),且以往无血栓史者较适合行放血疗法,并辅以低剂量阿司匹林治疗。

2. 骨髓抑制性治疗

(1)放射性核素治疗^{32}P 使用最多,通过释放 β 射线阻止骨髓造血细胞的核分裂,从而抑制造血。经首剂静脉注射 2～3 毫居里/平方米体表面积后,多数病例在 4～8 周血常规恢复正常。如 3 个月后血常规未纠正者,可再次给药,剂量宜增加 25%。少数患者需 3 次给药,但 1 年内总剂量不应＞15 毫居里。^{32}P 也可口服给药,但剂量应增加 25%,分 2 次,间隔 1 周给予。^{32}P 治疗的缓解率为 75%～85%,疗效可持续半年至数年,并可明显降低血栓栓塞性并发症的发生率。其缺点为,如剂量过大可造成骨髓抑制,过小则无效。其次为治疗后急性白血病及实体瘤的发生率明显高于静脉放血者,尤其是远期急性白血病发生率高达 10%～16%,大多在治疗后 2～8 年发生。如^{32}P 治疗后再并用化学治疗,急性白血病的发生率更高。鉴于上述原因,目前^{32}P 主要用于老年患者^{32}P 治疗者的中数生存期为 10.9 年。

(2)化学药物治疗:化学治疗最适合于血小板明显升高($>800\times$ 10^9/升)的真性红细胞增多症患者,或有血栓栓塞或出血性并发症者,或静脉放血需每月2次以上者,或顽固性皮肤瘙痒者。

①羟基脲。羟基脲在欧美国家应用最普遍,剂量为每日1.5～2克,几周内血常规可达正常范围,再以每日0.5～1克维持。羟基脲疗效短暂,停药后常迅速反跳,故需持续用药。一旦发生骨髓抑制,在停药后数日至数周即可恢复。长期用羟基脲治疗者,5.4%发生急性白血病,虽仍高于静脉放血者,但安全性相对较好。羟基脲发生骨髓纤维化及死亡率与静脉放血者相似,而血栓栓塞性并发症则明显降低(仅6%),故羟基脲常与静脉放血结合使用,相互取长补短。

②烷化剂。其中白消安在国内应用最多,剂量为每日4～6毫克,通常用药1个月左右才能控制血常规,但作用持续时间明显长于羟基脲,因此可间断给药。部分病例停药后数月,甚至数年血常规仍维持基本正常,中数缓解期可达4年。间断用药可减低远期急性白血病的发生率,有报道仅为2%。

苯丁酸氮芥作用较白消安弱且慢,中数生存期为9.1年。其急性白血病转化达17%,另有3.5%的患者并发大细胞淋巴瘤,故目前已较少应用。

③三尖杉酯碱类。这是我国首创的抗白血病药物,对急、慢性髓细胞性白血病均有效,20世纪80年代用于真性红细胞增多症后,发现有较好的疗效。此类药物包括三尖杉酯碱和高三尖杉酯碱,剂量均为每日2克,静脉滴注或肌内注射,10～14日为1个疗程。一般在停药后1～2个月血常规降至正常,疗效大多维持3～6个月,少数可维持1年以上。复发后再次用药,通常仍有效。按上述剂量及疗程用药,绝大多数患者不发生骨髓抑制,心脏毒性也少见。远期是否有促白血病转化效应,尚无确切资料。另有报道,采用每日2～4毫克,静脉滴注,连续或间歇用至红细胞和血红

蛋白正常,可延长缓解期达 10 个月以上。但部分患者可伴白细胞和(或)血小板减少。

3. 其他治疗

(1)近年有报道,应用基因重组的干扰素-α 治疗真性红细胞增多症有较好的疗效。其抑制异常克隆的造血祖细胞及骨髓成纤维细胞的增生,拮抗血小板衍生生长因子及转移生长因子,以减缓异常造血及骨髓纤维化。由于干扰素-α 起效慢,故宜在应用其他治疗,待血常规明显好转后再用,作为长期维持治疗。亦可与其他治疗同时应用,发挥叠加疗效。干扰素-α 的剂量为每次 300 万～500 万单位,每周 3 次,疗程为 6～12 个月。单用干扰素的反应率为 70％。此外,干扰素-α 可缓解顽固性皮肤瘙痒,且和血细胞减少无关。远期白血病转化率低于化学治疗。

(2)另有报告,应用低剂量阿司匹林(每日 50 毫克)即可使血栓素 A 的产生减少 80％以上,尤其适合于单独静脉放血治疗者,以减少血栓栓塞性并发症,故推荐长期应用。但有应用后引起出血的报道,而反映血小板功能的实验室检测方法并不能预报出血的危险,故建议阿司匹林的剂量一定要控制在每日 250 毫克以下,以往有自发出血史者禁用。

(3)伴血小板明显增多的真性红细胞增多症患者,国外建议应用阿那格雷,剂量为每日 2～4 毫克,1 周内即起效,反应率高达 75％,但有头痛、心悸、腹泻及液体滞留等不良反应。各种抗组胺药物对真性红细胞增多症患者的顽固性皮肤瘙痒效果不佳,干扰素-β 有一定效果,但起效较慢,化、放射治疗控制血常规后通常症状随之缓解。

(4)真性红细胞增多症晚期合并骨髓纤维化,即为真性红细胞增多症的衰竭期,患者常有巨脾、贫血、白细胞及血小板减少,处理十分困难。脾区放射治疗已证实无效,脾切除术可取得暂时的缓解。由于该时患者全身状况通常已较差,加之手术并发症多,死亡率高达 25%，故应谨慎进行，并术前做好充分准备。重度贫血者常需定期输血，也可试用雄激素。缺铁时补充铁剂宜慎重，因可促使红细胞短期内迅速增加而加重病情。

（5）真性红细胞增多症患者因并发外科疾病而手术，包括拔牙，术后并发症高达 47%，其中大多为出血或血栓栓塞性并发症，风险较大，故主张术前先行静脉放血及血细胞置换，待血常规明显好转后再手术。

（六）中医治疗

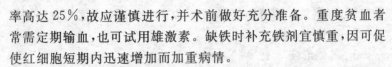

中医学无"真性红细胞增多症"这一病名，根据其临床表现的颜面及口唇略红如醉酒状，鼻衄，齿衄，皮肤黏膜瘀斑，肝脾大，头痛，头晕，耳鸣，疲乏等症，属于中医学"血证""头痛""眩晕"等范畴。本病的基本病机为血瘀，而引起血瘀之因或由肝郁化火，或由阴虚内热；出血之匮或由瘀血阻络，血行不畅而外溢，或由热迫血行，溢出脉外。

1. 辨证治疗

（1）血瘀气滞

主症：面色及口唇紫暗，肌肤甲错，胸胁满闷或心下痞满，或呃逆不适，或胁下积块，痛有定处，舌质暗红，或有瘀斑，脉弦或涩。

治则：活血化瘀，行气止痛。

方药：血府逐瘀汤加减。当归 9 克，生地黄 12 克，桃仁 6 克，红花 10 克，枳壳 10 克，赤芍 12 克，郁金 10 克，柴胡 9 克，甘草 10 克，川芎 10 克，牛膝 10 克，三棱 10 克，莪术 10 克。

用法：水煎服，每日 1 剂。

加减：妇女月经不调者，加七制香附丸；皮肤出血倾向明显者，加仙鹤草、茜草、卷柏、土大黄；便血者，加海螵蛸、侧柏炭；尿血者，加大蓟、小蓟。

(2)血瘀气滞,夹肝胆实火

主症:除上述血瘀气滞诸症外,尚有面色红赤,口苦目眩,头晕头痛,胁痛易怒,耳鸣目赤,舌质暗红或红绛,苔薄黄或黄腻,脉弦滑有力。

治则:活血化瘀,清肝泻火。

方药:桃红四物汤合龙胆泻肝汤加减。桃仁 6 克,红花 1 克,生地黄 12 克,当归 9 克,赤芍 12 克,龙胆草 12 克,栀子 12 克,黄芩 10 克,泽泻 12 克,车前子 12 克,柴胡 8 克,甘草 9 克,青黛 6 克,雄黄 0.6 克。

用法:水煎服,每日 1 剂。

加减:胁下痞块明显者,加三棱、莪术、鳖甲;乏力明显者,加黄芪、太子参;大便秘结者,加决明子、火麻仁。

(3)血瘀气滞,兼热入营血

主症:除上述血瘀气滞诸症外,尚有身热心烦,甚则神昏谵语,衄血,便血或尿血,颜色鲜红,舌暗红或红绛,苔黄而干,脉滑数。

治则:清热解毒,凉血化瘀。

方药:犀角地黄汤加减。广角粉(或水牛角代)2 克,生地黄 12 克,赤芍 12 克,牡丹皮 10 克,知母 10 克,麦冬 12 克,墨旱莲 20 克,小蓟 20 克,茜草 20 克,卷柏 20 克,蒲公英 20 克,紫花地丁 20 克,金银花 10 克,栀子 15 克,侧柏叶 12 克,制大黄 9 克,白茅根 30 克。

用法:水煎服,每日 1 剂。

加减:神昏谵语者,可用安宫牛黄丸。

2. 验方

(1)卷柏鳖甲煎:鳖甲、甲珠、䗪虫、赤芍各 10 克,牡丹皮、红花、柴胡、当归、桂枝、厚朴、枳壳各 10 克,卷柏 30 克,青黛 10 克,甘草 10 克。水煎服,每日 1 剂。

(2)降红汤:白花蛇舌草 30 克,知母 30 克,半枝莲 25 克,赤芍

25 克,川芎 20 克,虎杖 20 克,漏芦 50 克,丹参 50 克,黄柏 15 克,三棱 15 克,莪术 15 克,黄药子 15 克,青黛 5 克,雄黄(冲服)1 克。水煎服,每日 1 剂。

3. 中成药

(1)牛黄解毒片每次 3 片,每日 3 次,饭后服。适用于热毒严重者。

(2)当归龙荟丸每次 5 克,每日 3 次,饭后服。适用于热毒严重者。

(3)大黄䗪虫丸每次 5 丸,每日 3 次,饭后服。适用于瘀血严重者。

(4)云南白药每次 3～5 粒,每日 3 次,口服。适用于出血严重者。

(七)预　后

真性红细胞增多症大多发展缓慢,未经治疗者的中数生存期为 1.5 年;但经各种治疗后,中数生存期可达 10～15 年。真性红细胞增多症在病程中可发生各种转化,转化为其他骨髓增生性疾病和(或)急性白血病为 16.7%。部分病例可有多种转化,如先转为血小板增多症(此时红细胞数及容量均正常),后再转化为骨髓纤维化,最终转化为急性白血病。个别病例转化为慢性淋巴细胞白血病。文献中较多作者提出,真性红细胞增多症转化为骨髓纤维化后,20%～50%将进展为急性白血病,其中绝大多数为急性髓细胞性白血病。真性红细胞增多症可直接转化为急性白血病,也可经骨髓异常增生综合征阶段,再转化为急性白血病,两者约各占50%。一旦转化为急性白血病,各种治疗效果均差,通常在数月内死亡。

七、白细胞减少症

外周血白细胞<4.0×10^9/升时称为白细胞减少症。循环中的白细胞包括多种不同类型的细胞：中性粒细胞、单核细胞、嗜碱性粒细胞、嗜酸性粒细胞和淋巴细胞，每一种细胞具有其独特的功能，总的白细胞计数正常并不代表其中所有细胞类型计数均正常。粒细胞中中性粒细胞占绝大多数，因此通常所说的粒细胞减少可认为等同于中性粒细胞减少。外周血中性粒细胞绝对值在成年人<2.0×10^9/升，儿童<1.5×10^9/升者称为中性粒细胞减少。年龄、活动、遗传和环境因素均可以影响血中性粒细胞计数。如果粒细胞严重减少（<0.5×10^9/升）时称为粒细胞减少症。本章重点介绍中性粒细胞减少症。

中性粒细胞是机体抵抗感染的重要因素，因此中性粒细胞减少使感染的危险明显增加。感染的危险与中性粒细胞减少的程度和持续的时间呈正相关，中性粒细胞计数为($0.5\sim1$)$\times10^9$/升时，感染发生率为14%；中性粒细胞计数<0.1×10^9/升时感染发生率升高至24%～60%。中性粒细胞减少时间越长，下降速度越快，感染的可能性越大。粒细胞减少如果持续5周以上，感染的发生率几乎达到100%。目前认为，中性粒细胞计数<0.5×10^9/升的时间达到10日以上是发生反复严重感染的阈值。此外，与骨髓增生尚可而外周血中性粒细胞破坏增多导致的中性粒细胞减少症患者相比，骨髓中性粒细胞前体细胞受损导致的中性粒细胞减少症患者，其感染概率明显升高。同时伴有单核细胞减少、淋巴细胞减少和低丙种球蛋白血症者感染的概率也增加。皮肤黏膜的完整性、营养状况等也影响感染的发生。

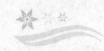

（一）病　因

中性粒细胞减少症的病因分为外在获得性因素导致的中性粒细胞减少和造血干祖细胞内在缺陷引起的中性粒细胞减少。后者相对少见，多数是先天性遗传缺陷。

1. 获得性中性粒细胞减少症

（1）药物导致的中性粒细胞减少症：药物导致的中性粒细胞减少是骨髓造血能力下降最常见的原因。在美国，约 72％的粒细胞缺乏症与应用普鲁卡因胺、抗甲状腺药物及柳氮磺吡啶等药物治疗有关。

多数药物通过与用药剂量相关的骨髓抑制引起粒细胞缺乏症。此种作用是非选择性的，可以累及多种造血干细胞和其他一些增生迅速的细胞如胃肠道上皮细胞。患者接受多种药物治疗，或者由于肾功能受损或代谢缓慢而使血药浓度升高则更易发生。常见药物有抗心律失常药物（普鲁卡因胺、普萘洛尔、奎尼丁、妥卡尼）；抗菌药（氯霉素、青霉素、对氨基水杨酸、利福平、万古霉素、异烟肼、呋喃妥因及磺胺类）；抗疟药（4,4-二氨二苯砜、奎宁、乙胺嘧啶）；抗惊厥药（苯妥英钠、3-甲基苯乙妥因、三甲双酮、乙琥胺、卡马西平）；降血糖药物（甲苯磺丁脲、氯磺丙脲）；抗组胺药（甲氧氯普胺、马来酸溴苯吡胺、曲吡那敏）；降血压药（甲基多巴、卡托普利）；抗炎药（氨基比林、保泰松、金盐、布洛芬、吲哚美辛）；抗甲状腺药（丙硫氧嘧啶、甲巯咪唑、硫氧嘧啶）；利尿药（乙酰唑胺、氢氯噻嗪、氯噻酮）；酚噻嗪类（氯丙嗪、丙嗪、甲丙氯拉嗪）；免疫抑制药；抗代谢药类；细胞毒药物（烷化剂、抗代谢药、蒽环类药物、长春碱类、顺铂、羟基脲、放线菌素 D），以及其他药物（基因重组干扰素、别嘌醇、左旋咪唑、青霉胺）。

另有一些药物在多数患者应用中不出现骨髓抑制，但相同剂

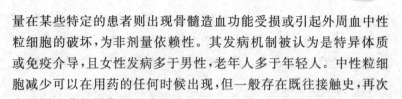

七、白细胞减少症

量在某些特定的患者则出现骨髓造血功能受损或引起外周血中性粒细胞的破坏,为非剂量依赖性。其发病机制被认为是特异体质或免疫介导,且女性发病多于男性,老年人多于年轻人。中性粒细胞减少可以在用药的任何时候出现,但一般存在既往接触史,再次应用同一药物早期即可发生。

(2)放射及各种化学物质导致的中性粒细胞减少症:放射治疗可导致急性和慢性的骨髓抑制而出现中性粒细胞减少,并隐匿发生骨髓增生异常综合征和急性髓细胞性白血病的危险。化学物品(如苯)也可导致急性和慢性中性粒细胞减少症,而且进而发生急性髓细胞性白血病的危险性增加。

(3)感染相关性中性粒细胞减少症:病毒感染是粒细胞减少的常见原因,尤其在儿童,一般起病数日后出现,持续数周,常见病毒如麻疹病毒、水痘-带状疱疹病毒、风疹病毒、甲型肝炎病毒、乙型肝炎病毒,EB病毒、流感病毒、巨细胞病毒等也可引起粒细胞减少。其他病原(如细菌、原虫、立克次体等)也可引起中性粒细胞减少。其致病机制主要是粒细胞生成减少、外周血分布异常和破坏增加。部分病例可以出现病毒相关抗体导致迟发的免疫性粒细胞减少症。登革热、麻疹和其他病毒感染时,中性粒细胞黏附于病变内皮细胞。严重革兰阴性细菌感染时,中性粒细胞减少的原因除了感染灶局部消耗外,黏附于内皮细胞也是原因之一。结核、布氏杆菌病、伤寒、疟疾、黑热病等慢性感染可因脾大,扣留白细胞引起白细胞减少。

多数急性呼吸窘迫综合征患者同时存在贫血和中性粒细胞减少症,血小板减少的发生率也达约30%。高达8%的无症状携带人类免疫缺陷病毒的患者合并中性粒细胞减少。骨髓检查大多增生活跃,淋巴样细胞和浆细胞增多,粒细胞常发育不良。发病机制被认为是骨髓的无效造血所致。

(4)脾大伴中性粒细胞减少症:伴有脾大和中性粒细胞减少的

常见疾病包括淋巴瘤、结核、疟疾、黑热病等。常伴血小板和血红细胞减少。脾脏"扣留"白细胞是主要的发病机制，脾脏切除后中性粒细胞即可恢复正常。但需行脾切除术者很少，原发病控制后大多能纠正。

（5）骨髓造血空间不足：大量肿瘤细胞侵及骨髓，占据正常的骨髓空间，引起中性粒细胞减少。常见的为前列腺癌、乳腺癌、胃癌和肺癌等实体瘤，以及血液系统恶性肿瘤（如急性白血病）。同理，特发性和继发性骨髓纤维化患者的骨髓中成纤维细胞增生过度，也可因为空间效应导致中性粒细胞减少。

（6）慢性良性中性粒细胞减少症：又称特发性中性粒细胞减少症。发病年龄从儿童直到老年，临床表现各异。中性粒细胞计数一般介于$(0.2\sim0.5)\times10^9$/升，骨髓检查往往正常，或增生稍低下，幼稚细胞比例增高伴成熟障碍。外周血单核细胞常增多，不伴有肝脾大，无感染、炎症、肿瘤等引起中性粒细胞减少的原发病。不论中性粒细胞减少的程度如何，患者临床过程良好，可能与骨髓造血能力尚存有关，氢化可的松刺激试验阳性可证实之。部分患者血中可检出抗中性粒细胞抗体，抗中性粒细胞抗体阴性者大多存在抗髓系前体细胞抗体。有学者报道，特发性中性粒细胞减少症患者尽管不能检出抗成熟中性粒细胞的抗体，但能检出抗早幼粒细胞白血病系白细胞介素-60细胞的抗体。骨髓细胞遗传学检测也属正常。

糖皮质激素、细胞毒药物及切除脾脏均可使中性粒细胞数目增加。粒细胞集落刺激因子已成功用于治疗特发性中性粒细胞减少症，明显减少感染率。但由于患者大多呈良性过程，以提高中性粒细胞计数为目的的治疗应当避免。

（7）婴幼儿期慢性良性中性粒细胞减少症：它是慢性良性中性粒细胞减少症的一个亚型。尽管有严重的中性粒细胞减少，但感染的概率并未增加。患者成熟中性粒细胞减少往往伴有骨髓中粒

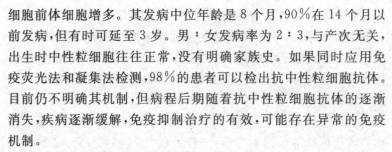

细胞前体细胞增多。其发病中位年龄是 8 个月，90％在 14 个月以前发病，但有时可延至 3 岁。男：女发病率为 2：3，与产次无关，出生时中性粒细胞往往正常，没有明确家族史。如果同时应用免疫荧光法和凝集法检测，98％的患者可以检出抗中性粒细胞抗体。目前仍不明确其机制，但病程后期随着抗中性粒细胞抗体的逐渐消失，疾病逐渐缓解，免疫抑制治疗的有效，可能存在异常的免疫机制。

许多罹患本病的儿童在中性粒细胞<0.2×10^9/升时可出现化脓性中耳炎，说明中性粒细胞在感染局部仍然可以明显聚集。中性粒细胞在 0.2×10^9/升以下长达数月而不出现发热的患者也不少见。部分患者可以发现中性粒细胞活动能力障碍，此类情况则称为惰性白细胞综合征。

(8)高血压母亲所生的婴儿中性粒细胞减少症：即高血压母亲所生婴儿粒细胞计数<0.5×10^9/升。约 49％的高血压母亲的新生儿可以出现中性粒细胞减少并持续 1 小时至 30 日。母亲高血压程度越高，或者出现宫内发育迟缓时，发生中性粒细胞减少的可能性越大，其机制不明。血小板减少也可见到，患儿骨髓增生受抑，感染的可能性轻度增加。粒细胞集落刺激因子可使中性粒细胞升高。

(9)纯白细胞再生障碍性贫血：纯白细胞再生障碍性贫血少见，以严重感染和中性粒细胞减少为特征。部分患者在胸腺瘤切除术后数年发生纯白细胞再生障碍性贫血。骨髓检查粒系几乎完全缺如，而红系和巨核系增生正常。纯白细胞再生障碍性贫血与中性粒细胞减少症和 Kostmann 综合征不同，后者仅仅是成熟粒细胞减少而前体细胞可见。患者血清可检出抑制粒-单核细胞集落生成的 IgG 和胞抗体，在骨髓恢复期则消失。纯白细胞再生障碍性贫血可见于布洛芬治疗时，停用布洛芬后病情可以缓解。氯磺丙脲治疗时也可出现纯白细胞再生障碍性贫血。纯白细胞再生

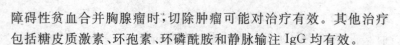

障碍性贫血合并胸腺瘤时；切除肿瘤可能对治疗有效。其他治疗包括糖皮质激素、环孢素、环磷酰胺和静脉输注 IgG 均有效。

（10）淋巴细胞增多症和中性粒细胞减少症：约 80% 的淋巴细胞增多症患者可以出现中性粒细胞减少和反复感染的表现。一般发病年龄为 55～65 岁，但儿童也有发病的报道。部分患者有类风湿关节炎的病史。多数患者脾大，肝大和淋巴结肿大则少见。外周血常规可见淋巴细胞增多，一般不超过 20×10^9/升；多数为大颗粒淋巴细胞。骨髓增生正常，但中幼粒细胞及以下中性粒细胞成熟障碍，淋巴细胞增多。淋巴细胞表达 CD2、CD3、Fc、HNK-1，但 CD5 阴性，尚有一定量的自然杀伤（NK）细胞。患者临床经过良好，最长存活达 20 年。死因一般是淋巴增生性疾病的进展和继发于中性粒细胞减少的败血症。静脉注射 IgG 可以使抑制性 T 细胞和自然杀伤细胞活性下降，同时中性粒细胞数目增多。部分患者环孢素治疗也有效。

2. 骨髓造血细胞内在因素导致的中性粒细胞减少

（1）周期性中性粒细胞减少症：周期性中性粒细胞减少症少见，以周期性中性粒细胞减少为特征，可以伴发热、乏力、食欲缺乏、淋巴结肿大、黏膜溃疡。白细胞的其他成分、网织红细胞和血小板也可有相应的波动，一般 15～35 日为 1 个周期。感染严重程度与中性粒细胞减少程度平行，患者临床经过多数良好，但有部分患者死于感染。多从婴儿期起病，部分病例可有家族聚集现象，有人认为系常染色体显性遗传。另有少数患者发病年龄较晚，被认为是获得性的，其中部分患者可以伴发大颗粒淋巴细胞的克隆性增生。男女发病无差别。发作可以持续数年，但是随时间延长，严重程度逐渐下降。发作期间骨髓检查提示增生低下，髓细胞成熟障碍。

目前认为，本病是造血干细胞调控障碍所致。骨髓移植已成功治愈本病的动物模型，而且患者作为骨髓移植供者时，受者可以

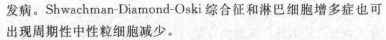

发病。Shwachman-Diamond-Oski 综合征和淋巴细胞增多症也可出现周期性中性粒细胞减少。

本病应与不伴中性粒细胞减少的周期性发热相鉴别。周期性血中性粒细胞计数的变化是诊断的基础,中性粒细胞减少的最低点通常持续 3～5 日,因此应每周检测血常规至少 2 次,连续 8 周,否则易于漏诊。中性粒细胞的最低值一般<$0.2×10^9$/升,周期多为 15～35 日。在血中性粒细胞恢复>$0.5×10^9$/升的时候,多数患者主诉症状好转。中性粒细胞最低值在 $0.5×10^9$/升以上的患者并不少见,这些患者通常无任何症状和体征。

(2)种族性或良性家族性中性粒细胞减少症:部分民族中可以见到中性粒细胞减少症呈家族性聚集,一般为轻度减少,不增加感染的危险性。通常骨髓增生活跃。本病在美国黑种人、南部非洲黑种人、也门犹太人中均可见到。尽管本病临床经过良好,但也有报道部分患者出现牙周感染。病情相对较轻,一般伴有全血细胞减少。部分患者可以演化为骨髓增生异常综合征。

(3)Chediak-Higashi 综合征:是一种少见的常染色体隐性遗传病,以中性粒细胞减少、趋化能力异常、自然杀伤细胞功能异常为特征。患者易反复感染。可伴淋巴增生性疾病、出血倾向、部分性白化病、进行性神经系统受损。中性粒细胞、单核细胞、淋巴细胞等多种细胞内出现巨大颗粒可以提示诊断。

(4)先天性骨髓粒细胞缺乏症/中性粒细胞减少症:为罕见的常染色体显性遗传疾病。该病以严重的反复感染、中性粒细胞减少和骨髓造血细胞增生异常为特征,同时合并淋巴细胞减少,白细胞计数通常<$1.0×10^9$/升。细胞形态上可见核分裂过多或核固缩,胞质出现空泡,提示骨髓中粒细胞前体凋亡加速。多数患者中性粒细胞迁移功能也存在异常。有人认为,该病与婴幼儿中性粒细胞减少综合征有一定程度的重叠。该症多见于儿童期,但也有1 例报道迟至 34 岁发病。粒细胞集落刺激因子或粒细胞-巨噬细

胞集落刺激因子治疗效果良好,部分患者进展为骨髓增生异常综合征。另外,"惰性白细胞综合征"以中性粒细胞在骨髓中堆积为表现,细胞形态正常,主要原因是中性粒细胞从骨髓向外周血趋化能力障碍。目前尚未证实其基因和分子生物学发病机制。

(5)糖原贮积病 1b 型:系常染色体隐性遗传,以低血糖症、肝脾大、癫痫发作、发育障碍为特点。中性粒细胞减少仅见于糖原贮积病 1b,不见于糖原贮积病,主要死因是反复感染。周围血中性粒细胞减少但骨髓正常。中性粒细胞还存在氧爆发和趋化能力障碍。基因缺陷位于染色体 11q23,可以导致细胞间糖转运蛋白缺陷。粒细胞集落刺激因子治疗有效,同时可以改善本病相关的炎性肠病。

(6)遗传性叶酸、维生素 B_{12}、转钴胺素 II 缺乏导致的中性粒细胞减少:它是一组维生素 B_{12} 依赖性甲基丙二酰基辅酶 A 变位酶和蛋氨酸合成酶的功能障碍导致的先天性疾病,造血功能缺乏导致三系细胞减少。

(7)先天性角化不良症:系是 X 连锁遗传性疾病,表现为皮肤异常和轻度中性粒细胞减少。部分患者出现全血细胞减少。骨髓增生低下,部分研究提示中性粒细胞减少可能为免疫机制所致。

(8)其他:中性粒细胞减少也可以作为其他骨髓造血功能异常的一部分,如骨髓增生异常综合征、范可尼贫血、再生障碍性贫血等。通常除了中性粒细胞减少的症状外,尚有其他原发病的症状。

(二)临床表现

中性粒细胞减少症的症状往往不具有特异性,如乏力、头晕、头痛。中性粒细胞计数>1.0×10^9/升或仅为一过性减少的患者通常不出现症状。严重和持续的中性粒细胞减少时出现严重感染的概率明显增加,其中尤以细菌感染为主。

中性粒细胞减少症患者的感染源通常来自其体内,肺、泌尿生殖系统、肠道、口咽和皮肤是最常见的感染部位。正常情况下,存在于这些部位的寄生虫原体在严重中性粒细胞减少时造成感染。反复感染并长期和反复抗菌治疗患者则通常由医源性或机会性病原菌引起感染。中性粒细胞的功能主要是介导对感染局部的炎症反应,因此在中性粒细胞减少症患者中,通常在感染时出现的症状和体征除发热外常常较轻甚至缺如。此种情况下,伴有中性粒细胞减少的严重细菌性肺炎的患者最初可能无呼吸道症状或仅咳非脓性痰,而胸部X线检查可能正常或只有轻微的浸润性病变;肾盂肾炎的患者可能没有脓尿的表现;细菌性咽炎的患者口咽部可能没有脓性分泌物;患严重皮肤细菌性感染的患者可仅有红皮病样表现而不出现痛、肿。那些发生在正常人易被局限化的感染,在中性粒细胞减少症患者中可很快播散,甚至发展为败血症。单纯中性粒细胞减少症患者对原虫、病毒和真菌的易感性并不增加,除非同时合并其他免疫学异常。长期抗感染治疗后则易并发真菌感染。

(三)辅助检查

1. 血常规 白细胞$<4\times10^9$/升,中性粒细胞减少,血红蛋白及血小板可正常。

2. 骨髓象 无特异性,骨髓增生度可减低、活跃。

3. 骨髓干细胞体外培养 骨髓中骨髓粒单核细胞祖细胞培养的生长特点对鉴别是否为干细胞增殖缺陷,体液因素异常有一定意义。

4. 血清溶菌酶测定 血清溶菌酶主要来自中性粒细胞和单核细胞的崩解,故溶菌酶升高可作为外周血中性粒细胞破坏过多的证据。

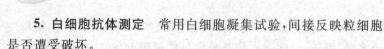

5. 白细胞抗体测定 常用白细胞凝集试验,间接反映粒细胞是否遭受破坏。

6. 粒细胞寿命测定 一般采用核素标记法,技术设备要求较高,难以普及。

7. 肾上腺素试验 1:1 000 肾上腺素 0.3 毫升,皮下注射,注射前、注射后 20 分钟各做白细胞计数 1 次,如粒细胞绝对值增加至注射前的 1 倍以上,且患者无脾大,则为阳性,说明患者可能为假性中性粒细胞减少症,循环池的粒细胞迁移至边缘池。

(四)诊断与鉴别诊断

1. 诊断 对中性粒细胞减少症的诊断首先应该考虑其严重程度及起病时的临床状况。患有脓毒症和严重中性粒细胞减少症的患者应在进行病灶部位或血液的细菌培养之后迅速静脉应用抗生素进行治疗,而不必等待细菌培养结果。如果其中性粒细胞减少症是首次被发现,不可能立刻断定中性粒细胞减少症出现于脓毒症之前,或者只是针对感染本身出现的暂时性反应。在这样的病例中,检查外周血涂片和进行白细胞分类计数有所帮助。外周血中杆状核细胞的分类比例增加到 20% 以上提示骨髓有足够的粒细胞生成能力。因此,推测或者骨髓已从受损中恢复过来,或者中性粒细胞减少症来源于中性粒细胞一时性地移向边缘池或移向血管外池。

下一步应仔细询问患者有无药物和毒物接触史,病史中是否为慢性中性粒细胞减少及是否有反复的感染;有无引起中性粒细胞减少的基础疾病;周围血细胞计数和血细胞形态学检查和骨髓检查甚为重要。即使基础病已经明确,骨髓检查有时也是必要的。关节炎-粒细胞减少-脾大综合征是引起中性粒细胞减少的一种原因,其中性粒细胞减少有两种机制,一是通过抗中性粒细胞抗体介导,另一是由 T 淋巴细胞介导的骨髓衰竭所致,骨髓检查可以明确,根据不同的发病机制进行不同的治疗。

单纯中性粒细胞减少患者的诊断途径和同时伴有红细胞和血小板减少的患者诊断途径有所不同。仅有中性粒细胞减少的患者,如果没有可疑毒物和药物的接触史,没有反复发生化脓性感染的病史,没有慢性炎症或自身免疫性疾病等基础病变,则可能为良性的中性粒细胞减少症。例如,家族性和先天性中性粒细胞减少症和假性中性粒细胞减少症。伴有化脓性感染并且有可疑毒物接触史的患者,均应该进行骨髓检查以评估骨髓造血细胞增生程度和不同分化阶段细胞的分布情况,以及造血细胞形态上有无异常。

在患有全血细胞减少或两系血细胞减少的患者骨髓检查非常重要,不仅是骨髓穿刺涂片,而且要包括骨髓病理活检,必要时应进行骨髓干细胞培养。但维生素 B_{12} 缺乏和叶酸缺乏所致的巨幼细胞贫血是例外,该症可以通过骨髓幼红细胞巨型变,以及血清维生素 B_{12} 和叶酸水平测定来确定诊断。

2. 鉴别诊断

(1)低增生性白血病:临床可见贫血、发热或出血,外周血常呈全血细胞减少,可以见到或不能见到原始细胞。骨髓增生减低,但原始粒细胞>30%、而白细胞减少则幼稚细胞数少见,且无出血,无明显贫血现象。

(2)再生障碍性贫血:起病或急或慢,多有出血、贫血表现,白细胞减少,尤以中性粒细胞明显,血小板及网织红细胞均明显减少,骨髓呈三系细胞减少。而粒细胞缺乏症则发病急,无出血,贫血不明显,白细胞分类以粒细胞极度减少,甚至完全消失,血小板及网织红细胞均正常,骨髓象呈粒系受抑,成熟障碍。

(3)传染性单核细胞增多症:传染性单核细胞增多症可见溃疡性咽峡炎、粒细胞减少,易与粒细胞减少症混淆,但传染性单核细胞增多症血片中可发现较多的异型淋巴细胞,且血清嗜异凝集试

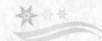

验阳性,不难与粒细胞缺乏症鉴别。

(五)西医治疗

1. 一般治疗　中性粒细胞减少症患者应避免各种感染的可能,皮肤、口腔、肛门是常见的感染部位,因此应注意这些部位的清洁。医护人员的手是住院患者之间细菌传播的主要途径,接触患者前应注意洗手。口腔清洁尤为重要,龋齿、牙龈炎、牙周炎等需要及时治疗,坚持复方氯己定液等漱口可以有效防止感染。便后清洗及高锰酸钾溶液坐浴有助于防止肛周感染。

2. 抗感染治疗　严重的中性粒细胞减少,尤其是骨髓增生低下的中性粒细胞减少症患者出现发热时,应尽早静脉给予足量广谱抗生素治疗。抗生素应根据经验和参考病区近期的细菌培养的结果制定。此后可参考血培养及药敏结果,治疗 3～7 日后发热不退应该及时换药。无效时应考虑以下因素:非细菌病原体;抗生素耐药;新的感染;局部病灶不易清除(脓肿或导管感染);抗生素未达有效血药浓度;非感染发热,如药物热。

国外 20 世纪 60～80 年代,60%～80%的感染是需氧革兰阴性杆菌引起。20 世纪 80 年代中期以来,致病菌谱发生改变,60%～70%的为革兰阳性球菌,尤其是凝固酶阴性葡萄球菌和金黄色葡萄球菌。推测原因包括强烈化学治疗导致黏膜炎,中性粒细胞减少时间较长,长期留置右心导管,H_2受体拮抗药的应用和未应用针对革兰阳性菌的药物。因此,国外已增加万古霉素等针对革兰阳性细菌的应用。血液病房血细菌培养主要的致病菌仍然为需氧革兰阴性杆菌,尤其是大肠埃希菌(24%)、铜绿假单胞菌(17%)等,金黄色葡萄球菌阳性率为 5%。因此,经验性治疗仍然首先考虑抗铜绿假单胞菌的半合成青霉素或三代头孢菌素与氨基糖苷类联合应用,或者单用碳氢酶烯类如亚胺培南、美罗培南等。对于少

见病原感染也应注意,如军团菌、支原体感染,应考虑大环内酯类抗生素的应用。值得注意的是,近年来抗生素耐药现象严重,如超广谱β内酰胺酶的出现,导致产酶细菌(如肺炎克氏菌)对三代头孢菌素耐药,增加了治疗难度。有学者认为,在病区内合理安排不同种类抗生素的轮替应用,可以减轻抗生素对细菌的选择性压力,从而避免或延缓抗生素耐药菌株的出现。

血液系统恶性肿瘤和中性粒细胞减少症患者全身性真菌感染的危险增大。约20％的中性粒细胞减少症患者发生侵袭性真菌感染,血液系统恶性肿瘤患者尸检发现侵袭性真菌感染的比例高达40％。常见的真菌是念珠菌属和曲霉菌。因此,中性粒细胞减少症者用广谱足量抗生素1周仍发热,可经验性应用抗真菌治疗。

3. 升粒细胞药物 近年通过临床试验证实,有明显疗效的造血生长因子有粒细胞-巨噬细胞集落刺激因子、粒细胞集落刺激因子,是目前应用于中性粒细胞缺乏最广泛的药物,但两者作用略有不同。前者除促进粒-单核系祖细胞的增生和分化外,并对嗜酸系祖细胞、巨核系祖细胞及红系祖细胞的生长也有刺激作用,用药后除中性粒细胞升高外,还可以使单核、嗜酸性粒细胞增多;后者则仅促进粒系祖细胞增生,缩短分化成熟时间,因而使中性粒细胞迅速增多。对周期性中性粒细胞减少和小儿先天性粒细胞缺乏,粒细胞集落刺激因子似乎比粒细胞-巨噬细胞集落刺激因子更有疗效。此外,两药均能增强中性粒细胞的吞噬杀菌及趋化功能。

粒细胞集落刺激因子和粒细胞-巨噬细胞集落刺激因子适用于各种先天性及获得性粒细胞缺乏症;后者如白血病、肿瘤化学治疗和骨髓移植后、急性再生障碍性贫血、骨髓增生异常综合征合并中性粒细胞减少者。

粒细胞集落刺激因子和粒细胞-巨噬细胞集落刺激因子常用剂量相似,一般为每日2～5微克/千克体重,剂量增大则效应增加。但当每日＞16微克/千克体重时,效果增加不明显而不良反应明显增多。两药半衰期均仅为 2～3 小时,静脉给药应连续滴注。皮下注射效果和静脉滴注相近。用药后粒细胞上升所需时间和增加幅度与造血干细胞损伤程度、恢复情况及个体差异等有关。一般粒细胞升高至 1.0×10^9/升左右即可停药。如果粒细胞缺乏的病因未去除,停药后粒细胞会迅速下降,因此只能作为支持疗法。

常见不良反应有发热、肌肉疼痛、骨骼疼痛、皮疹等,大剂量应用时则更常见。粒细胞-巨噬细胞集落刺激因子较粒细胞集落刺激因子不良反应多见,有时可以发生毛细血管渗漏综合征。此外,两者可能有刺激白血病细胞增生的效应,因此在骨髓增生异常综合征等疾病宜慎重应用。

4. 免疫抑制药治疗 包括糖皮质激素、硫唑嘌呤、环孢素、甲氨蝶呤、抗胸腺细胞球蛋白等治疗,对于免疫介导引起的中性粒细胞减少有效,如再生障碍性贫血、骨髓增生异常综合征、关节炎-粒细胞减少-脾大综合征、自身免疫病等伴发的中性粒细胞减少。此类患者如骨髓细胞的体外培养正常,则有助于预期免疫抑制药治疗的疗效。免疫抑制药的治疗也有增加感染的危险,如果治疗后中性粒细胞升高不明显应及时停药。

5. 骨髓移植 严重的伴有反复感染的再生障碍性贫血、骨髓增生异常综合征、先天性中性粒细胞减少症等,异基因骨髓移植可以使患者造血功能恢复,有效治疗中性粒细胞减少症。但异基因骨髓移植有较高的移植相关死亡率,因此在考虑移植前必须认真评估中性粒细胞减少症患者的病程、发作频率和严重程度,明确骨髓造血功能衰竭是造成中性粒细胞减少的根本原因,同时排除免疫机制介导的骨髓造血功能低下。脾切除仅适用于脾功能亢进而骨髓功能正常者。

（六）中医治疗

　　白细胞减少症在中医学无此病名，据其主症有乏力、头晕、心悸，易外感发热等，似属于中医学"气血虚""虚损""温病"等范畴。中医学认为，白细胞减少症乃由先天禀赋不足，后天失养，素体亏损或外感病邪；或久病误治，或气滞血瘀，癥瘕积聚；或药物所伤导致气血俱虚，阴阳失和，脏腑亏损。中医学认为，血者水谷之精也，生化于脾，脾为后天之本，主运化、主四肢、主肌肉。脾虚则不健运，血之生化无源，食欲差、消瘦、乏力。肾主骨，生髓，藏五脏六腑之精气；若肾虚则髓不得满，血不能化，肾虚则髓空，腰膝酸软、遗精、耳鸣，元气衰弱，正气不足，卫外功能衰弱，极易感受外邪侵袭而发病。

　　本病初期以气血两虚，脾气亏损为主，日久则伤及肝肾，导致肾阴虚、肾阳虚或阴阳两虚。本病以脾胃肝肾虚损为本，故可见乏力、心悸、头晕、眠差、腰酸肢冷、五心烦热、少气懒言、精神不振、纳谷不香、脉沉细等。但辨证时应注意兼并瘀血及外感之实证，临床可见舌紫暗，或发热不退，面赤咽痛，口干欲饮，舌质淡或红绛紫暗，脉沉涩或滑数等。

1. 辨证治疗

（1）气阴两虚

　　主症：全身乏力，反复外感经久不愈，低热，五心烦热，咽干，咽痛，失眠盗汗，周身不适，舌质红，苔薄，脉细数。

　　治则：益气滋阴。

　　方药：生脉饮合当归补血汤加减。太子参15克，麦冬10克，五味子10克，黄芪15克，当归10克，鸡血藤15克，丹参15克，黄精30克，龟甲胶（烊化冲服）12克，炙甘草10克。

　　用法：水煎服，每日1剂。

（2）心脾两虚

主症：心悸气短，身倦乏力，头晕眠差，食纳不香，面色不华，舌质淡，有齿痕，舌苔薄白，脉沉细无力。

治则：补益心脾。

方药：归脾汤加减或十全大补汤加减。归脾汤加减（黄芪15克，党参15克，当归10克，白术10克，茯苓15克，木香10克，酸枣仁15克，远志10克，石韦15克，大枣10克，炙甘草10克，虎杖15克；十全大补汤加减[黄芪15克，党参15克，当归10克，熟地黄15克，阿胶（烊化冲服）12克，丹参15克，虎杖15克，川芎10克，鸡血藤15克，补骨脂10克]。

用法：水煎服，每日1剂。

（3）肝肾阴虚

主症：头晕耳鸣，腰膝酸软，手足心热，遗精，眠差，多梦，舌质稍红，脉象细数。

治则：补益肝肾。

方药：归芍地黄汤合大补阴丸加减或六味地黄汤加减。归芍地黄汤合大补阴丸加减（当归10克，白芍15克，熟地黄15克，茯苓15克，山茱萸15克，泽泻10克，木通6克，牡丹皮10克，山药12克，枸杞子15克，知母10克，黄柏10克，虎杖15克，甘草10克）；六味地黄汤加减（生地黄15克，山茱萸15克，山药12克，女贞子15克，墨旱莲15克，知母10克，天花粉15克，西洋参6克，沙参15克，麦冬10克）。

用法：水煎服，每日1剂。

（4）脾肾阳虚

主症：面色㿠白，精神萎靡，畏寒肢冷，懒言少气，腰膝酸软，大便溏泄，小便清长，舌体胖大，舌质淡白，略有齿痕。

治则：温补脾肾，益气养血。

方药：参芪地黄汤合右归饮加减。黄芪15克，党参15克，白

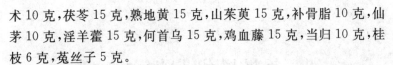

术 10 克,茯苓 15 克,熟地黄 15 克,山茱萸 15 克,补骨脂 10 克,仙茅 10 克,淫羊藿 15 克,何首乌 15 克,鸡血藤 15 克,当归 10 克,桂枝 6 克,菟丝子 5 克。

用法:水煎服,每日 1 剂。

(5)外感温热

主症:发热不退,面赤咽痛,口干欲饮,乏力头晕,舌质红绛,苔黄,脉滑数。

治则:清热解毒,滋阴凉血。

方药:犀角地黄汤合玉女煎加减。广角粉(分冲)6 克,牡丹皮 10 克,赤芍 10 克,生地黄 15 克,白茅根 15 克,玄参 15 克,茜草 15 克,麦冬 10 克,板蓝根 15 克,贯众 15 克,黄芩 12 克,知母 10 克,生石膏 20 克。

用法:水煎服,每日 1 剂。

加减:并发外感风热者,加野菊化 15 克,桑叶 10 克,天花粉 10 克,陈皮 10 克,金银花 15 克。

2. 验方

(1)补骨脂微炒,研细末,炼蜜为丸,每丸 6 克,每次 1~3 丸,每日 3 次,淡盐水送下。

(2)黄芪、茯苓、大枣、鸡血藤各 3 克,白糖或蜂蜜适量,制成冲剂,每日 3 次,每次 2 包。

(3)以单味淫羊藿制成冲剂,每包 15 克,第一周每日 3 包,第二周改为每日 2 包,30~45 日为 1 个疗程。

八、急性髓细胞性白血病

急性髓细胞性白血病是获得性造血祖细胞变异而引起的克隆性疾病,特点为骨髓中髓系原始细胞明显增生而分化受阻,同时抑制正常造血,外周血白细胞有量和质的异常,常伴贫血和血小板减少。临床主要表现为发热、感染、出血及脏器的白血病细胞浸润。发达国家的发病率高于发展中国家,西方国家高于东方国家。世界各地年发病率为 2.25/10 万,随年龄增长而发病率增高,30 岁以下为 1/10 万,75 岁以上则高达 17/10 万。因此,急性髓细胞性白血病实际是一种中老年病,占成年急性白血病的 80%～90%,但仅占儿童急性白血病的 15%～20%。男性发病高于女性。1986—1988 年,我国对 22 个省、市、自治区进行白血病流行病学调查,总人口达 6 000 余万,急性髓细胞性白血病的年发病率为 1.6/10 万,占各型白血病的 58.9%。它随年龄增长发病率上升,50 岁开始明显上升,60～69 岁达高峰。

(一)病　因

1. 化学物质　长期密切接触有机溶剂者,发生急性髓细胞性白血病的危险性升高。我国一组流行病学调查显示,生产苯工厂的职工发生白血病的危险性是普通人群的 5～6 倍,自接触至发病(即潜伏期)平均为 11.4 年。连续吸入高浓度苯的实验小鼠,80 天后 11% 的雌鼠及 19% 的雄鼠发生急性髓细胞性白血病。

吸烟者患白血病的危险性是普通人群的 2～3 倍。烟草中含苯、乌拉坦、亚硝胺,还有放射性物质。吸烟每日超过 40 支者,发

八、急性髓细胞性白血病

生急性髓细胞性白血病后发现有 5 号或 7 号染色体异常。

较长期应用烷化剂或鬼臼毒素类的肿瘤和非肿瘤患者发生白血病的危险性较正常人群高出 250 倍以上。国内银屑病患者应用乙双吗啉、乙亚胺等细胞毒药物 1～7 年(平均 30 个月)后,发生白血病的病例已超过 200 例,且大多为急性髓细胞性白血病。

2. 电离辐射 电离辐射诱发白血病已获证实。1984 年,全国 26 个省、市、自治区调查 30 年内从事临床 X 线工作者 2 万余人,白血病的标化发生率是对照组的 3.5 倍,急性髓细胞性白血病占 34.4%。接受 X 线治疗的强直性脊柱炎患者,白血病发生率为同年龄组的 9.5 倍。日本遭原子弹爆炸辐射影响的人群白血病发生率为正常人群的 4～40 倍,且与受辐射的剂量呈线性关系。上述受辐射人群发生白血病共 766 例,其中 48% 为急性髓细胞性白血病。多种实体瘤放射治疗后发生白血病的危险性增加 2 倍。

3. 遗传 遗传已被证明是白血病发病的重要危险因素之一,单卵双胎之一发生白血病后,其同胞在一年内发生白血病的概率是正常人群的 5 倍。白血病高危家族中有较高的白血病发生率,是正常家族的 16 倍。伴特殊染色体异常的遗传病,如唐氏综合征、范可尼贫血、面部红斑侏儒综合征、神经纤维瘤病等的白血病发生率远高于正常人群。

某些获得性疾病可转化为急性髓细胞性白血病,最常见的是骨髓异常增生综合征转化为急性髓细胞性白血病,以往曾将转化前的骨髓增生异常综合征称为白血病前期。由骨髓增生异常综合征转化的白血病绝大多数为急性髓细胞性白血病。其他如真性红细胞增多症、原发性骨髓纤维化等骨髓增生性疾病在病程后期均有转化为急性髓细胞性白血病的可能,少数不典型的再生障碍性贫血、阵发性睡眠性血红蛋白尿症也可转化为急性髓细胞性白血病。

上述各种可能病因究竟如何促发或转化为急性髓细胞性白血病,机制尚不清楚。

（二）临床表现

骨髓内白血病细胞大量增生,致正常造血细胞明显减少,同时白血病细胞广泛浸润全身各器官和组织,此为急性髓细胞性白血病各种临床表现的病理基础。部分患者以发热、出血等表现急性起病,另一部分患者以贫血为主要表现缓慢起病。有20％左右的急性髓细胞性白血病经历数月,甚至数年的贫血、出血倾向、各种血细胞减少及骨髓各系造血细胞呈病态造血后,逐渐演变为急性白血病,这段病程称白血病前期。

1. 白血病浸润

（1）淋巴结肿大及脾、肝大见于50％的急性髓细胞性白血病;淋巴结大多为轻度肿大,直径通常≤2厘米,质地中等,不相互融合,无压痛;脾大多数在肋缘下3厘米之内;肝大程度更轻,质地呈中等硬度;表面光滑,肝功损害少见,大多不伴黄疸。

（2）骨关节痛见于20％的急性髓细胞性白血病,但30％～50％的患者有明显的胸骨中下段压痛,有时压痛甚剧,此为白血病的信号,有较强的特异性,查体时应予充分注意。骨内白血病细胞大量增生,致张力增高或侵及皮质和骨膜是疼痛的原因。

（3）国外报道,急性髓细胞性白血病最终的临床和尸检资料中中枢神经系统白血病的检出率为27％,远低于急性淋巴细胞白血病的74％,但诊断时急性髓细胞性白血病的中枢神经系统白血病的发生率仅为1％。80％的中枢神经系统白血病在完全缓解前及复发时发生,完全缓解时并发者仅占18.6％。值得注意的是,少数急性髓细胞性白血病患者可以中枢神经系统白血病为首发表现。急性髓细胞性白血病中的M4、M5亚型及诊断时伴高白细胞血症者最易并发中枢神经系统白血病,有其他髓外病变者也易并发。

中枢神经系统白血病的临床征象出现频率依次为头痛,呕吐,

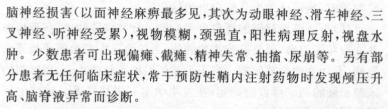

脑神经损害(以面神经麻痹最多见,其次为动眼神经、滑车神经、三叉神经、听神经受累),视物模糊,颈强直,阳性病理反射,视盘水肿。少数患者可出现偏瘫、截瘫、精神失常、抽搐、尿崩等。另有部分患者无任何临床症状,常于预防性鞘内注射药物时发现颅压升高、脑脊液异常而诊断。

(4)13%的急性髓细胞性白血病出现皮肤病损,且常伴其他髓外病变,最多见于 M5、M4 亚型。皮损中特异性的白血病细胞浸润可形成结节,甚至肿块。皮损也可为非特异性,如斑丘疹、红皮病、疱性脓皮病伴表浅性溃疡,后者常出现疼痛,镜下见成熟的中性粒细胞浸润,称之急性发热性嗜中性皮病(Sweet 综合征),皮质激素治疗有效。

(5)原粒细胞瘤,即急性髓细胞性白血病的原始细胞在某一部位集结形成瘤块,因富含髓过氧化物酶,切面呈绿色,故又名“绿色瘤”。肿瘤暴露于空气中迅速褪色,颜色如置于过氧化氢或亚硫酸钠溶液中绿色可复现,置于甘油中可短期保持绿色。肿瘤组织经 HE 染色在光镜下形态酷似淋巴瘤细胞,易误诊为淋巴瘤,此种细胞以氯醋酸酯酶或抗溶菌酶抗体染色呈阳性,髓细胞单抗荧光染色也为阳性,借此可与淋巴瘤细胞鉴别。

原粒细胞瘤好发于骨膜、硬脑膜,常侵及颅骨,尤其是眼眶,造成眼球突出。肿瘤也可侵及皮肤、淋巴结、乳房、外阴等软组织。国外报道,急性髓细胞性白血病并发原粒细胞瘤者占 2%～14%,文献中屡次提及原粒细胞瘤几乎不侵及中枢神经系统,故实属罕见。另一例侵及双侧胸腔,抽出大量绿色胸腔积液,并找到大量原粒细胞,也极为罕见。原粒细胞瘤虽好发于骨膜,但经骨 X 线检查,绝大多数病例无溶骨性改变。

原粒细胞瘤大多见于 ML、M2 型,少数发生于 M4、M5 型。部分病例原粒细胞瘤可作为急性髓细胞性白血病的首发表现,另有学者报道骨髓增生异常综合征、骨髓增生性疾病时即可并发原粒细胞瘤,预示已发生急性白血病转化。

(6)少数急性髓细胞性白血病病例可合并纵隔肿块,病理检查并非原粒细胞瘤,而是胚胎细胞肿瘤,男性为睾丸畸胎瘤或精原细胞瘤,女性为卵巢畸胎瘤。由于上述胚胎细胞和髓系干/祖细胞均来源于胚胎期的卵黄囊细胞,在发生学上有密切联系。遗传学证明为同一克隆来源。

(7)牙龈增生系急性髓细胞性白血病的原始细胞浸润牙龈所致,为一特异性体征,常伴继发感染,使牙龈肿胀更为明显。牙龈严重肿胀者,其牙龈呈前后分层排列,称"城墙样"改变,整个牙齿淹没在极度肿胀的牙龈之中。该特异体征最多见于 M5 及 M4型,但也可见于其他各型急性髓细胞性白血病。

(8)心脏累及者较少见,白血病细胞可侵及传导系统或冠状动脉壁,致心律失常及心功能受损。但临床上心脏病损更多是伴发的低钾血症所致,因为纠正低钾后,心脏异常即可恢复。肺部浸润少见,临床出现肺部症状大多为并发感染引起,少数为肺小血管因高白细胞血症或化学治疗后大量衰老僵硬的白血病细胞淤滞所致。少数病例回盲部肠壁遭白血病浸润而导致肠壁坏死,临床可出现肠梗阻征象,称盲襻综合征。白血病细胞可浸润全身每一器官及组织,出现相应的症状和体征,由于缺少特异性,易误认为伴发的感染、出血或化学治疗反应。白血病细胞浸润眼底,表现为带白鞘的视网膜静脉扩张,或含"白心"的出血斑。白血病细胞浸润内耳,可引起眩晕、耳鸣、听力下降,常同时伴有出血。睾丸浸润在急性髓细胞性白血病极少见,发生率仅 1% 左右。偶见白血病浸润阴茎,引起阴茎持续性异常勃起,患者大多并发高白细胞血症。

急性髓细胞性白血病的各种浸润表现在频率及程度上均远低于急性淋巴细胞白血病,但 M5、M4 型的白血病浸润表现常较突出。

2. 出血倾向 急性髓细胞性白血病在病程中至少 1/2 患者有不同程度的出血倾向,血小板减少是最重要的原因。骨髓巨核

八、急性髓细胞性白血病

细胞系被白血病细胞排挤、白血病细胞产生的抑制因子干扰巨核细胞正常增生分化均导致血小板生成减少，还影响血小板的功能。部分患者尚有凝血障碍和(或)纤维蛋白溶解亢进。白血病细胞胞质颗粒具组织因子活性及纤维蛋白溶解激活物活性，胞质中的溶酶体也含抗凝物质，尤其在化学治疗后细胞破溃，颗粒及溶酶体释放至循环即可引起弥散性血管内凝血、纤维蛋白溶解亢进及凝血障碍，其中以 M3 型最常见，其次为 M5、M4 型。此外，高白细胞血症时大量白细胞在小血管内淤滞及浸润血管壁，使血管内皮损伤易破溃而出血；并存的感染、高热可加重出血倾向；化学治疗药物损伤肝脏，致凝血因子生成减少，也是部分患者出血的原因。

临床上以自发的皮肤、黏膜出血最常见，如皮肤出血点、淤斑、鼻出血、眼底出血、月经过多，甚至淋漓不尽。严重者可伴内脏出血，以消化道及泌尿道出血较常见，如并发颅内出血，可迅速致死。伴发弥散性血管内凝血、纤维蛋白溶解亢进者，常有大片深紫色皮肤淤斑、口腔黏膜大血疱、穿刺及注射部位渗血不止及血不凝，而通常弥散性血管内凝血时的休克及脏器血栓形成致功能损害征象缺如。M3 型是急性髓细胞性白血病中发生出血频率最高、程度最重的亚型。近 10 余年来，由于应用全反式维 A 酸开创新的诱导分化治疗途径后，治疗中基本不再出现严重出血，显著改变了 M3 型的临床表现特征。

3. 贫血 红细胞生成减少及红细胞无效生成是急性髓细胞性白血病贫血的主要原因。血浆及红细胞放射性铁的转换研究显示，铁转换率正常或升高，但成熟红细胞铁摄取则明显降低；同时观察到部分急性髓细胞性白血病患者的骨髓红系细胞呈异常增生及类巨幼样变，均提示有红细胞无效生成。此外，少数患者可并发轻度溶血或失血而加重贫血。患者可出现与贫血相关的一系列症状和体征，严重者可发生晕厥及贫血性心脏病、心力衰竭。

4. 感染、发热 骨髓粒系祖细胞被白血病细胞所替代，以及急性髓细胞性白血病细胞产生的抑制因子干扰,致中性粒细胞明显减少,绝大多数患者周围血成熟中性粒细胞$<1\times10^9$/升,50%以上$<0.5\times10^9$/升,即存在严重的粒细胞缺乏症。化学治疗后中性粒细胞还进一步减少,加之同时存在的粒细胞功能异常,极易招致感染。此外,组织内白血病细胞广泛浸润及出血,也为细菌滋生提供了条件。感染的主要部位依次是肺、口咽、肛周、皮肤、尿道、鼻窦,与国内外报道相似。急性白血病并发的感染有以下特点。

(1)由于中性粒细胞严重缺乏,故炎症反应往往不甚典型,缺乏相应的症状和体征,或程度较轻。例如,肺部感染时脓痰少,肺部啰音少,胸部X线片的炎症阴影浅淡,甚至缺如;皮肤、软组织感染时典型的红、肿、热、痛少见或程度轻微;肛周感染时形成脓肿者少。

(2)感染局限能力差,易扩散成败血症,一旦发生则来势凶猛,迅速进展,死亡率高。

(3)细菌感染以革兰阴性杆菌居多,其中铜绿假单胞菌占有重要地位。部分患者为革兰阳性球菌感染,且近几年有增加趋势,其中最常见为表皮葡萄球菌,尤多发生于长期静脉插管者,其次为耐甲氧西林金黄色葡萄球菌感染。

(4)由于不少患者长期使用广谱抗生素,易引起口咽及肠道菌群失调,合并真菌感染的概率增多,并发原虫或病毒感染者也较多,如白色念珠菌、曲霉菌感染及肺囊虫感染,单纯疱疹病毒、水痘-带状疱疹病毒感染,以及由输血引起的丙型肝炎病毒、乙型肝炎病毒感染。

(5)白血病细胞广泛浸润及化学治疗、皮质激素的应用,破坏了黏膜的屏障机制,原来存在于口咽、消化道、呼吸道的微生物及其毒素易通过损伤的黏膜进入组织和循环,故内源性感染占相当比例。

(6)发热也可由白血病所致,即肿瘤性发热,但发生率远低于

感染,故在发热原因未明确前应优先考虑感染,并尽快进行抗感染处理。某些抗白血病药物,如门冬酰胺酶、阿糖胞苷、高三尖杉酯碱等也可引起药物热,鉴别要点是发热与用药关系密切。

(三)辅助检查

1. 血液形态学

(1)血常规

①红细胞及血红蛋白。诊断时大部分患者有不同程度的贫血,属正红细胞正色素性。网织细胞常减少,有时可出现少数有核红细胞,在 M6 型时较多见。50%以上患者白细胞升高,20%患者可达>100×10^9/升,<50%的患者白细胞正常或减少。血涂片中常出现数量不一的白血病细胞(ML、M2、M6 系原始粒细胞,M3 系早幼粒细胞,M4 系原始粒细胞及原始、幼稚单核细胞,M5 系原始幼稚单核细胞,M7 系原始及幼稚巨核细胞),是诊断急性髓细胞性白血病的重要依据之一。少数患者白细胞数正常或减少,且无白血病细胞出现,称之非白血性白血病,易造成误、漏诊。

②血小板。大多数患者有不同程度减少,且常<50×10^9/升,血涂片中可出现巨大或畸形血小板。血小板升高者罕见,化学治疗后血小板逐渐上升者为白血病缓解的先兆。

(2)骨髓象:绝大多数呈增生明显活跃或极度活跃,相应系列的白血病细胞大于骨髓有核细胞总数的 30%,多数>60%。白血病细胞的特征为核染色质呈细沙粒状,占细胞的大部分,有一个或一个以上的核仁,核质比例常≤1,核膜不清,部分出现棒状小体,即一种胞质中的晶体结构,富含过氧化物酶,光镜下呈紫红色短棒状;骨髓中红系及巨核系常明显受抑,血小板少见。

部分患者由于骨髓过度增生,或增生低下,或纤维组织增生,在穿刺时可出现"干抽"现象,此时应以环形针行骨髓活检。活检

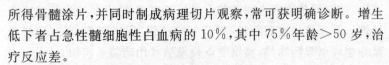

所得骨髓涂片,并同时制成病理切片观察,常可获明确诊断。增生低下者占急性髓细胞性白血病的 10%,其中 75% 年龄>50 岁,治疗反应差。

(3)细胞组织化学染色:急性髓细胞性白血病各亚型,以及急性淋巴细胞白血病的白血病细胞经瑞氏染色做形态学观察时,常难以清楚加以区分,故每例患者都应该常规进行细胞化学染色,结合形态学特点对大多数急性白血病常可作出明确的诊断。

2. 免疫分型 采用单克隆抗体,检测不同系列、不同分化阶段血细胞质/细胞质的抗原,即为免疫分型。由于至今尚未发现白血病细胞的特异性抗原,免疫分型并不能区分正常细胞或白血病细胞,只能判定细胞的成熟、分化阶段和系列来源,为白血病的分型提供依据。

目前,国际上对造血细胞的分化抗原进行了统一命名,提出"分化群"(CD)命名法。CD 既代表抗原,也表示相应的抗体。用多种抗髓系及抗淋巴系的单抗,可区分 90%～99% 的急性髓细胞性白血病及急性淋巴细胞白血病的亚型。其中干/祖细胞标志为 CD34、CD117、CD38,髓系标志为 CD33、CD13、CD14、CD15、CD11b 及 cMPO。M6 较特异的是转铁蛋白受体(CD71)阳性、血型糖蛋白阳性。M7 较特异的是血小板膜糖蛋白,包括 PGIIb/IIIa(CD41)、PGIb(CD42)、PGIIIa(CD61)阳性,血友病甲相关抗原阳性。

免疫分型的可靠性取决于检测方法,荧光显微镜法简易、价廉、无须特殊条件,但费力、费时,且只能反映一个参数。目前普遍采用流式细胞术(FCM),此法客观、精确、快速,可同时测定多个参数。

3. 细胞遗传学 急性髓细胞性白血病存在广泛的非随机获得性染色体异常,见于 55%～78% 成人急性髓细胞性白血病,79%～85% 儿童急性髓细胞性白血病。可为单一染色体的增加和丢失,也可为两种或两种以上的染色体异常。无骨髓增生异常综

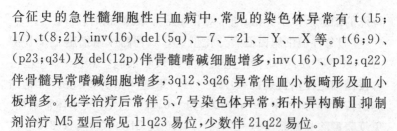

合征史的急性髓细胞性白血病中，常见的染色体异常有 t(15；17)、t(8；21)、inv(16)、del(5q)、−7、−21、−Y、−X 等。t(6；9)、(p23；q34)及 del(12p)伴骨髓嗜碱细胞增多，inv(16)、(p12；q22)伴骨髓异常嗜碱细胞增多，3q12、3q26 异常伴血小板畸形及血小板增多。化学治疗后常伴 5、7 号染色体异常，拓扑异构酶Ⅱ抑制剂治疗 M5 型后常见 11q23 易位，少数伴 21q22 易位。

4. 血液生化 低钾血症、低钠血症伴抗利尿激素升高，高钠血症伴尿崩、高钙血症均有报道，但发生率不高。高白细胞血症者常伴尿酸、乳酸脱氢酶增多，还因血标本中白细胞释放钾增多，造成假性高钾血症；高白细胞血症者同样由于血标本中白细胞消耗血糖，致假低血糖。罕见急性髓细胞性白血病细胞分泌甲状旁腺激素，引起高钙血症。

（四）诊断分型

1976 年，法、英、美三国七位著名血液病专家共同观察大量急性白血病患者的血片及骨髓片后，制订了法、英、美分型诊断标准。1985 年又进行了修改和补充，以后又有小的修正。目前此标准已为世界各国所接受。我国在 1986 年也按法、英、美分型诊断标准修订了国内标准，基本上与国际标准一致。

1. 急性髓细胞性白血病的法、英、美分型诊断标准要点

（1）急性粒细胞白血病未分化型（M1）：骨髓中原始细胞Ⅰ型（典型原粒细胞、胞质中无颗粒）＋Ⅱ型（有原粒细胞特征，胞质量少，有少量细小颗粒）≥90％，早幼粒细胞少，中性中幼粒细胞及以下阶段粒细胞不见或罕见，至少 3％的原始细胞过氧化物酶或苏丹黑染色阳性。M1 型占急性髓细胞性白血病的 10％～20％，年龄中位数 40～50 岁，仅 1/3 有肝、脾大或淋巴结肿大。血常规大多呈红细胞及血小板减少，半数白细胞增多，1/4 白细胞减少。无特殊的细胞遗传学异常,通常对化学治疗敏感,预后较好。

(2)急性粒细胞白血病分化型(M2):骨髓原始细胞Ⅰ+Ⅱ型占30%～89%,早幼粒细胞及以下阶段粒细胞>10%。M2型占急性髓细胞性白血病的30%～45%,平均年龄为30岁。常见细胞遗传学异常,其中29%～40%为t(8;21),且Auer小体常阳性。免疫表型除具髓系特点外,可伴CD56及CD19阳性。t(8;21)累及2个基因,即AML1(21q22)及ETO(8q22),两者形成融合基因AML1/ETO,在长期完全缓解者仍可检出,故不宜作为复发的指标。t(8;21)主要发生于无骨髓增生异常综合征病史的M2型,治疗反应好,完全缓解率高,长生存期者多,但儿童患者、伴髓外病变者仍有较高的复发率,寿命较短。男性M2患者常伴Y染色体丢失,女性常伴X染色体丢失。

(3)颗粒增多的早幼粒细胞白血病(M3):又称急性早幼粒细胞白血病。骨髓早幼粒细胞≥30%,如胞质颗粒粗大、密集或融合,称粗颗粒型(M3a);如颗粒细小而密集,称细颗粒型(M3b);如周围血早幼粒细胞颗粒甚少或缺如,而骨髓中仍为典型的早幼粒细胞,称变异型(M3v)。各型Auer小体均多见。

急性早幼粒细胞白血病占急性髓细胞性白血病的5%～10%,患者常较年轻,年龄中位数30～38岁,10岁以下者罕见,欧洲、中南美洲的拉丁裔民族发病较高。90%的患者表现有继发于弥散性血管内凝血的出血,系白血病细胞颗粒释放促凝物引起。部分患者释放促纤维蛋白溶解物质,致纤维蛋白溶解亢进而出血。但自从应用全反式维A酸后,出血,特别是严重出血者已少见。外周血白细胞常常减少,且大多为M3a,而白细胞升高者多见于M3b及M3v。早幼粒细胞由于有大量颗粒,有时还伴大量柴束样的Auer小体,使细胞核观察不清,故又称为"雾细胞"。

染色体17q21含有维A酸受体(RARα)基因,而15q24是早幼粒细胞白血病基因所在的位置,95%以上的早幼粒细胞白血病

八、急性髓细胞性白血病

发生 t(15;17)，所形成的融合基因有两种形式：早幼粒细胞白血病/维 A 酸受体融合基因（PML/RARα），位于 15P⁺ 及它的互补位置。RARα/PML，位于 17P⁻。PML 在 15 号染色体基因断裂点有三种，分别为长型、短型及变异型。长、短型皆对全反式维 A 酸治疗反应好，但短型的预后仍差于长型，而变异型对全反式维 A 酸敏感性差，且常伴其他的细胞遗传学异常，预后最差。急性早幼粒细胞白血病还有非 t(15;17)的其他细胞遗传学异常，如 t(5;17)(NPM/RARα)、t(11;17)(PLZF/RARα)。此两种类型的急性早幼粒细胞白血病对全反式维 A 酸耐药，预后差。

（4）急性粒-单核细胞白血病（AMMOL，M4）：粒-单系两种细胞以不同比例同时存在于骨髓和周围血中，包括以下几种。

①M4a。原始和早幼粒细胞增生为主，原、幼单核和单核细胞＞20%。

②M4b。原、幼单核细胞增生为主，原始和早幼粒细胞＞20%。

③M4c。原始细胞既呈粒细胞系、又呈单核细胞系形态特征者＞30%。

④M4EO。除上述任一项条件者，同时存在 5%～30%的细胞伴粗大而圆的嗜酸颗粒及着色较深的嗜碱颗粒，前者电镜下无中心晶体样结构。

急性粒-单核细胞白血病占急性髓细胞性白血病的 5%～10%，年龄中位数 40～45 岁，肝、脾大及淋巴结肿大多见。白细胞大多升高，其中 20%～25%＞100×10⁹/升。中枢神经系统白血病、牙龈及皮肤浸润多见。

M4EO 几乎均有 inv(16)(p13;q22)，导致编码平滑肌肌球蛋白链基因和编码核结合因子 β 单位基因（CBFβ）发生融合，即 MYHL1/CBFβ。10% 的无嗜酸细胞增多的 M4 也可检出 MYHL1/CBFβ。长期临床完全缓解的 M4EO 患者，其 MYHL1/CBFβ 仍可存在。

M4EO 易累及中枢神经系统,故必须采取预防措施,全身用大剂量阿糖胞苷可降低中枢神经系统白血病的发生率。M4EO完全缓解率高,预后相对较好。

少数 M4 型合并血嗜碱粒细胞增多,骨髓常有三系病态造血及环状铁幼粒细胞,伴 t(6;9),预后差。

(5)急性单核细胞白血病(AMOL,M5):骨髓原始单核细胞≥80%,称未分化型,即 M5a。原始单核细胞<30%,称分化型,即M5b。

急性单核细胞白血病占急性髓细胞性白血病的 2%～10%,M5a 患者年龄偏小,75%<25 岁。M5 无特异性的染色体异常,但常累及第 11 号染色体,如 t(11;9)、t(11;17)、t(11;19)、11q23平衡易位,与混合白血病(MLL)基因有关,混合白血病基因的氨基端分别与 9 号染色体的 AF9 基因及 19 号染色体的 DN1 基因融合。

50%的急性单核细胞白血病有髓外病变,包括中枢神经系统、皮肤及牙龈等,肝脾大多见。中枢神经系统白血病发生率为3%～22%。血白细胞常明显升高,10%～30%伴高白细胞血症。弥散性血管内凝血的发生率也较高,以往仅次于急性早幼粒细胞白血病,全反式维 A 酸应用后弥散性血管内凝血的发生率可能已跃居急性髓细胞性白血病的首位。部分急性单核细胞白血病患者可伴蛋白尿,甚至肾功能不全,可能与血清溶菌酶水平升高而损伤肾有关。急性单核细胞白血病的完全缓解期较短,预后差。

(6)红白血病(M6):当骨髓中红系细胞>50%,或红系细胞>30%,但其中 15%以上为形态异常的幼红细胞,上述两种情况之一伴原粒细胞或原始单核细胞≥30%(非红系细胞计数即可),即为红白血病。幼红细胞常伴胞质空泡、核异常及类巨幼变。约占急性髓细胞性白血病的 5%以下,年龄多≥50 岁,男性多于女性,几乎均有明显的贫血及血小板减少。不少病例属继发性白血病,包括从骨髓增生异常综合征转化而来,故预后差。有报道,1/3病例有骨痛,部分骨痛病例抗核抗体、类风湿因子及抗人血球蛋白试验阳性,可伴高丙种球蛋白血症。

(7)急性巨核细胞白血病(AMKL,M7):骨髓原始巨核细胞≥30%时,并经免疫分型或电镜血小板过氧化物酶染色阳性证实。若骨髓"干抽"有骨髓纤维化,则需行骨髓活检,经免疫组化证实有原始巨核细胞增多。

急性巨核细胞白血病占急性髓细胞性白血病的5%以下,是急性髓细胞性白血病中最少见的类型,临床表现与其他急性髓细胞性白血病相似。肝脾及淋巴结肿大少见。周围血细胞常减少,但30%患者的血小板$>100\times10^9$/升,血小板聚集功能降低。血清乳酸脱氢酶常明显升高。部分病例放射学显示骨硬化及骨溶解,此在急性白血病中罕见。

此外,尚有M0亚型,血及骨髓中出现原始细胞,无Auer小体,过氧化物酶染色阴性,难以诊断为急性髓细胞性白血病,但免疫表型检查有髓系表型,CD13、CD33阳性,髓过氧化物酶阳性,CD34也阳性,表明白血病细胞来自髓系。细胞遗传学检查常伴$5q^-$,或$7q^-$。患者白血病细胞常有多药耐药基因表达,化学治疗反应较差。

2. 世界卫生组织1997年制订急性髓细胞性白血病新的分型标准

(1)将具有重现性细胞遗传学/分子遗传学特征的急性髓细胞性白血病确认为一独立的类型,包括伴t(8;21)及AML1(CBFα)/ETO的急性髓细胞性白血病(其中大多为原M2型);伴t(15;17)及PML/RAα的原M3型;伴inv(16)或t(16;16)及CBFβ/MYHL1的原M4型;伴11q23(毫升1)异常的急性髓细胞性白血病(大多属原M4×M5型)。上述4种患者治疗反应及预后相对较好。

（2）将多系统增生异常的急性髓细胞性白血病单独分型，包括既往有骨髓增生异常综合征，既往无骨髓增生异常综合征。此型即急性髓细胞性白血病患者的骨髓同时伴有病态造血。如三系均有增生异常，则称为 T 骨髓增生异常综合征-急性髓细胞性白血病。患者治疗后缓解率低，易早期复发，预后差。

（3）将治疗相关性急性髓细胞性白血病单独分型，包括以往用过烷化剂或表鬼白毒素二大类。此型患者也较难治，预后不良。

（4）沿用原法、英、美分型标准，将无上述三型特征的急性髓细胞性白血病，仍分为 M0、M1、M2、M4、M5、M6 及 M7 七型。另补充三种疾病：急性嗜碱粒细胞白血病，急性全髓增生症伴骨髓纤维化，急性双表型白血病。

（5）急性全髓增生症伴骨髓纤维化在文献中又称急性骨髓纤维化，诊断标准如下。

①急性起病，有全血细胞减少引发的临床表现，通常无脏器肿大，病情进展迅速。

②血常规呈重度全血细胞减少，伴少量幼红细胞，偶见幼稚和原始粒细胞。红细胞大小不均，可见大红细胞及非典型血小板。

③骨髓穿刺常失败，成功的取材涂片标本显示全髓细胞增生，伴病态造血，原始细胞≥20%。

④骨髓活检示粒、红、巨核细胞三系均高度增生，原始细胞灶和幼红细胞丛明显可见，伴大量巨核细胞异常增生。网状纤维增多，但胶原纤维增生少见。

⑤免疫表型检测，原始细胞表达一种或多种髓系抗原，如CD13、CD33、CD117、髓过氧化物酶；红系抗原，如血型糖蛋白 A、血红蛋白 A；巨核系抗原，如 CD41、CD61 及因子Ⅷ抗原。

以往一度将急性全髓增生症伴骨髓纤维化等同于急性髓细胞性白血病的 M7 型，即急性巨核细胞白血病，两者酷似。现已明确，如骨髓仅巨核细胞一系增生，伴病态造血及纤维化，属急性髓

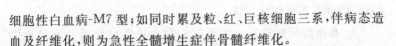

细胞性白血病-M7 型；如同时累及粒、红、巨核细胞三系，伴病态造血及纤维化，则为急性全髓增生症伴骨髓纤维化。

(6)世界卫生组织分型标准将诊断急性髓细胞性白血病的骨髓原始细胞值由 30％下调至 20％。故原骨髓增生异常综合征的转化中的难治性贫血伴原始细胞增多归入急性髓细胞性白血病中。同时也放宽了不伴骨髓增生异常综合征的急性髓细胞性白血病的诊断标准。

世界卫生组织分型标准的基础是要求临床医师除了根据细胞形态学、细胞化学染色及免疫表型检测外，还要用更现代的细胞遗传学及分子遗传学技术对每一例急性髓细胞性白血病患者做出更精确的分型，有利于预后判断和治疗方案的正确选择，也有利于医院间病例的比较。其缺点是难以普及，费用增加。

（五）鉴别诊断

1. 急性淋巴细胞白血病 临床上两者相似，仅症状和体征的频度和程度上有所差异，如浸润表现急性淋巴细胞白血病更为常见及显著。形态学检查可区分大部分急性髓细胞性白血病和急性淋巴细胞白血病，困难者加做细胞化学检测，绝大多数病例可确诊。少数病例需行免疫表型检测鉴别，仅极少数病例还需进一步经细胞遗传学和（或）分子生物学检测。

2. 类白血病反应 常见的类白血病反应表现为血白细胞升高，伴少数中晚幼粒细胞骨髓显示粒系左移，因此类似慢性粒细胞白血病。少数类白血病反应，血液学特点为全血细胞减少，血片中出现原始细胞，骨髓原始细胞也明显增多，甚至＞30％，称之类急性白血病反应，鉴别点为有原发病（各种严重感染及粒细胞缺乏症恢复期等）、血中性粒细胞碱性磷酸酶染色积分明显升高、原始细胞短期内数量有明显波动，且无 Auer 小体、血液学改变随原发病

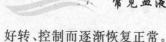

好转、控制而逐渐恢复正常。

3. 再生障碍性贫血 主要与非白血病性白血病及低增生性急性髓细胞性白血病相鉴别。根据急性髓细胞性白血病浸润的临床表现及骨髓检查（包括活检）不难区分。

4. 传染性单核细胞增多症 传染性单核细胞增多症有与急性白血病类似的临床表现，如发热、肝脾大及淋巴结肿大，血片中如有较多的异常淋巴细胞，有时与急性淋巴细胞白血病或急性髓细胞性白血病可混淆。通常经检查血清 EB 病毒标志物、嗜异性凝集试验及骨髓象可鉴别。此外，传染性单核细胞增多症病程有自限性，4 周左右即恢复正常。

5. 其他 急性髓细胞性白血病有时尚需与全血细胞减少的巨幼细胞贫血鉴别，尤其是 M6 型，因为两者骨髓中红细胞系均有巨型变。根据急性髓细胞性白血病骨髓中＞30％的原始细胞存在，以及叶酸、维生素 B_{12} 治疗 3～4 周无效，可明确区分。

（六）西医治疗

1. 诱导缓解治疗 急性髓细胞性白血病诊断时，体内白血病细胞的负荷 10^{12} 左右，治疗后降至 10^9 左右时，临床及血液学即达到完全缓解的标准，无临床症状，与白血病有关的体征消失，血常规正常，骨髓达正常增生程度，原始细胞＜5％，持续至少 4 周。

（1）大多采用 DA 方案：柔红霉素每日 40～60 毫克，3 天，阿糖胞苷每日 100～300 毫克，7 天；或 HA 方案：高三尖杉酯碱每日 2～5 毫克，阿糖胞苷每日 100～300 毫克，两者合用 5～7 日。完全缓解率为 51％。

（2）20 世纪 80 年代后期，欧美各国开始应用 4-去甲氧基柔红霉素替代柔红霉素。认为其有以下优点：白血病细胞摄取量增加；其代谢质物 1,3 羟基伊达吡星仍有活性，且血浆半衰期长；高脂溶

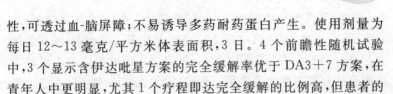

八、急性髓细胞性白血病

性,可透过血-脑屏障;不易诱导多药耐药蛋白产生。使用剂量为每日 12～13 毫克/平方米体表面积,3 日。4 个前瞻性随机试验中,3 个显示含伊达吡星方案的完全缓解率优于 DA3＋7 方案,在青年人中更明显,尤其 1 个疗程即达完全缓解的比例高,但患者的总寿命仅一个试验报告含伊达吡星方案为优。

中剂量或大剂量阿糖胞苷有无必要应用于诱导缓解治疗仍有争论。目前多数报告含中剂量或大剂量阿糖胞苷的方案,完全缓解率未有提高,血液学及髓外毒性增加,虽然总生存率无区别,但5 年无病生存率确有提高。可能中剂量、大剂量阿糖胞苷的应用杀伤更多的白血病细胞,明显降低其负荷,有益于患者获得较长期的无病生存率,有学者建议用于 50 岁以下的患者。

(3)在 DA 标准方案的基础上再加用依托泊苷是否能提高完全缓解率及改善预后,结果显示加用依托泊苷未能增加完全缓解率,但能提高无病生存率,然患者总寿命两组也无区别。两组的 5年生存率分别为 19％及 16％,10 年生存率分别为 16％及 12％。但在＜55 岁患者中,两组 5 年生存率分别为 25％及 17％,10 年生存率分为 25％及 14％,有统计学显著差异,提示增用依托泊苷有益。最近报道,大剂量阿糖胞苷、柔红霉素再加依托泊苷和标准DA3＋7 方案再加依托泊苷的二组比较,前者中位完全缓解期(46个月)优于后者(12 个月),完全缓解者 5 年无病生存率前者为48％,后者为 20％。故提高诱导缓解治疗强度,有可能改善远期疗效。

2. 缓解后治疗　完全缓解后体内至少残存 $10^6 \sim 10^9$ 的白血病细胞,即使骨髓中原始细胞为 0,也还有不少白血病细胞残存于体内各组织器官。因此,完全缓解后必须继续治疗,以防止复发。

国外一组 596 例急性髓细胞性白血病在完全缓解后分为三组:阿糖胞苷每日 100 毫克/平方米体表面积,5 日;阿糖胞苷每日

400 毫克/平方米体表面积,5 日;阿糖胞苷 3 克/平方米体表面积,每 12 小时 1 次,隔日用,共 6 次。三组均重复 4 个疗程,结果无病生存率分别为 21%、25% 及 39%,表明完全缓解后应用中剂量阿糖胞苷确有预防复发的作用。目前,通常在完全缓解后立即用原诱导缓解方案巩固 2 个疗程,随后即开始缓解后强烈化学治疗,具体可选 2～3 个方案序贯循环使用,至少进行 2～3 个循环,其中必须包含大剂量或中剂量阿糖胞苷方案,并应至少组成一个由二线抗白血病药为主的方案。国外部分报道,大剂量阿糖胞苷的疗效和造血干细胞移植不相上下,4 年无病生存率达 30%,虽低于移植,但总生存期相似,生活质量也较好,故对急性髓细胞性白血病是否应进行造血干细胞移植提出质疑。有人建议无细胞遗传学高危因素,又无既往血液学异常者,宜选用 4 个疗程大剂量阿糖胞苷行缓解后治疗即可。

3. 全反式维 A 酸的应用 20 世纪 80 年代,我国首先将肿瘤细胞分化诱导剂全反式维 A 酸应用于急性早幼粒细胞白血病的诱导缓解治疗,取得了世界领先水平的突破性进展。每日单用全反式维 A 酸 60～80 毫克,疗程 40 日左右,80%～90% 患者可获完全缓解。治疗开始时未并发弥散性血管内凝血者,疗程中很少再出现凝血障碍;治疗开始时即已伴弥散性血管内凝血者,多数随白血病的控制弥散性血管内凝血逐渐好转及消失,故急性早幼粒细胞白血病的治疗风险已明显减少。值得注意的是,大部分患者在用药过程中周围血白细胞明显升高,其中一小部分患者出现发热、呼吸困难、胸部 X 线示肺间质浸润性阴影、胸腔和(或)心包积液等征象,称为维 A 酸综合征,发生率在 10% 左右,西方国家发生率高达 20%～30%。如在血白细胞明显升高的早期即加用小剂量化学治疗药物,大多可预防维 A 酸综合征的发生。国内有报告,将全反式维 A 酸剂量从一开始即减为每日 40 毫克,疗效不影响,但可大大减少白细胞明显升高的病例数,从而有效地防止维 A

酸综合征的发生。也有少数患者在血白细胞未明显升高的情况下,仍发生维 A 酸综合征。

急性早幼粒细胞白血病获完全缓解者应立即行强烈的联合化学治疗,选用 DA 或 HA 方案 2～3 个疗程,然后同样按其他急性髓细胞性白血病的缓解后治疗方案进行,在化学治疗间歇期宜继续服用全反式维 A 酸,可明显提高疗效。全部治疗至少维持 2 年,长期无病生存率可达 50% 以上。

4. 急性髓细胞性白血病的国际治疗策略　此为推荐意见,供参考,因并非血液学界一致的意见。

(1)≤55 岁者,DA 或认标准方案的诱导缓解治疗,完全缓解后如有人类白细胞抗原兼容同胞则及时行异基因造血干细胞移植(Allo-SCT)。亦可先做缓解后强化治疗(大剂量阿糖胞苷 3 克/平方米体表面积,每小时 1 次,共 12 次;或 3 克/平方米体表面积、每 12 小时 1 次,隔日应用,共 6 次),1 个疗程后再行异基因造血干细胞移植。完全缓解后如无人类白细胞抗原兼容的同胞则行大剂量阿糖胞苷 1 个疗程,或中剂量阿糖胞苷 2 个疗程,再选自体造血干细胞移植。

(2)56～65 岁者,诱导缓解同上方案,完全缓解后阿糖胞苷剂量减为 1.5 克/平方米体表面积,每 12 小时 1 次,12 次,共 1～2 个疗程。如无其他器质性疾病者,也可进行自体造血干细胞移植。

(3)>65 岁者,诱导缓解方案同≤55 岁者,完全缓解后阿糖胞苷 1.5 克/平方米体表面积,每 12 小时 1 次,共 6 次。

(4)具有不良预后的细胞遗传学异常者,一旦完全缓解后首选异基因造血干细胞移植。

(5)近年来,关于急性髓细胞性白血病行造血干细胞移植治疗出现下列倾向性意见:异基因造血干细胞移植的疗效总体上优于化学治疗;自体造血干细胞移植可提高无病生存率,减少复发率,但不影响总寿命;具有良好遗传学预后指标的急性髓细胞性白血病,如 t(15;17)的 M3,t(8;21)的 M2,inv(16)的 M4EO,由于常规化学治疗效果好,不主张在第一次完全缓解期行异基因造血干细胞移植或自体造血干细胞移植,但第一次完全缓解期可选用。其他急性髓细胞性白血病,尤其是伴不良细胞遗传学异常、由骨髓增生异常综合征转化的急性髓细胞性白血病,应在第一次完全缓解期及早进行异基因造血干细胞移植,无条件时则行自体造血干细胞移植。

5. 难治性白血病的治疗　经标准 DA 或 HA 方案治疗 2 个疗程未达部分缓解的初治急性髓细胞性白血病病例;完全缓解后经巩固强化治疗在 6 个月内复发,或 6 个月后复发,但经正规治疗无效;再次或多次复发的急性髓细胞性白血病。上述各种类型均称为难治性白血病。

白血病难治,即由于耐药的发生。有关白血病耐药机制的研究近十余年来取得较大进展,发现白血病细胞对一种抗白血病药物耐药后,对其他结构及作用机制不同的某些药物也同样产生耐药,故称为多药耐药性。

多药耐药性的逆转目前尚无确定的效果,有报道环孢素对部分病例有效;干扰素在体外研究中显示可增加耐药白血病细胞株的胞内药物浓度。药物逆转的机制可能为与化学治疗药竞争结合 p190。

白血病细胞耐药还与细胞凋亡密切相关,凋亡抑制基因 bc1-2 高表达,凋亡促进基因 p53 突变等均造成细胞凋亡受抑而导致耐药。白血病难治除与耐药肯定有关外,也要考虑部分病例的白血病细胞在另一个疗程开始前的再生长。因为化学治疗呈几何级数杀灭白血病细胞,总有一小部分白血病细胞未被杀灭,而并非耐药,此部分"躲过"化学治疗药物的白血病细胞如生长较快,则同样成为难治性白血病。所以,10%～20%的急性髓细胞性白血病为原发耐药,40%～80%的完全缓解后复发者为继发耐药,最终成为难治性白血病。目前,难治性白血病尚无满意的治疗措施,大多主张给予大剂量或中剂量阿糖胞苷,同时合用一种二线药,如依托泊苷、米托蒽醌或安吖啶,完全缓解率通常<40%,从未获完全缓解者疗效更差。即使获完全缓解,如完全缓解后继续化学治疗维持,其长期存活的概率极小,故难治性白血病一旦获完全缓解,应立即争取做造血干细胞移植,尤其是异基因造血干细胞移植,有 20%的患者仍有望长期存活。

难治性急性早幼粒细胞白血病,我国首创用三氧化二砷(AS_2O_3)取得 60%以上的完全缓解率,但对非 t(15;17)的急性早幼粒细胞白血病无效。三氧化二砷兼有细胞分化诱导及凋亡的双重作用。用法为 0.1%三氧化二砷 10 毫升(含 10 毫克),稀释于 5%葡萄糖注射液 500 毫升中,持续静脉注 6 小时,每日 1 次,28 日为 1 个疗程,未能达完全缓解者可间歇一周后行第二个疗程。三氧化二砷无骨髓抑制作用,主要的不良反应为恶心,大多数患者可耐受。其他尚可致肝功受损、手足麻木、面部水肿、皮肤色素沉着及乏力等。长期应用需注意砷的累积中毒。三氧化二砷治疗获完全缓解后仍须进行强烈的联合化学治疗,才能长期存活。

6. 微小残留病灶的检测　急性髓细胞性白血病达完全缓解时即使骨髓中白血病细胞降至 0%,但在形态学正常的细胞中仍有一部分可证明为白血病细胞,在其他脏器组织中更有一部分白血病细胞存在。上述髓内、外在完全缓解时,所存的白血病细胞称微小残留病灶。如何检出微小残留病灶,并加以杀灭,是彻底治愈白血病的关键,也是决定缓解后治疗何时终止的主要依据。

常规染色体检查微小残留病灶存在诸多不足之处:有标志染色体的白血病细胞仅限于少部分急性髓细胞性白血病;每次检测仅分析少数细胞,且必须是处于分裂期的细胞,其相对敏感性仅1%,即 100 个受检骨髓细胞中存在一个白血病细胞时可被检出。如改用荧光原位杂交技术标记,可提高敏感性和特异性,且可作为

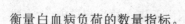

衡量白血病负荷的数量指标。

采用流式细胞仪检测白血病细胞表面分化抗原,间接推算微小残留病灶,则敏感性可提高到 0.1‰,但特异性欠佳。

反转录-聚合酶链反应法检测白血病细胞的融合基因转录本,相对敏感性可进一步提高到 100 万。时间、定量反转录-聚合酶链反应较定性评价更为可靠,有报道在临床征象复发前 4 个月即可预报。目前已可检测的急性髓细胞性白血病有急性早幼粒细胞白血病伴 t(15;17)者的 PML/RAR 融合基因,急性早幼粒细胞白血病伴 t(5;17) 的 NPM/RAR 融合基因,M2 型伴 t(8;21) 的 AML1/ETO 融合基因,M4EO 型伴 inv(16) 或 t(16;16) 的 MYHL1/CBF 融合基因。由于具特异性融合基因转录本者仅占急性髓细胞性白血病的一部分,故反转录-聚合酶链反应仍不能用于检出所有急性白血病的微小残留病灶。

检测微小残留病灶的意义已获证实,一组急性早幼粒细胞白血病在全反式维 A 酸治疗获完全缓解时均可检出 PML/RARα 融合基因,后经强烈化学治疗 3 个月后,大多数患者 PML/RARα 逐渐转阴。持续阳性者或阴转后又阳转者则仍有较高复发的可能性,一组 86 例急性早幼粒细胞白血病 PML/RARα 持续阴性者,随访中仅 5 例复发,而阳性者 36 例,随访中 27 例在 6 个月内复发。近期有报道认为,融合基因的存在并不总是预示复发的征兆,如 M4EO 及 M2 型者中临床及血液学长期完全缓解者,MYHL$_1$/CBFα 及 AML1/ETO 仍分别阳性,其意义有待进一步追踪。

7. 中枢神经系统白血病的防治 急性髓细胞性白血病并发中枢神经系统白血病虽低于急性淋巴细胞白血病,但 M4、M5 型、伴高白细胞血症者发生中枢神经系统白血病者仍常见,故上述临床类型的急性髓细胞性白血病应进行预防。预防通常于完全缓解时开始,选甲氨蝶呤 7.5 毫克/平方米体表面积,每周 2 次,共 5次,此后每 2 个月 1 次,持续 2 年。有人提出,目前广泛应用大剂

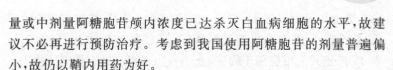

量或中剂量阿糖胞苷颅内浓度已达杀灭白血病细胞的水平,故建议不必再进行预防治疗。考虑到我国使用阿糖胞苷的剂量普遍偏小,故仍以鞘内用药为好。

脑脊液中找到白血病细胞为治疗的确切根据,但急性髓细胞性白血病患者出现明显的中枢神经系统症状和(或)体征,或脑脊液压力升高,或脑脊液异常(白细胞增多、蛋白升高、糖降低中之一),又能排除其他原因者均应立即开始治疗。鞘内注药仍为首选措施,用药及剂量同预防,2～3 日 1 次,待脑脊液正常后逐渐延长间隔时间,最后每 2 个月 1 次,共 2 年。是否再加用头颅放射治疗,仍有争论。如患者已进行多疗程大剂量阿糖胞苷治疗,原则上不再加放射治疗,否则有较高的白质脑病发生率。当然,如鞘内治疗未能控制中枢神经系统白血病时仍应考虑加用头颅放射治疗,剂量为 2 400 厘戈瑞,在 3～4 周完成。

8. 高白细胞血症的处理　血白细胞≥100×10^9/升,造成小血管血流淤滞及血管壁浸润,易发生局部血栓形成及出血,尤易损害肺、脑,致急性呼吸衰竭或脑出血,常迅速致死。此外,急性早幼粒细胞白血病应用全反式维 A 酸治疗后成为高白细胞血症的一个新的诱因。

治疗上应快速进行,常选用羟基脲每日 6 克左右,口服 1～2日。亦可同时进行白细胞分离术(经血细胞分离机),在数小时内即可使血白细胞明显下降,一次置换后原始细胞可下降约 30%,且不引起血尿酸增高。患者必须输液充分水化,尿量至少达每小时 100 毫升,还需口服别嘌醇 0.2 克,每日 3 次,预防高尿酸血症的发生。当血白细胞降至治疗前的 50%左右时,则立即开始标准DA 方案治疗。

9. 支持治疗　纠正贫血、预防及治疗感染、预防及控制出血、减轻化学治疗不良反应等措施在治疗急性髓细胞性白血病中占重要地位,只有加强支持治疗,才能保证化学治疗的顺利进行。

造血生长因子近 10 年来先后应用于临床,粒细胞集落刺激因子、粒细胞-巨噬细胞集落刺激因子、促红细胞生成素、白细胞介素-11 已正式上市应用于临床,血小板生成素已进入临床试验。

急性白血病治疗中已广泛应用粒细胞集落刺激因子,化学治疗后使用可显著促进中性粒细胞的恢复,减少感染性并发症,缩短住院时间,但罕见提高完全缓解率及生存率。粒细胞集落刺激因子相对安全,不促进白血病细胞增生,而粒细胞-巨噬细胞集落刺激因子尚有争论。有学者主张,利用粒细胞-巨噬细胞集落刺激因子具有促进白血病细胞易进入 S 期的功效,在化学治疗前使用,然后再选用 S 期特异性抗白血病药物,能更多地加以杀灭。此外,粒细胞-巨噬细胞集落刺激因子用于自体及异体外周血造血干细胞的动员,其作用强于粒细胞集落刺激因子。白细胞介素-11 在化学治疗后预防性应用,能加速血小板的恢复,减少出血性并发症。出血严重者首选输注血小板,由弥散性血管内凝血或纤维蛋白溶解亢进引起的出血还需补充凝血因子或应用抗纤维蛋白溶解药物。促红细胞生成素在急性白血病中应用较少,红细胞及血红蛋白的恢复一般不是临床的急需问题,贫血对患者的威胁远小于粒细胞及血小板减少,且促红细胞生成素应用对化学治疗所致的贫血作用尚不确定。

10. 急性髓细胞性白血病合并妊娠的处理 妊娠时发生急性髓细胞性白血病罕见,约 75 000 次妊娠中有一次机会患急性髓细胞性白血病。同样,急性髓细胞性白血病的母亲也罕见将白血病传给胎儿。

妊娠合并急性髓细胞性白血病,80％发生在妊娠的后 6 个月内。在妊娠初 3 个月内化学治疗,极易导致胎儿畸形,故提倡尽量终止妊娠,或先采用支持治疗,在妊娠 3 个月后再开始化学治疗。急性髓细胞性白血病的孕妇在精心的支持疗法下,大多能顺利分娩,胎儿正常者居多,但早产的概率增加。妊娠合并急性髓细胞性白血病时,化学治疗的剂量选用尚有不同的意见,较保守的考虑是将剂量适当降低。临近分娩期化学治疗,可增加围生期死亡率。

(七)中医治疗

本病的治疗应以扶正与祛邪并举,根据不同的时期和临床表现治疗应有所侧重。要重视整体观念,祛邪不忘扶正,正盛则邪退。急性早幼粒细胞白血病应以祛邪解毒为主,佐以扶正;其他类型白血病应以扶正培本为主配合化学治疗。感染及出血并发症在注重治标的同时,不要忽视滋补治则,调整气血阴阳,促使血常规恢复更有利于并发症的控制。

1. 辨证治疗

(1)气虚血亏,肝肾阴虚

主症:头晕乏力,心悸气短,动则尤甚,面色无华,纳差,低热,盗汗自汗,可有五心烦热,舌质淡,苔少或薄腻,脉细数或虚大。

治则:益气养血,滋补肝肾。

方药:人参 10 克,白术 12 克,茯苓 12 克,炙甘草 12 克,黄芪 20 克,当归 12 克,山茱萸 12 克,生地黄、熟地黄各 15 克,枸杞子 15 克,女贞子 12 克,天冬 12 克。

用法:水煎服,每日 1 剂。

加减:出血重者,加仙鹤草 30 克,茜草 20 克;鼻衄者,去黄芪,加白茅根 20 克,侧柏叶 15 克;尿血者,加大蓟、小蓟各 15 克;便血者,加大黄粉(冲服)15 克,白及粉(吞服)20 克。

(2)热毒炽盛,气血两燔

主症:壮热口渴,汗出热不解,面色无华,可兼有口舌生疮,咽痛,咳黄痰,疖肿,肛门肿痛,或有衄血,尿血及便血,甚则神昏谵语等,舌淡红少津,苔黄燥,脉虚大而数。

治则:清热解毒,凉血救阴。

方药:清瘟败毒饮加减。金银花 30 克,连翘 12 克,板蓝根 20 克,栀子 12 克,生石膏 45 克,淡竹叶 10 克,知母 12 克,水牛角 30 克,生地黄 12 克,牡丹皮 12 克。

用法:水煎服,每日 1 剂。

加减:出血重者,加茜草 20 克,白茅根 20 克;口腔糜烂者,局部涂锡类散或养阴生肌散;咽部红肿痛者,加山豆根 12 克,射干 9 克;皮肤疖肿者,加蒲公英 30 克,野菊花 15 克,紫花地丁 20 克,并外涂如意金黄膏;肛门肿痛者,外涂九华膏;咳嗽黄痰者,加鱼腥草 30 克,瓜蒌 30 克;神昏谵语者,加安宫牛黄丸。

(3)瘤瘕痰核

主症:胁下肿块,固定不移,瘰疬痰咳,可伴有发热,面色无华,舌暗淡或有瘀点及瘀斑,脉弦细。

治则:活血化瘀,软坚散结。

方药:膈下逐瘀汤合消瘰丸加减。桃仁 12 克,红花 6 克,当归 12 克,柴胡 12 克,延胡索 12 克,玄参 15 克,牡蛎 20 克,贝母 12 克,夏枯草 15 克,山慈姑 20 克。

用法:水煎服,每日 1 剂。

加减:腹部肿块明显及胀满者,加三棱 15 克,莪术 15 克;心悸气短者,加黄芪 30 克,当归 15 克,党参 15 克。

(4)邪毒入髓

主症:皮肤及黏膜广泛出血,甚则融合成瘀斑,或伴有尿血、黑粪、崩漏,严重者出现头痛昏迷,可兼有发热及心悸气短,舌淡暗,脉弦细。

治则:祛邪解毒。

方药:青黛与雄黄以 1∶1 比例混匀,盛入胶囊,每日 4～6 克,分 3 次饭后服。

2. 验方

(1)癌灵Ⅰ号注射液:含砒石、轻粉等。每毫升含三氧化二砷 1

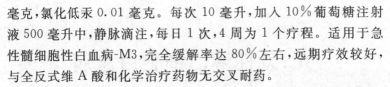

毫克,氯化低汞 0.01 毫克。每次 10 毫升,加入 10% 葡萄糖注射液 500 毫升中,静脉滴注,每日 1 次,4 周为 1 个疗程。适用于急性髓细胞性白血病-M3,完全缓解率达 80% 左右,远期疗效较好,与全反式维 A 酸和化学治疗药物无交叉耐药。

(2)蟾蜍制剂:蟾蜍每次 0.15～0.3 克盛入胶囊,每日 1 次,睡前服,10 日为 1 个疗程或连续服用;或蟾酥注射液 2 毫升(含蟾蜍 70 毫克)肌内注射,每日 2 次,疗程以耐受为度,对急性髓细胞性白血病疗效较好。取 125 克重的蟾蜍 15 只,剖腹,去内脏,加黄酒 1 500 毫升,水浴 2 小时,过滤即成,成年人每次服 10～30 毫升,每日 3 次,直至症状缓解。对急性淋巴细胞白血病疗效较好。

(3)苦参注射液:苦参注射液 500 毫克,加入 5% 葡萄糖注射液 500 毫升中,静脉滴注,每日 1 次,4 周为 1 个疗程。适用于急性髓细胞性白血病。

(4)抗白丹:由雄黄、巴豆(去外皮)、生川乌、乳香、郁金、槟榔、朱砂各 3 克,大枣 7 枚组成。将雄黄、生川乌、乳香、郁金、槟榔共研细末;巴豆去外皮,置砂锅中小火炒至微黄色,再去内皮,用双层纸包裹压碎,微热 30 分钟,达到稍去油的目的。将煮熟的大枣去皮与核,与上述药物混合,制丸如黄豆大,朱砂为衣,风干储存备用。成年人每日 4～8 丸;小儿每日 1～4 丸,晨起顿服,连服 3～5 日,休息 1 日。一般从小剂量开始,逐步加量,以保持大便每日 4～5 次为宜。

3. 中成药

(1)六神丸每次 30～50 粒,每日 3 次,口服。解毒利咽。对急性髓细胞性白血病有一定疗效。

(2)贞芪冲剂每次 1 袋,每日 2～3 次,口服。益气补肾。适用于具有气阴两虚型急性髓细胞白血病患者和作为化学治疗的辅助治疗。

九、急性淋巴细胞白血病

急性淋巴细胞白血病是一种起源于 B 系淋巴祖细胞或 T 系淋巴祖细胞的肿瘤性疾病,原始细胞在骨髓异常增生和聚集并抑制正常造血,导致贫血、血小板减少和中性粒细胞减少;原始细胞也可侵及髓外组织,如脑膜、性腺、胸腺、肝、脾或淋巴结等,引起相应病变。

急性淋巴细胞白血病最常见于儿童,但可以发生在任何年龄。通过形态学、免疫学、细胞遗传学和分子遗传学方法可将急性淋巴细胞白血病分为许多亚型,依据不同亚型的生物学特性制定相应的治疗措施,可以取得最佳疗效。目前,80％儿童和 35％成年人能够获得长期无病生存,并且可能治愈。急性淋巴细胞白血病是15 岁以下患者最常见的肿瘤,比急性髓细胞性白血病发病高 5倍,占这个年龄组所有肿瘤的 25％和白血病的 76％。相反,急性淋巴细胞白血病仅占成年肿瘤的 1％以下。2～5 岁有一个发病高峰,青春期、青壮年期发病率下降,以后开始回升,60 岁开始达到第二个峰。急性淋巴细胞白血病约占全部白血病中的 20％。欧洲人似乎比非洲人发病率高,特别是 2～5 岁年龄段。性别方面除了婴儿期女性略高外,其他各年龄段均以男性占优势。近 50 年来,白血病的发病率有增高趋势,美国肿瘤登记处的统计资料显示,急性淋巴细胞白血病发病率增加,但增加较急性髓细胞性白血病慢。

我国 1986—1988 年对 22 个省市进行了白血病发病情况调查,年发病率约为 2.71/10 万(0.38～5.82),急性淋巴细胞白血病年发病率约 0.67/10 万。油田、污染区发病率明显高于全国发病

率,大城市发病率也较高($P<0.01$)。急性淋巴细胞白血病在儿童期(0~9岁)存在发病高峰,30岁前随年龄增长呈下降趋势,30岁后趋向平稳。青少年组(10~29岁)女性发病率显著低于男性。

(一)病　因

白血病细胞的发生和发展起源于不同造血祖细胞或干细胞的恶性变,特定的急性淋巴细胞白血病亚型可能具有特定阶段的标志。病因及发病机制尚未完全明了,但与下列危险因素有关。

1. 遗传及家族因素　许多事实证明,遗传因素是白血病发病的危险因素之一,5％急性淋巴细胞白血病病例与遗传因素有关,一些具有遗传倾向综合征的患者白血病发病率增高,唐氏综合征儿童发生白血病的危险性高于正常人群10~30倍,并且更容易有B细胞前体急性淋巴细胞白血病;范可尼贫血的患者白血病发生率也增高。

同一家庭中发生2个或3个白血病的病例比较少见,提示遗传因素在急性淋巴细胞白血病发病中可能只起很小的作用。但当一个孪生兄弟发生白血病时,另一个一年内有20％概率罹患白血病。如果白血病是在1岁之内发生,另一个几乎无法避免也会发生白血病,比较典型的是在几个月内发生。非同卵双胎之一如发生白血病,其同胞发生白血病的概率是正常人群的2~4倍。染色体异常合并白血病的机制尚不清楚,原因可能为受累基因所编码蛋白影响了基因的稳定性和DNA修复,或是有缺陷的染色体对致癌物的敏感性增加,因而引起控制细胞增殖和分化的基因发生突变所致。

2. 环境因素　电离辐射可以诱发动物实验性白血病;孕期暴露于诊断性X线,发生急性淋巴细胞白血病的危险性稍有增高,并与暴露次数有关;遭受核辐射后人群发病明显增多。电离辐射作为人类白血病的原因之一已被确定。孕前和孕期接触杀虫剂、主动及被动吸烟可能与儿童急性淋巴细胞白血病发病有关；儿童急性淋巴细胞白血病发病率在工业化国家较高；女性饮用被三氯乙烯污染的水质及年龄＞60岁吸烟者的发生率增高,提示环境因素在白血病发病中起一定作用。

化学物质诱发动物实验性白血病已经被确认,其中苯及苯同类物、烷化剂被认为与人类白血病关系密切。与白血病有关的生物因素中,病毒占最重要的地位。病毒作为动物白血病的病因之一已经肯定,20世纪80年代从成年人T细胞白血病的细胞系发现C型反转录病毒,即人T细胞白血病病毒Ⅰ型,这是发现的第一个与人白血病及淋巴瘤有关的反转录病毒。但白血病病毒与淋巴细胞白血病之间的关系尚未获得可靠的实验结果。

上述因素不能充分解释所有病例的发病原因,尽管有许多线索,但多数病例的发病因素仍然不清楚。一般认为,白血病的发生反映了多种遗传与环境因素之间的相互作用。

3. 获得性基因改变　所有急性淋巴细胞白血病病例的白血病细胞都有获得性基因改变,至少2/3是非随机的,包括染色体数目和结构的变化,后者包括易位(是最常见的异常)、倒位、缺失、点突变及重复,这些重排影响基因的表达,干扰正常细胞的分化、增生及存活。

（二）临床表现

临床表现多种多样,乏力、倦怠、发热、骨关节痛为最常见的症状,可以是隐匿的,在数周或数月缓慢进展；或表现为急性或突发性。其程度反映了骨髓衰竭及髓外浸润的程度。急性淋巴细胞白血病除有贫血、感染、发热、出血等症状外,大多数患者诊断时有髓外病变,包括中枢神经系统、睾丸、淋巴结、肝、脾等,其中中枢神经系统、睾丸最具临床重要性。

1. 贫血 急性淋巴细胞白血病患者由于贫血,常有乏力、倦怠、心悸,程度与贫血的严重程度相关。在老年患者呼吸困难、头晕常是主要症状。

2. 出血 出血可以为早期表现,发生在全身各部,患者可以出现皮肤淤点、淤斑,鼻出血、牙龈出血、月经过多。少数患者可以有危及生命的出血,特别是当合并感染及凝血障碍时。血小板减少为出血的主要原因,但血小板功能异常、凝血障碍、白血病细胞浸润及感染毒素损伤血管也可能是引起或加重出血的因素。

3. 发热 部分患者发热是白血病细胞释放细胞因子所致,包括白细胞介素-1、白细胞介素-6、肿瘤坏死因子,仔细检查未发现感染灶,特别是中性粒细胞 $>0.2\times10^9$/升时,患者化学治疗后体温恢复正常,提示这部分患者发热的原因可能为白血病本身所致。但大多数患者存在粒细胞缺乏,发热是由于感染所致。呼吸道、口咽黏膜、皮肤及软组织、肛周为最常见的好发部位,不及时控制易发展为败血症。

4. 器官组织浸润

(1)淋巴结肿大及脾、肝大:70%～80%急性淋巴细胞白血病有淋巴结肿大及肝、脾大,较急性髓细胞性白血病更为明显。肿大的淋巴结一般为轻至中度大,质中等,无压痛,边缘光滑,与周围组织无粘连。淋巴结肿大是肿瘤负荷的间接指标,并与预后相关。若淋巴结肿大明显,或伴纵隔肿块(7%～10%的儿童及15%的成人患者),常为急性T淋巴细胞白血病的特征,预后不佳。脾大绝大多数在肋缘下6厘米之内,巨脾罕见,肝、脾质地中等硬度,表面光滑、无触痛。通常不伴黄疸,肝功能损害较少。若肝、脾大明显,也提示预后不佳。

(2)骨、关节痛:超过1/4的急性淋巴细胞白血病患者易出现,以肢体长骨及关节疼痛多见,尤其是少儿,表现为跛行、步态不稳、不愿行走,原因为白血病细胞浸润骨膜、骨、关节或白血病细胞导致的骨髓体积膨胀,较少情况下是骨髓坏死所致。30%~50%的患者有胸骨中、下段压痛,有时压痛甚剧,轻压即难以忍受,此为白血病的信号,有较强特异性。

(3)中枢神经系统白血病:国外报道,急性淋巴细胞白血病患者的中枢神经系统白血病临床和尸检检出率为74%。7%患者发病时可殃及中枢神经系统(脑脊液中发现白血病细胞),但只有4%患者有中枢神经系统症状。约50%患者在确诊白血病后1~3个月发病,81.5%发生于完全缓解前及复发时,完全缓解时发生者仅占18.3%。少数患者可以中枢神经系统白血病为首发表现,造成诊断困难。急性淋巴细胞白血病,尤其是急性 T 淋巴细胞白血病诊断时白细胞>50×10⁶/升,均为中枢神经系统白血病的高危因素。中枢神经系统白血病的临床表现中,头痛占77.4%,呕吐占47%,脑神经损害占20.9%(以面神经麻痹最多,其次尚有视神经、动眼神经、滑车神经、听神经等脑神经受累),视物模糊占18.2%,颈强直占16.5%,病理反射阳性占16.5%,视盘水肿占13.4%。少数患者可出现偏瘫、截瘫、精神失常、抽搐及尿崩,约8%患者无任何临床表现,常于预防性鞘内用药时脑脊液检查发现。

(4)睾丸白血病。虽然急性淋巴细胞白血病在初诊时罕有睾丸白血病的临床表现,但25%初诊男性儿童有隐匿睾丸白血病。由于"血生精小管屏障",即使经过化学治疗也有10%~15%的男性儿童发生睾丸白血病。睾丸通常为单侧、无痛性肿大,确诊需靠活检。

(三)辅助检查

1. 血常规　超过90%的患者在诊断时有明显血液学异常,严重程度反映了骨髓被白血病细胞侵及的程度。80%以上的患者具有贫血,通常为正细胞正色素性,伴有网织红细胞减少。白细胞的变异范围较大,$(1\sim1\,500)\times10^9$/升。约 50%患者发病时白细胞增高,25%患者白细胞$>50\times10^9$/升,提示预后不佳。20%~40%的患者粒细胞$<0.5\times10^9$/升,此类患者易发生严重感染。血小板减少常见,3/4 患者低于正常,1/3 患者$<50\times10^9$/升。偶有患者血小板$>400\times10^9$/升。大部分患者末梢血涂片可见数量不一的幼稚淋巴细胞。

2. 血生化　多数患者血清乳酸脱氢酶水平升高,并且与白血病细胞负荷及预后相关。白血病细胞负荷较大的患者常见血尿酸水平升高,白血病细胞浸润肝、肾可引起肝肾功能的相应改变。

3. 骨髓象

(1)骨髓涂片有核细胞的增生程度为活跃至极度活跃,以原始淋巴细胞为主,并有部分幼稚淋巴细胞,这些细胞占有核细胞的30%以上,细胞可大小不一,核浆发育不平衡。成熟淋巴细胞少见,核分裂象易见。破碎淋巴细胞多见。粒系细胞、有核红细胞和巨核系细胞增生明显受抑,比例明显减少。

少数患者可因骨髓白血病细胞极度增生,骨髓穿刺时呈"干抽"现象。极少数患者骨髓白血病细胞呈破碎状态,涂片显示骨髓坏死,更换部位穿刺或行骨髓活检仍可明确诊断。

(2)急性淋巴细胞白血病细胞除过氧化物酶和苏丹黑呈阴性反应外,糖原染色在多数细胞中有阳性粗颗粒,以粗块状为典型表现。

4. 免疫分型　根据白血病细胞表面不同的分化抗原,采用单克隆抗体及流式细胞仪,可以诊断急性淋巴细胞白血病并将其分为不同亚型,通常分为 T 细胞系、B 细胞系。

(1)B 细胞系急性淋巴细胞白血病根据 B 细胞发育阶段分为早 B 前体细胞急性淋巴细胞白血病、普通细胞急性淋巴细胞白血病、前 B 细胞-急性淋巴细胞白血病、B 细胞急性淋巴细胞白血病。

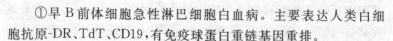

①早 B 前体细胞急性淋巴细胞白血病。主要表达人类白细胞抗原-DR、TdT、CD19,有免疫球蛋白重链基因重排。

②普通细胞急性淋巴细胞白血病。特征为 CD10 阳性,预后好。

③前 B 细胞-急性淋巴细胞白血病。以胞质出现免疫球蛋白为标志,B 细胞急性淋巴细胞白血病以出现膜免疫球蛋白为标志,在成年人及儿童中均少见。

(2)T 细胞系急性淋巴细胞白血病:在成年人中占 15%～25%,所有病例表达 CD7,根据分化程度分为早 T 前体急性淋巴细胞白血病和急性 T 淋巴细胞白血病,部分 T 细胞急性淋巴细胞白血病可表达 CD10。多数 T 急性淋巴细胞白血病具有 T 细胞受体基因重排。

多数白血病抗原缺乏特异性,因此在诊断和区分不同亚型时应采用一组单克隆抗体,至少包含一种高敏感的标志(如 B 细胞系为 CD19,T 细胞系为 CD7,髓系为 CD13、CD33)及一种高度特异性的标志(如胞质 CD79a 对于 B 细胞、胞质 CD3 对于 T 细胞、胞质髓过氧化物酶对于髓系细胞),据此可以诊断 99% 的急性淋巴细胞白血病。

虽然根据免疫表型可以将急性淋巴细胞白血病分为若干亚型,但有治疗意义的是在 T 细胞系急性淋巴细胞白血病、成熟 B 细胞系及其他 B 细胞系急性淋巴细胞白血病之间进行区别。对判断预后及指导治疗没有染色体检查更有意义。急性淋巴细胞白血病可以出现髓系抗原共表达,儿童发生率为 5%～30%,成年人为 10%～30%。在以往的一些研究中认为,有髓系表达预后不佳,但最近的研究改变了这一观点,对微小残留病灶的诊断有一定意义。

5. 细胞遗传学及分子生物学 约 90% 以上急性淋巴细胞白血病可检出克隆性异常,最重要的是特异性染色体重排和其他结构异常,急性淋巴细胞白血病特异细胞遗传学改变与不同生物学

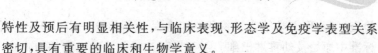

特性及预后有明显相关性，与临床表现、形态学及免疫学表型关系密切，具有重要的临床和生物学意义。

染色体倍体改变与临床密切相关。超二倍体见于 25％ 儿童及 6％ 成年人，预后良好。相反，低二倍体预后较差。结合流式细胞仪，可以对 DNA 含量做更准确分析。一些特异的结构异常表型改变最具临床意义，如 t(8;14)，8q24 的 myc 基因移位至 14 号染色体并与免疫球蛋白重链基因发生并列，重排产生了融合基因并能够转录，影响细胞增生、分化和存活，并导致细胞恶变。异常核型的类型为治疗方案的选择提供了指导，有些儿童研究单位已经根据核型改变将急性淋巴细胞白血病分为不同预后组并给予不同治疗。

随着分子生物学技术的发展，如 PCR、FISH 和原位 PCR 基因诊断技术，有些患者虽未发现有染色体异常，但基因诊断技术可发现异常的融合基因。例如，t(1;19)(q23;p13,3)，如无 E2A-PBX 融合基因治疗反应好，而合并有 E2 A-PBX 1 融合基因则预后和疗效较差。再如，t(9;22)(q34;q11)的急性淋巴细胞白血病与慢性髓细胞性白血病形成的融合基因，其断裂位点非常接近，但由于碱基数不同，所表达的蛋白分子量也就有差别，因此用慢性髓细胞性白血病的探针就检测不到急性淋巴细胞白血病基因异常改变。分子生物学异常的检测不仅可以佐证核型异常，且对急性白血病的诊断和治疗反应、生物学行为、预后判断、残留白血病检测也起着非常重要的作用。

（四）诊断与鉴别诊断

1. 诊断

（1）急性淋巴细胞白血病的诊断：应包括细胞形态学、免疫学、细胞遗传学及基因分型。诊断急性淋巴细胞白血病必须进行骨髓检查,细胞形态学结合组织化学染色是诊断的第一步,FAB诊断标准中原始及幼稚淋巴细胞≥30%可诊断急性淋巴细胞白血病,世界卫生组织最新分类中认为≥20%即可诊断。免疫学分型可以根据白血病细胞分化抗原表达的不同,将急性淋巴细胞白血病分为不同亚型,为99%的急性淋巴细胞白血病患者提供更精确的诊断,细胞遗传学分类与其他方法相比,提供了与疾病更为相关的生物学特征,使分型又进了一步。

(2)中枢神经系统白血病的诊断标准

①有中枢神经系统白血病症状和体征,尤其是颅内压增高的症状和体征。

②有脑脊液改变,即压力增高>200厘米水柱,白细胞>0.01×10^9/升,蛋白>450毫克/升,或潘氏试验阳性,涂片见到白血病细胞。

③排除其他原因引起的中枢神经系统CNS疾病。

如符合③及②中前三项的任何一项者,考虑为可疑中枢神经系统白血病;符合③及②中的最后一项者,或②项中任何2项者,可确诊中枢神经系统白血病,其中以中枢神经系统中找到白血病细胞最具诊断意义。

2. 鉴别诊断　由于急性淋巴细胞白血病有高度的异质性,其发病也表现为多种多样,故应注意与其他疾病鉴别。

(1)血液及其他系统恶性肿瘤,部分非霍奇金恶性淋巴瘤在病程中可并发急性白血病,称之为淋巴瘤细胞性白血病,有时可以白血病为主要临床表现,形态学也很难区别。鉴别要点是并发急性淋巴细胞白血病前有无非霍奇金淋巴瘤的临床及病理学证据。其他系统恶性肿瘤,特别是神经母细胞瘤,当侵及骨髓时应注意与急性淋巴细胞白血病鉴别,鉴别要点是实体瘤应有原发病相应的症状和体征,缺乏急性淋巴细胞白血病免疫表型特点。

(2)传染性单核细胞增多症及其他病毒感染性疾病,特别是伴有血小板减少或溶血性贫血时,须与急性淋巴细胞白血病相鉴别,血中出现非典型淋巴细胞或血清学阳性的证据可以帮助鉴别。百日咳可有明显淋巴细胞增多，但即使细胞达到 $50\times10^9/$升，细胞均为成熟淋巴细胞。风湿类疾病伴有明显骨痛，特别是同时有发热时应注意排除急性淋巴细胞白血病。其他需要鉴别的疾病包括特发性血小板减少性紫癜，血小板减少，骨髓增生活跃，巨核细胞增多；骨髓增生异常综合征，骨髓可见病态造血；再生障碍性贫血，骨髓增生减低，造血细胞减少，非造血细胞比例增高，尤其是急性淋巴细胞白血病骨髓低增生时须与此鉴别。

（五）西医治疗

急性淋巴细胞白血病与急性髓细胞性白血病治疗原则相同，也分为诱导缓解和缓解后治疗两个阶段，同时更强调中枢神经系统白血病的防治。急性淋巴细胞白血病是一种具有多种亚型的异质性疾病，应根据不同亚型给予不同治疗。通常，儿童急性淋巴细胞白血病患者被分为低危、标危和高危组，成人患者具有或标危或高危特征，唯一的例外是急性 B 淋巴细胞白血病需要特殊治疗方案。许多医学中心认为婴儿急性淋巴细胞白血病是特殊亚型，与儿童治疗不同。

1. 诱导缓解　与急性髓细胞性白血病一样，急性淋巴细胞白血病患者治疗的首要目的也是诱导完全缓解，恢复正常造血。分子学或免疫学缓解的概念（白血病细胞＜$1/10^4$）正在替代传统的仅仅依靠原始细胞形态学标准的缓解概念。长春新碱、糖皮质激素、门冬酰胺酶和一种蒽环类药物在目前大多数研究中是诱导缓解的基本治疗（药物剂量根据患者年龄、身体状况、骨髓增生情况、体表面积来定）。随着化学治疗及支持治疗的改进，儿童急性淋巴细胞白血病的完全缓解率可达 97%～99%，成年人达 70%～90%。

（1）儿童急性淋巴细胞白血病中，VP 方案（每周 1 次长春新碱及每日1次泼尼松)完全缓解率可达80%~90%。当加入门冬酰胺酶和一种蒽环类药物,完全缓解率可达95%,并且更有意义的是长期生存有明显改善。VP方案成年人完全缓解率36%~67%,一般缓解时间仅有3~7个月。与某些儿童急性淋巴细胞白血病亚型不同,成人急性淋巴细胞白血病需要加入一种蒽环类药物,完全缓解率可增加到70%~85%,并且没有增加毒性,平均缓解时间延长。左旋门冬酰胺酶在成年人研究中没有改善完全缓解率,但有改善无病生存的趋势。泼尼松是最常用的糖皮质激素,地塞米松具有较强的脑脊液穿透能力和长半衰期,用于诱导和维持治疗,在儿童急性淋巴细胞白血病中对控制全身和中枢神经系统白血病较泼尼松效果好。不同蒽环类药物中柔红霉素、多柔比星、米托蒽醌并未证明哪种药物更具优越性,但柔红霉素应用最普遍。理论上讲,更强的诱导缓解治疗所致的更快、更完全,白血病负荷减少,可以防止耐药细胞产生。有学者通过采用更多种药物进行强烈诱导,作为提高完全缓解的一种方法,如加用环磷酰胺和阿糖胞苷。在儿童急性淋巴细胞白血病研究中,虽然对已经很高的完全缓解率影响不大,但对长期生存有明显改善。这种强烈诱导方案在高危儿童急性淋巴细胞白血病治疗中已经广泛应用,几乎没有毒性死亡报道。如在儿童急性淋巴细胞白血病的研究中,在化疗方案VDLP基础上加用替尼泊苷、阿糖胞苷及大剂量甲氨蝶呤,完全缓解率达96%,4年无病生存率为73%,高危组患者也达到69%,低危儿童尤其是超低危儿童已经接受了过度治疗。强烈化学治疗带来的骨髓抑制、免疫抑制可造成严重的感染;同时化学治疗可引起严重的器官损伤,如脑白质病、不育症、心肌损害、脑垂体激素缺乏性生长迟缓和智力差异等,这些通常是不可逆的。

(2)强诱导缓解治疗在成年人中由于不能耐受药物毒性而受限制,尽管如此,许多研究取得了成功。在CALGB研究中,使用5种药物的诱导方案即环磷酰胺、柔红霉素、长春新碱、泼尼松、门

九、急性淋巴细胞白血病

冬酰胺酶，完全缓解率85％，80％急性B淋巴细胞白血病和97％急性T淋巴细胞白血病获得完全缓解，特别是有髓系CD13、CD33共表达时不影响完全缓解率及持续时间。还有研究证实，诱导缓解期间柔红霉素剂量和剂量强度是成人急性淋巴细胞白血病预后的一个因素，在VLP诱导方案中加柔红霉素30毫克/平方米体表面积第1、3、5周前3日，总剂量270毫克/平方米体表面积，60例成人急性淋巴细胞白血病完全缓解率93％，早期死亡8％，中位随访期44个月，无病生存率55％。大剂量阿糖胞苷联合米托蒽醌而不用VP方案可加速成人急性淋巴细胞白血病缓解。这种大剂量治疗的目的不仅仅是提高完全缓解率，更重要的是改善缓解质量，获长期无病生存率。

（3）对于高白细胞的患者（白细胞$>100\times10^9$/升），除非在极少情况下（如怀孕期），一般不推荐进行白细胞分离。可以在正式化学治疗之前给予VP方案，即长春新碱2毫克，静脉注射，第1日；泼尼松60毫克/平方米体表面积，口服，第1～7日。

2. 巩固强化治疗 临床完全缓解后，患者仍有不同程度的残留白血病细胞，残留程度与长期生存相关。临床缓解并不是生物学治愈，骨髓中仍然存在白血病细胞，完全缓解后需要进一步巩固、强化和维持治疗，现统称为缓解后治疗。

随着正常造血的恢复，完全缓解患者即可开始进入强化治疗，即采用诱导缓解中未曾使用多种药物或重新使用诱导缓解方案，常用的药物如依托泊苷、替尼泊苷、门冬酰胺酶，以及大剂量阿糖胞苷、甲氨蝶呤等。异基因或自体造血干细胞移植也是一种强化治疗形式。

通常认为，成人急性淋巴细胞白血病早期强化能够有效延长缓解期或防止复发。在MRC随机研究中，接受早期和后期强化的患者复发危险降低。几项非随机研究也强烈提示强化治疗的益处，特别是年轻、没有接受强化治疗的患者治疗效果差。虽然在

GIMEMA 随机研究中,2 个疗程强化方案没有比常规维持治疗显示出优势,但强化治疗现在几乎是所有成人急性淋巴细胞白血病治疗中的一部分。

大剂量阿糖胞苷和大剂量甲氨蝶呤是最常用于强化治疗。一些协作中心的结果证实,中剂量或大剂量抗代谢药物可以明显改善儿童急性淋巴细胞白血病预后。在 38 例接受大剂量甲氨蝶呤(4 克/平方米体表面积)治疗的儿童与 39 例接受低剂量(40 毫克/平方米体表面积)治疗的儿童的研究中,7 年无病生存率分别为82%±6%、69%±7%。大剂量甲氨蝶呤在脑脊液中的浓度达到治疗水平,可以有效防止全身或中枢神经系统白血病复发。甲氨蝶呤 6 克/平方米体表面积,可使单纯中枢神经系统白血病复发的儿童完全缓解率达到 80%。

大剂量阿糖胞苷用于强化治疗的研究较多,但最合理剂量还不明确。虽然哪种亚型能够从中受益还不清楚,但在儿童急性 B 淋巴细胞白血病中效果良好,无病生存率>80%,成年人早前体 B 细胞急性淋巴细胞白血病的无病生存率 50%～60%。对成年人其他高危组,大剂量阿糖胞苷的价值尚待研究。德国多中心研究(03/87)中,对高危患者采用大剂量阿糖胞苷 3 克/平方米体表面积(年龄<50 岁),每 12 小时 1 次,第 1～4 日,联合米托蒽醌 10 毫克/平方米体表面积,第 2～5 日,43%患者 4 年时仍然持续缓解,没有接受这种治疗的患者则为 23%。大剂量阿糖胞苷的另外一种应用是预防和治疗中枢神经系统白血病,因此对于高危成人急性淋巴细胞白血病,尽管相关毒性大,大剂量阿糖胞苷仍然是一种合理选择。

3. 维持治疗 维持治疗是缓解后治疗的组成部分,在儿童急性淋巴细胞白血病已取得良好结果,与过去相比总生存延长,但用于成年人效果尚无定论。标准维持治疗以巯嘌呤和甲氨蝶呤为基础,每周使用甲氨蝶呤和每日口服巯嘌呤,是儿童急性淋巴细胞白血病常用的维持治疗方案。

对于维持治疗的研究,大多是关于治疗持续时间和治疗强度。试图在诱导缓解和巩固强化后不再进行维持治疗的尝试没有取得好的效果;将治疗时间从 24 个月减少为 18 个月,复发率明显增加。CCG 研究组分析了包含 12 000 儿童在内的 42 个随机研究,3年维持治疗明显降低了复发率或死亡率,减少了第三年骨髓及睾丸复发的可能性,但对总生存没有改善,延长至 5 年并没有优势。几个研究显示,3 年维持治疗对男性患儿有益。因此,普遍的原则是对仍处于完全缓解的女性患儿继续所有治疗直至 2~2.5 年,而在男性患儿则为 3 年。成人急性淋巴细胞白血病是否需延长维持治疗尚不明确,在大多数成人研究中,维持治疗至少需 2 年。

最近研究显示,巯嘌呤剂量强度是影响治疗效果最重要的药物学因素,而且晚上服用效果较好,最好一次给予。抗代谢治疗不应该仅仅因为肝功能异常而停止,因为这种肝功能异常是可以耐受,并且是可逆的。间歇加用 VP 方案改善了以抗代谢药为基础的维持治疗效果,在儿童急性淋巴细胞白血病治疗中应用广泛,复发或死亡明显减少(31.2%)。长期维持治疗可增加缓解期死亡率,这些死亡以现在的治疗手段并不能完全避免。一些研究认为,整体生存的改善更倾向于增加治疗强度而不是延长治疗时间,所以目前更注重维持治疗中的定期强化,即在维持治疗阶段加用1~2 个疗程与最初诱导缓解相同的药物或具有足够强度、能使初治急性淋巴细胞白血病患者完全缓解的方案。重新诱导治疗在防止复发方面可能更有效,CCG 的研究认为这种治疗方法使复发或白血病死亡明显降低,改善了总生存,长期无病生存率提高约 4%。维持治疗期间交替使用非交叉耐药药物,进一步改善了标危或高危急性淋巴细胞白血病的预后。

现在更强调个体化治疗,即根据危险因素制定治疗策略,对具有不同危险因素的患者采取不同治疗。残留白血病细胞的增殖和

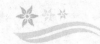

分化潜能是指导维持治疗的另一种重要因素。例如，成熟急性 B 淋巴细胞白血病由于增殖迅速，短疗程的治疗已经非常有效，但对于具有低增殖潜能的细胞可能需要长期治疗。分子生物学技术（如 PCR）的应用，可能有助于阐明这个问题。一旦鉴定出患者特异的克隆改变，则可以根据残留病的程度指导治疗强度和持续时间。

4. 急性 B 淋巴细胞白血病 急性 B 淋巴细胞白血病在成人急性淋巴细胞白血病中仅占 2%～4%，使用普通急性淋巴细胞白血病的方案完全缓解率低，无病生存率 0～33%。在儿童研究中，对 B 细胞肿瘤患者连用 4～6 个疗程长春新碱、柔红霉素、大剂量阿糖胞苷及环磷酰胺，完全缓解率 90%，无病生存率 80%。使用儿童同样或改良方案的成人急性 B 淋巴细胞白血病也取得 70%～80%完全缓解率及 50%无病生存率。在法国研究中，仅给予 4 个月 6 种药物联合的化学治疗，方案为大剂量环磷酰胺、大剂量甲氨蝶呤（3 克/平方米体表面积）、长春新碱、柔红霉素和常规剂量阿糖胞苷并且不进行头颅放射治疗，无病生存率 68%。通过增加 MTX（8 克/平方米体表面积）和阿糖胞苷（2 克/平方米体表面积）剂量，3 年无病生存率为 88%±4%。在这些研究中，3 种较重要的药物为大剂量或分次环磷酰胺、甲氨蝶呤、阿糖胞苷。异环磷酰胺曾在一些研究中替代环磷酰胺，但没有显示出明确的优越性。

急性 B 淋巴细胞白血病很少在一年后复发，不需要持久的维持治疗。目前，急性 B 淋巴细胞白血病不再是一种预后不良的特征。只有在 2 个或至多 3 个疗程未达到完全缓解时才考虑进行 BMT。一些研究建议年龄超过 60 岁的患者应减少甲氨蝶呤和阿糖胞苷剂量以降低毒性。急性 B 淋巴细胞白血病中中枢神经系统白血病发病率及复发率均高，应重视中枢神经系统白血病的防治。

5. 中枢神经系统白血病的防治 有效防治中枢神经系统白

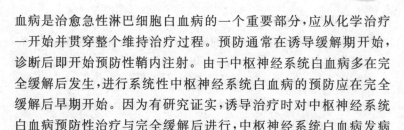

九、急性淋巴细胞白血病

血病是治愈急性淋巴细胞白血病的一个重要部分,应从化学治疗一开始并贯穿整个维持治疗过程。预防通常在诱导缓解期开始,诊断后即开始预防性鞘内注射。由于中枢神经系统白血病多在完全缓解后发生,进行系统性中枢神经系统白血病的预防应在完全缓解后早期开始。因为有研究证实,诱导治疗时对中枢神经系统白血病预防性治疗与完全缓解后进行,中枢神经系统白血病发病率及总生存无明显差异,但前一种治疗化脓性感染的概率增多。

预防性鞘内注射的常用药物有环磷酰胺或阿糖胞苷与地塞米松,目的是在脑脊液中产生足够的药物浓度,杀灭白血病细胞。单独 IT 化学治疗药物,中枢神经系统白血病的复发率可减少到13%(8%~19%)。有些研究认为,IT 三联药物每 8 周 1 次,其防治中枢神经系统白血病的效果优于两联药物。单独全身大剂量化学治疗,通常为大剂量阿糖胞苷及大剂量甲氨蝶呤,中枢神经系统白血病复发率 14%(10%~16%),对中枢神经系统白血病预防可能太弱。大剂量化学治疗与 IT 组合治疗效果良好,中枢神经系统白血病的最佳治疗是在最低的并发症下保证最佳抗白血病效果,因此对是否应用头颅照射尚有争论。由于颅脑照射可能引起后期严重的神经系统后遗症,如白质脑病,偶尔还可引起颅内肿瘤,故有些治疗中心已经放弃了这种治疗方式,特别是对低危患者,单独采用 IT 结合全身应用大剂量阿糖胞苷及大剂量甲氨蝶呤也取得同样的中枢神经系统白血病预防作用。

6. 复发急性淋巴细胞白血病的治疗 复发急性淋巴细胞白血病的白血病细胞均有不同程度的耐药,对常规治疗反应不佳,预后较差,即使再次获得完全缓解,绝大多数最终仍要复发。复发的部位可以在骨髓或髓外组织,如中枢神经系统、睾丸等。总的治疗原则是选用与原诱导方案无交叉耐药的药物,更换二线药物,如替尼泊苷、依托泊苷、安吖啶、米托蒽醌、去甲氧柔红霉素、氟达拉滨等组成新的强化诱导方案,也可应用中剂量/大剂量阿糖胞苷或中剂量/大剂量甲氨蝶呤。

选用与原标准治疗相似的方案，儿童急性淋巴细胞白血病完全缓解率较高，可达 71%，成年人仅为 50%。大剂量阿糖胞苷在复发成人急性淋巴细胞白血病中研究较多，单独应用完全缓解率 10%～30%，联合安吖啶、米托蒽醌后完全缓解率进一步提高。中剂量/大剂量甲氨蝶呤联合门冬酰胺酶，完全缓解率 51%，并且耐受性良好。据报道，EA 方案（依托泊苷 60 毫克/平方米体表面积，阿糖胞苷 100 毫克/平方米体表面积×5）完全缓解率 33%；替尼泊苷联合阿糖胞苷方案（替尼泊苷 160 毫克/平方米体表面积×8，阿糖胞苷 200 毫克/平方米体表面积×5）完全缓解率 42%。FLAG 方案（氟达拉滨、大剂量阿糖胞苷、粒细胞集落刺激因子）或与伊达吡星联合应用在难治性、特别是 Ph 染色体阳性急性淋巴细胞白血病中显示了效果，在一个包括 43 例患者的研究中完全缓解率达 70%左右。

复发患者对治疗反应最有意义的因素为第一次完全缓解持续时间，而不是化学治疗方案种类和化学治疗强度。第一次完全缓解持续时间长的患者与第一次完全缓解持续时间短的患者相比，前者再次完全缓解及无病生存率均明显增高。复发或难治急性淋巴细胞白血病获得长期生存的唯一机会是进行干细胞移植，如有条件应在第二次完全缓解后尽早进行。异基因造血干细胞移植为 12%～23%，Auto-SCTDFS 较低。

中枢神经系统或睾丸局部复发可以通过化学治疗或放射治疗控制，局部复发通常意味着全身系统治疗的失败，因此，局部复发治疗中的一个重要原则是防止全身复发。

7. 干细胞移植　异基因造血干细胞移植是清除残留病的有效方法，如果有合适干细胞移植供者，除了儿童非高危型急性淋巴细胞白血病经恰当的化学治疗后可能长期缓解外，其他急性淋巴细胞白血病宜在第一次完全缓解就进行异基因造血干细胞移植。

九、急性淋巴细胞白血病

具有下列情况者更应在第一次完全缓解后就进行异基因造血干细胞移植:成人急性淋巴细胞白血病年龄在40～50岁,具有t(9;22)或BCR-ABL融合基因阳性;t(4;11)阳性及对最初诱导治疗反应不佳的患者。婴儿具有t(4;11)或任何11q23异常、儿童具有t(9;22)或BCR/ABL融合基因阳性及延迟缓解或未获完全缓解者;<1岁婴儿CR1进行移植还缺乏令人信服的资料。之所以在CR1进行异基因造血干细胞移植,是因为早期白血病细胞对化、放射治疗较为敏感;患者体内尚未产生或仅有为数较少的耐药白血病细胞;患者一般情况较好,没有经受过多次化学治疗的损害,较容易耐受干细胞移植前大剂量化、放射治疗的毒性反应,各种并发症的机会少。第一次完全缓解患者经异基因造血干细胞移植的平均5年存活率在40%～60%,其成功率和远期疗效与急性髓细胞性白血病相似,但其复发率稍高。没有缓解的患者23%通过异基因造血干细胞移植亦可以获长期无病生存率。老龄、高白细胞、对诱导缓解治疗反应差,不论是化学治疗还是移植均是不良预后因素。但Ph染色体阳性急性淋巴细胞白血病是一种例外,单独化学治疗预后很差,但异基因造血干细胞移植效果很好,无病生存率30%～40%。在第二次完全缓解期,成人急性淋巴细胞白血病和儿童急性淋巴细胞白血病行异基因造血干细胞移植,大概30%患者可以获长期无病生存。急性淋巴细胞白血病复发后异基因造血干细胞移植几乎是唯一的根治办法,虽然其长期无病生存率不如CR1患者,但早期复发时接受异基因造血干细胞移植的长期成功率亦能达30%～50%。

对于无人类白细胞抗原相合供者的急性淋巴细胞白血病,可以考虑行自体外周血干细胞移植,这种方式有输入残留肿瘤细胞的危险性,由于缺乏移植物抗白血病效应,复发的危险性升高。其长期疗效虽不及异基因造血干细胞移植,但优于常规化学治疗,一般于强化1～3个疗程后进行。净化的自体外周血干细胞移植有可能减轻白血病细胞的污染。此外,自体外周血干细胞移植后采用维持治疗有可能减低复发的危险性。

(六)中医治疗

由于该病病情复杂,变化快,夹杂症候多,所以各家分类很不一致。根据急性白血病的几个主症,结合疾病发展过程和病情变化,将其分为肝肾阴虚,毒热内蕴;阴虚血热,迫血妄行;气血亏虚,心脾两虚;气虚血瘀,痰凝毒结4型。但这4型并不是绝对独立,往往相互夹杂,临证还需辨明脏腑虚实、阴阳失调、表里寒热、气血紊乱及经络不和等,以便对症下药。

1. 辨证治疗

(1)肝肾阴虚,毒热内蕴

主症:低热或高热,自汗盗汗,疲乏无力,腰酸腿软,五心烦热,头晕头痛,眼花目眩,口干舌痛,舌质红或紫暗,舌苔薄黄,脉细数或沉数。

治则:滋补肝肾,清热解毒。

方药:生地黄20克,玄参15克,知母10克,龟甲10克,鳖甲30克,地骨皮20克,牡丹皮20克,蒲公英30克,银柴胡15克,大青叶15克,半枝莲30克,白花舌蛇草30克,狗舌草15克,女贞子30克,青黛(分冲)3克。

用法:水煎服,每日1剂。

(2)阴虚血热,迫血妄行

主症:衄血,咯血,呕血,便血,崩漏及皮下出血,伴有低热,盗汗,乏力,五心烦热,心悸气短,失眠,纳差,舌质绛红或淡红,苔白或薄黄,脉沉细数或弦细数。

治则:清热解毒,凉血止血。

方药:水牛角10克,生地黄20克,牡丹皮20克,墨旱莲30

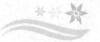

克,女贞子 20 克,白芍 15 克,血余炭 20 克,大蓟、小蓟各 30 克,仙鹤草 30 克,地榆炭 30 克。

用法:水煎服,每日 1 剂。

(3)气血亏虚,心脾两虚

主症:面色苍白,唇甲淡白无华,头晕耳鸣,心悸气短,失眠多梦,皮干发枯,自汗盗汗,衄血,咯血,皮下出血,甚则肢冷便溏,舌淡苔白,脉沉细无力。

治则:益气养血,滋补心脾。

方药:人参 10 克,天冬 15 克,五味子 9 克,当归 15 克,云茯苓 20 克,白术 20 克,山药 20 克,何首乌 15 克,枸杞子 15 克,山茱萸 20 克,炒酸枣仁 15 克,浮小麦 30 克,黄芪 15 克,炙甘草 10 克。

用法:水煎服,每日 1 剂。

(4)气虚血瘀,痰凝毒结

主症:胸闷气短乏力疲倦,颈腋痰核瘰疬累累,腹部痞块,腹胀腹痛,面色萎黄,舌质暗瘀,苔白或腻,脉沉弦或细滑。

治则:益气活血,化痰解毒

方药:红参 10 克,丹参 30 克,赤芍 12 克,归尾 10 克,炮穿山甲 10 克,瓜蒌 20 克,干蟾蜍 10 克,山慈姑 15 克,郁金 10 克,枳实 10 克,徐长卿 30 克,黄芪 20 克,山药 10 克。

用法:水煎服,每日 1 剂。

2. 验方

(1)干蟾蜍粉成年人每次 1 克,小儿每次 0.25 克,口服,每日 2～3 次。

(2)紫金锭每次 2 片,每日 2～3 次,合并泼尼松口服,7～10 日为 1 个疗程,间歇 7～10 日。

(3)白花蛇舌草 9 克,马鞭草 9 克,喜树根皮 9 克,墨旱莲、枸杞子、阿胶、何首乌、党参各 15 克。水煎分 2 次服,每日 1 剂,连服 20 日为 1 个疗程。用本方配合激素及支持疗法。

(4)板蓝根 12 克,七叶一枝花 12 克,生地黄 12 克,熟地黄 12 克,石斛 12 克,白术 9 克,人中黄 9 克,人中白 9 克,忍冬藤 15 克,马勃 4.5 克,半枝莲 12 克,猪殃殃 30 克。水煎服,每日 1 剂。

(5)核桃枝 60 克,白花蛇舌草 30 克,生何首乌 30 克,连翘 30 克,紫草根 15 克,土大黄 15 克。水煎服,每日 1 剂。同时配合使用糖皮质激素类药物。

(6)人参 50 克,黄芪 250 克,鹿茸 10 克,砂仁 10 克,白术 15 克,陈皮 15 克,半夏 15 克,茯苓 15 克,当归 15 克,白芍 15 克,甘草 15 克。水煎服,每日 1 剂。

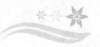

十、慢性髓细胞白血病

慢性髓细胞白血病是一种造血干细胞克隆增生性疾病,骨髓以髓系增生,外周血白细胞增多及脾脏大为主要特征。90%以上患者骨髓细胞中存在特征性的费城染色体和(或)BCR/ABL 融合基因。中位生存期 3～4 年。传统上慢性髓细胞白血病除包括费城染色体和(或)BCR/ABL 融合基因阳性的慢性粒细胞白血病外,还将慢性中性粒细胞白血病、不典型慢性髓细胞白血病、慢性粒单核细胞白血病及幼年型粒单核细胞白血病也归入慢性髓细胞白血病的范畴。但按最近的世界卫生组织分类标准,慢性髓细胞白血病仅指慢性粒细胞白血病,其他几种疾病仅鉴别诊断部分简要叙述。全球年发病率约为 1/10 万,占成年人白血病的 15%～20%,发病高峰在 50～60 岁,男：女为 1.4：1。

(一)病　因

大多数病因不明。日本广岛、长崎两地原子弹受害者的幸存者中慢性髓细胞白血病的发病率明显增高,而且部分慢性髓细胞白血病患者既往接受过放射性诊断和治疗的事实似乎说明辐射损伤是慢性髓细胞白血病的致病原因。但从临床表现、发病过程、遗传学变异等方面比较,有或无放射接触史的慢性髓细胞白血病并无差异,未能确定化学毒物、致癌剂、致突变剂或病毒是本病的病因。

(二)临床表现

1. 慢性期

(1)症状:通常大多数慢性髓细胞白血病患者临床上处于"慢性"或"稳定"阶段,可持续 3~4 年。常见的症状包括贫血、脾区不适、出血、乏力、体重减轻和低热等代谢增高的表现。20%~40%的患者无症状,因常规体检发现白细胞数、血小板数增高或脾大而诊断。少数患者有痛风性小关节疼痛。此外,还有视力障碍、神经系统病变及阴茎异常勃起等。慢性期患者不易感染,发热少见。

(2)体征:主要表现为脏器浸润。90%患者脾大,程度不一,肋下可触及巨脾,延伸至盆腔,质硬常有明显切迹。脾栓塞时脾区可触及摩擦感或闻及摩擦音。可有轻到中度肝大,淋巴结肿大少见。胸骨常有压痛,以胸骨柄的下端为著。眼底视网膜浸润,可见到视网膜血管迂回扩张,并可见呈片状的出血斑及白色浸润中心。

2. 急变期
慢性期经过数月或数年之后,恶性造血干细胞极度增生,骨髓原粒＋早幼粒细胞≥20%,可伴由血小板衍生生长因子过多引起的骨髓纤维化改变。每个患者何时急变尚不能预测。一旦发生急变,病情迅速恶化,治疗非常困难,存活期很少超过6~12 个月。急变类型有不明原因的发热,脾进一步增大,出现骨痛、出血及髓外肿物等浸润现象,如淋巴结肿大、皮肤软组织肿块或溶骨性病变。

(1)约 65%为急粒变,包括原始粒细胞危象,病情突然骤变,骨髓或血液中出现大量的原始粒细胞,原粒＋早幼粒>90%,病情发展快,病程短,一般在 1~2 个月死亡;慢粒急变指慢性髓细胞白血病经数周至数月的转变过程,出现急性白血病的所有征象。骨髓中原始＋早幼粒>20%。对治疗耐药,生存期不超过 6 个月。

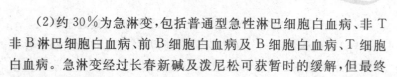

(2)约 30％为急淋变,包括普通型急性淋巴细胞白血病、非 T
非 B 淋巴细胞白血病、前 B 细胞白血病及 B 细胞白血病、T 细胞
白血病。急淋变经过长春新碱及泼尼松可获暂时的缓解,但最终
在半年至一年死亡。

(3)5％为其他少见类型的急髓变,包括组织细胞变、红白血病
变、巨核细胞变及急性单核细胞变。血常规、骨髓象、细胞形态学
等改变有其相应的特征,且预后差,绝大多数患者急变后 6 个月内
死亡。

3. 加速期　介于慢性期和急性期之间,此期临床开始出现低
热、脾大等现象,贫血逐渐加重,白细胞持续上升,幼稚细胞开始增
多,原粒＋早幼粒≥10％,对原来有效的药物出现耐药。在数周或
数月内即可演变成典型的急性期。染色体在此期已有变化如急性
期,故染色体的改变早于血液学和临床的转变,可作为疾病进展及
预后判断的指标。

（三）辅助检查

1. 慢性期

(1)血常规:白细胞数常＞$50×10^9$/升,有时可达 $500×10^9$/升
以上。约 1/3 患者血红蛋白＜110 克/升,多为正细胞正色素性贫
血。血小板往往增多,有时高达 $1\ 000×10^9$/升,少数患者可正常
或减少。血涂片检查中可见不同成熟阶段的粒细胞,以中、晚幼粒
细胞阶段居多。原粒细胞＜5％,原粒＋早幼粒细胞≤10％,嗜酸
性及嗜碱性粒细胞增多,有少量有核红细胞出现。

(2)骨髓象:增生极度活跃或明显活跃,以粒系为著,粒与红之
比可增至(10～20):1,粒系各阶段均增加,以中、晚幼粒细胞增加
为主。嗜酸性与嗜碱性粒细胞比例明显高于正常,巨核细胞及血
小板亦增多。

(3)中性粒细胞碱性磷酸酶:染色积分减低或接近于零。

(4)细胞遗传学及分子生物学检查:90%以上的慢性期患者骨髓中期分裂细胞往往费城染色体阳性,分带技术证明9号染色体长臂3区4带与22号染色体1区1带部分片段相互易位,即t(9;22)(q34;q11)。荧光素染色体原位杂交术敏感性更高。提取骨髓或外周血单个核细胞的DNA,经DNA印迹法可检测到bcr基因重排,发生在5'端(b2a2)或3'端(b3a2)。若提取骨髓或血单个核细胞总RNA,经反转录聚合酶链反应术可检测到BCR/ABL转录产物mRNA,是目前最灵敏且又特异的方法。

(5)血清生化测定:血清尿酸、乳酸脱氢酶及溶菌酶往往增高。

2. 急变期 贫血迅速加重,骨髓及外周血中原始粒细胞明显增多。骨髓原始粒细胞>20%,如为急变危象则可达90%以上,血小板减少,中性分叶核细胞碱性磷酸酶可升高或正常。遗传学检查,常为非整倍体,除t(9;22)(q34;q11)的Ph染色体外,还附加有其他染色体的异常,如出现第二个费城染色体,或多一个8号染色体(+8),或17号染色体长臂缺失(ISO17q$^-$)。

(四)诊断与鉴别诊断

1. 诊断 慢性髓细胞白血病慢性期诊断不困难。凡有不明原因的脾大,持续性外周血白细胞数增高,伴有中、晚幼粒细胞,骨髓增生极度或明显活跃,以中、晚幼粒细胞增多为主,中性粒细胞碱性磷酸酶染色积分减少,骨髓细胞Ph染色体阳性或检测到特征性BCR/ABL基因标志,诊断即可确定。

2. 鉴别诊断

(1)在不典型情况下,慢性髓细胞白血病应与类白血病反应相鉴别。类白血病反应可继发于休克、严重感染、结核病、晚期肿瘤或妊娠中、后期,白细胞数多<$50×10^9$/升,中性粒细胞碱性磷酸

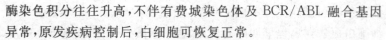

十、慢性髓细胞白血病

酶染色积分往往升高,不伴有费城染色体及 BCR/ABL 融合基因异常,原发疾病控制后,白细胞可恢复正常。

(2)尚需与原发性骨髓纤维化相鉴别。原发性骨髓纤维化常有明显的脾大、白细胞和血小板可以增高,血片中出现幼粒、幼红细胞,易与慢性髓细胞白血病相混淆。但是原发性骨髓纤维化患者 Ph 染色体阴性,骨髓活检有网状纤维及胶原纤维增生。

(3)费城染色体阳性急性淋巴细胞白血病须与无慢性期的慢性髓细胞白血病急淋变相鉴别。两者临床表现相似,后者脾大较明显,费城染色体阳性急性淋巴细胞白血病在完全缓解期染色体核型可恢复正常,复发时再现。慢性髓细胞白血病急淋变者费城染色体难以消减,还伴有附加染色体异常。从分子水平检测可发现,约半数费城染色体阳性急性淋巴细胞白血病的融合基因及其表达产物与慢性髓细胞白血病相同,断裂点在 M-bcr,其 BCR/ABL 产物为 P^{210};另半数费城染色体阳性急性淋巴细胞白血病的断裂点在 M-bcr 上游约 40kb 的 M-bcr 区,蛋白产物为 P^{190}。当作基因检测时,须用有别于费城染色体阳性慢性髓细胞白血病的引物及探针,以此可区别于慢性髓细胞白血病。

(4)慢性髓细胞白血病还须与原属慢性髓细胞白血病的几种相关疾病相鉴别。因为它们均有外周血白细胞数升高,出现幼稚粒细胞;骨髓增生明显或极度活跃,以粒细胞系为主;常伴脾大等征象。慢性髓细胞白血病与这些相关疾病相鉴别的关键点是费城染色体和 BCR/ABL 融合基因的检测,慢性髓细胞白血病为阳性,而相关疾病为阴性。下面再简单列出其他的鉴别要点。

①慢性中性粒细胞白血病。骨髓中增生的细胞主要为成熟的中性分叶核细胞、外周血中性粒细胞碱性磷酸酶(心)染色积分常升高。目前,世界卫生组织在分类中已将慢性中性粒细胞白血病归入骨髓增生性疾病范畴。

②不典型慢性髓细胞白血病。实质上是一种本质上与典型慢

性髓细胞白血病完全不同的疾病,命名也不合适。不典型慢性髓细胞白血病在病程早期即有贫血、血小板减少,而白细胞增高幅度低或不增高;外周血嗜碱粒细胞极少或缺如;骨髓常有一系或多系病态造血;脾大不显著;晚期常表现为骨髓衰竭,急性变者<50%。

③慢性粒单核细胞白血病。原法、英、美分型中属骨髓增生异常综合征的慢性中性粒细胞白血病有明显的病态造血及原始细胞增多,同时伴外周血单核细胞>$1×10^9$/升,不易与慢性髓细胞白血病混淆。另一类称为增生型慢性中性粒细胞白血病则应仔细鉴别,除了上述的费城染色体及 BCR/ABL 融合基因阴性外,外周血单核细胞>$1×10^9$/升为主要鉴别点。

④幼年型粒单核细胞白血病。是一种十分少见的儿童慢性髓细胞白血病,临床上常有发热、贫血,尤其伴皮损,如面部斑丘疹、黄色瘤及牛奶咖啡斑。其外周血单核细胞>$1×10^9$/升是与慢性髓细胞白血病的鉴别要点。

上述不典型慢性髓细胞白血病、慢性中性粒细胞白血病及幼年型粒单核细胞白血病在世界卫生组织分类中归入骨髓增生异常综合征/骨髓增生性疾病范畴。

(五)西医治疗

1. 抗白血病药物单药治疗

(1)白消安:白消安为细胞周期非特异性药物对慢性髓细胞白血病慢性期患者疗效确切,长期治疗的中位生存期在 4 年。常规用药为每日 4~8 毫克。用药后乏力,盗汗,低热等自觉症状可消失,血常规明显改善发生在用药后 3~4 周。白细胞数下降 50%时,药量减半。白细胞降至 $10×10^9$/升时,可暂停药观察。此后可因人而异调整药量,使白细胞数维持在 $10×10^9$/升左右。由于白消安起效慢,不良反应多,包括长期骨髓抑制、皮疹及皮肤色素沉着（与肾上腺皮质功能低下有关）、肺间质纤维化，还有加速急性变及诱发第二肿瘤的可能，以及影响以后异体造血干细胞移植的效果，故目前国外已将白消安降为二线药物。加速期、急变期慢性髓细胞白血病者无效。

（2）羟基脲：1972 年开始用于治疗慢性髓细胞白血病，是一种核糖核苷酸二磷酸还原酶抑制剂。羟基脲通过抑制胞苷二磷酸或胞苷三磷酸转化为脱氧胞苷二磷酸或脱氧胞苷三磷酸抑制 DNA 合成，对 RNA 与蛋白质无抑制作用，是 S 期周期特异性药物。用于慢性髓细胞白血病慢性期患者起效快，用量为每日 2～4 克，分 2～3 次口服。白细胞下降后减量，使白细胞数维持在 10×10^9/升左右，以小剂量维持，或间隔服药。用量不当引起的骨髓抑制，停药后数日即能恢复。不良反应少，偶可引起皮肤潮红、黏膜炎或腹泻等。长期治疗的 5 年生存率可达 80% 以上，从不良反应的发生，中位生存期及维持慢性期时限等方面均优于白消胺，故目前国内外已将羟基脲列为慢性髓细胞白血病慢性期治疗的首选药物。但加速期慢性髓细胞白血病疗效差，急变期慢性髓细胞白血病基本无效。

（3）三尖杉酯碱类：这是我国独创的抗白血病药物，主要用于急性髓性白血病疗效十分肯定。早在 20 世纪 70 年代已用于慢性髓细胞白血病，获得较好的疗效，但由于需静脉注射，未能推广普及。近年来，欧美国家将三尖杉酯碱用于慢性期慢性髓细胞白血病的晚期患者，诱导剂量为每日 2.5 毫克/平方米体表面积×14 天，维持量为每日 2.5 毫克/平方米体表面积，每月用 7 日。有报道，67% 的患者获完全血液学缓解，细胞遗传学完全缓解者占 5%，细胞遗传学部分缓解者占 15%，总的细胞遗传学反应率为 30%，4 年生存率为 38%。另有报道，三尖杉酯碱类用于慢性期慢性髓细胞白血病的早期患者，完全血液学缓解高达 92%，总细胞遗传学反应率为 68%，故国际上已确认了三尖杉酯碱类治疗慢性髓细胞白血病的效果。其不良反应为骨髓抑制、心肌毒性及药物热。

（4）异靛甲：为合成的新型吲哚类药物，影响 DNA 的合成，从而抑制细胞的增生。该药是我国首创的抗白血病药物，仅对慢性髓细胞白血病有效。剂量为每日 125～150 毫克，分 2～3 次口服。总血液学缓解率为 80.6％。常见不良反应是腹泻，恶心，骨、关节和肌肉的疼痛，疼痛随剂量增加而加剧，减量可缓解。其胃肠道不良反应较同类药靛玉红（中药青黛中提取的有效成分）明显减少。

（5）地西他滨：为 5 氮杂胞苷的同类物。通过抑制 DNA 甲基转移酶，减少抑癌基因 DNA 的甲基化，从而恢复其抑制肿瘤细胞增生及防止耐药的发生。国外用于慢性髓细胞白血病已取得一定的疗效，加速期患者反应率为 53％，急变期为 25％，生存期也明显优于联合化学治疗。用法为 100 毫克/平方米体表面积，静脉滴注，每 12 小时 1 次，连用 5 日为 1 个疗程，4～8 周后重复治疗。主要不良反应为骨髓抑制。

2. 联合化学治疗　2 种或 2 种以上抗白血病的药物联合应用，或序贯用药，或选用治疗急性髓细胞性白血病的强烈化学治疗方案，均不能延长慢性髓细胞白血病的慢性期及生存期，故目前联合化学治疗已不再提倡。

3. 干扰素　用于慢性髓细胞白血病的干扰素为 α，开辟了治疗慢性髓细胞白血病的新途径。干扰素是一种糖蛋白，治疗慢性髓细胞白血病的机制尚不清楚。干扰素治疗慢性髓细胞白血病的血液学缓解率可达 70％，细胞遗传学缓解率可达 5％～30％，其中 14％获完全细胞遗传学缓解（费城染色体全部消失），中位生存期明显长于单用白消胺或羟基脲组（72 个月：52 个月）。开始用小剂量 300 万单位皮下注射，隔日 1 次，逐渐增至 600 万单位，隔日 1 次，持续 1～2 年。国外学者主张，起始即用 500 万～600 万单位，每周 5 次，连续 1 年，并认为剂量与疗效成正比。多数患者在治疗 3 个月内出现疗效。对于低、中危组，早期及过去未接受过抗白血病治疗的患者疗效佳。常见不良反应有发热、畏寒、头痛及肌肉关节疼痛，程度与剂量有关，多数患者预防性使用解热镇痛药后症状可减轻；少见不良反应为全身乏力、体重下降、贫血、血小板减少及甲状腺炎；偶见的不良反应有心律失常、充血性心功能不全、精神抑郁。聚乙二醇干扰素是将聚乙二醇共价结合于干扰素而形成，这种改进使干扰素的药动学得到明显改进，延长了干扰素-α 的半衰期，可以每周给药，并且有证据表明，药物的耐受性和效果都优于干扰素-α。

4. 造血干细胞移植　异基因造血干细胞移植是当前唯一能治愈慢性髓细胞白血病的方法。在慢性期第一年内进行移植，5 年无病生存率可达到 60%～80%。移植物抗宿主病（慢性移植物抗宿主病）是异基因造血干细胞移植的致命并发症，20%～30% 的患者死于移植相关病。年龄是影响移植预后的主要原因，慢性髓细胞白血病患者接受异基因造血干细胞移植的极限年龄为 50 岁。加速期、急变期进行异基因造血干细胞移植的存活率分别是 40% 和 20%，明显低于慢性期者。所以，慢性期患者在诊断后 1 年内是接受异基因移植的最佳时机。近几年开展的非清髓性造血干细胞移植、供者淋巴细胞输注，受者年龄可放宽至 65 岁。

自体造血干细胞移植具有不受年龄限制、费用较低及不发生慢性移植物抗宿主病等致命性并发症的优点，但是难于治愈慢性髓细胞白血病。近年随着方法的改进疗效有所提高，在慢性期行自体造血干细胞移植 5 年存活率可达 40% 以上。与异基因造血干细胞移植相比，自体造血干细胞移植的效果更受移植时疾病所处阶段的影响。有资料显示，在慢性期、加速期、急变期行自体移植 3 年生存率分别为 60%、30% 和 0%。为提高自体移植的效果包括体外净化骨髓，与干扰素-α 及伊马替尼等联合应用均在探索中。

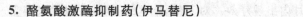

5. 酪氨酸激酶抑制药(伊马替尼)

(1)慢性期慢性髓细胞白血病:剂量为400～600毫克,每日1次,口服。完全血液学缓解者占88%,细胞遗传学缓解者占30%,分子生物学缓解者占19%。

(2)加速期慢性髓细胞白血病:剂量为400～600毫克,每日1次,口服。完全血液学缓解为28%,另有24%患者又回复到慢性期;细胞遗传学缓解为14%,分子生物学缓解为7%。

(3)急变期慢性髓细胞白血病:起始剂量为每日400毫克,随后每日600毫克。完全血液学缓解为4%,另有19%回复到慢性期;细胞遗传学缓解为5%,分子生物学缓解为8.5%。

大多数患者能很好地耐受伊马替尼的治疗,常见的不良反应包括骨髓抑制及血细胞减少、恶心、呕吐、水肿及浆膜腔积液、肌肉痉挛、关节痛、腹泻、皮肤红斑,少数患者由于肝功能损伤而不得不终止治疗。不良反应的出现,存在个体差异。伊马替尼主要在肝脏中经 CYP3A4/5p450 酶系统代谢。伊马替尼并不能诱导该酶合成,但是当伊马替尼与具有诱导 CYP3A4/5p450 酶活性的药物一起使用时,可使血浆伊马替尼浓度降低和治疗作用减低。相反,凡能抑制 CYP3A4/5p450 酶活性的药物均能提高血浆伊马替尼浓度。另外,伊马替尼可增加环孢素的浓度,同时影响华法林的体内代谢,因此服用伊马替尼的患者若同时需要抗凝治疗,最好选用低分子量肝素。在伊马替尼治疗中,<10%的慢性期患者血常规并没有获得改善,45%～50%的患者产生细胞遗传学抵抗,在加速期和急变期,分别有18%和48%的患者产生血液学抵抗(血液学不能获得缓解)。即使在获得血液学缓解的患者,在伊马替尼继续治疗过程中病情也出现恶化。这些观察均提示,慢性髓细胞白血病细胞可对伊马替尼产生抵抗。另外,体外的研究也证实慢性髓细胞白血病细胞株可对伊马替尼产生抵抗。目前认为,对伊马替尼产生抵抗的机制为 BCR-ABL 基因突变:在 ab1 酪氨酸激酶基

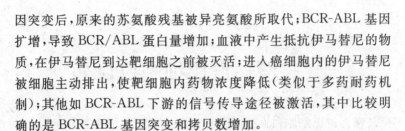

十、慢性髓细胞白血病

因突变后,原来的苏氨酸残基被异亮氨酸所取代;BCR-ABL 基因扩增,导致 BCR/ABL 蛋白量增加;血液中产生抵抗伊马替尼的物质,在伊马替尼到达靶细胞之前被灭活;进入癌细胞内的伊马替尼被细胞主动排出,使靶细胞内药物浓度降低(类似于多药耐药机制);其他如 BCR-ABL 下游的信号传导途径被激活,其中比较明确的是 BCR-ABL 基因突变和拷贝数增加。

病情进展至加速期,通常采取加大羟基脲或干扰素-α 剂量的方法加以控制,中位生存期 8～18 个月不等。此期干扰素-α 治疗的完全血液学缓解＜40%,几乎不能达到主要细胞遗传学缓解。应用针对急性白血病的联合化学治疗方案,可以使 25%～30% 的患者达到完全血液学缓解,但缓解期极短且不能延长生存期。慢性髓细胞白血病发生急变,治疗采用与急性白血病相同的联合化学治疗方案。约 25% 的患者发生急淋变,采用以长春新碱和泼尼松为主的治疗急性淋巴细胞白血病的方案对近 60% 患者有效,但是存活期仅为 4～6 个月。大多数患者发生急髓变,采用针对急性髓性白血病的联合化学治疗方案进行治疗,仅有不足 20% 的患者能达到完全缓解,此期进行造血干细胞移植效果亦差。

常见血液病中西医治疗

十一、慢性淋巴细胞白血病

慢性淋巴细胞白血病是一种恶性淋巴细胞增生性疾病,以小淋巴细胞在血液、骨髓和淋巴组织中不断聚集为主要表现。大多数慢性淋巴细胞白血病为 CD5$^+$ 的 B 细胞型,少数为 T 细胞型。慢性淋巴细胞白血病在西方国家是最常见的白血病,在美国的发病率 1977 年为 3.3/10 万,1990 年 2.3/10 万。发病率近期下降与对慢性淋巴细胞白血病和其相关疾病的认识提高,分类进一步完善有关。在西方国家,慢性淋巴细胞白血病约占全部成年人白血病的 30％,男女比例为(1.3～2)：1,犹太人中慢性淋巴细胞白血病发病率较高。慢性淋巴细胞白血病在亚洲人较少见。我国对慢性淋巴细胞白血病无确切的发病率统计,但慢性淋巴细胞白血病占全部成年白血病的比例仅为 3％,明显低于西方国家。估计发病率为西方人的 1/10,约为 0.3/10 万。男女比例为(1.3～2)：1,细胞遗传学研究认为,不同人种中慢性淋巴细胞白血病发病率不同与其具有不同的细胞生物学特性有关。

(一)病　因

慢性淋巴细胞白血病的确切病因不明,环境因素与慢性淋巴细胞白血病发病无明显相关性。已有报道说明,与其他类型白血病发病有密切相关的因素(如电离辐射、化学致癌物、杀虫剂等)均与慢性淋巴细胞白血病发病无关。病毒感染(如丙型肝炎病毒、EB 病毒)亦与慢性淋巴细胞白血病发病无关。虽然慢性淋巴细胞白血病患者中男性明显多于女性,但未发现性激素与慢性淋巴细

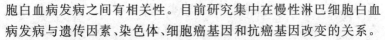

十一、慢性淋巴细胞白血病

胞白血病发病之间有相关性。目前研究集中在慢性淋巴细胞白血
病发病与遗传因素、染色体、细胞癌基因和抗癌基因改变的关系。

1. 遗传因素 慢性淋巴细胞白血病发病率在白种人和黑种
人为高,在亚洲黄种人为低,发病率并不因人种的迁居而变化。提
示不同种族的某些遗传因素与慢性淋巴细胞白血病发病相关。此
外,相继有报道在同一个家庭中多人发生 B 细胞型慢性淋巴细胞
白血病,慢性淋巴细胞白血病患者第一代子女患慢性淋巴细胞白
血病或其他恶性淋巴增生性疾病的危险性为普通人的 3 倍,且多
在年轻时发病,也提示遗传因素在家族性慢性淋巴细胞白血病发
病中有重要作用,但人类白细胞抗原单一表型与慢性淋巴细胞白
血病间无明显相关。目前,尚未发现与慢性淋巴细胞白血病发病
的遗传因子,即使单卵双胎子慢性淋巴细胞白血病患者,至今未发
现有共同的基因异常表现。

2. 染色体 慢性淋巴细胞白血病的细胞遗传学研究较困难,
因其淋巴细胞不易受有丝分裂原刺激而增生,不易得到分裂象细
胞。近年来,通过改进刺激慢性淋巴细胞白血病细胞分裂技术,应
用染色体 R 显带和原位杂交法提高了慢性淋巴细胞白血病染色
体研究成功率。约 50% 慢性淋巴细胞白血病患者发现有克隆染
色体异常,而其余正常核型患者可能是正常 T 细胞核型而未检测
到慢性淋巴细胞白血病的 B 细胞异常核型。

(1)13 号染色体异常:近 50% 慢性淋巴细胞白血病患者有 13
号染色体长臂缺失。缺失部位多在 13q12.3 和 13q14.3。13q12.3
部位缺失,其缺失部位有乳腺癌易感基因(BRCA2)。在 13q14.3
部位缺失,缺失部位可影响到抑癌基因 RB-1(视网膜母细胞基因)。

(2)12 号染色体异常:12 号染色体三体型异常在慢性淋巴细
胞白血病初期很少检测到,多在慢性淋巴细胞白血病临床病情进
展或转为淋巴瘤(Richter 综合征)时发现伴有 12 号染色体三体型
的慢性淋巴细胞白血病细胞多有复杂型改变及不典型或幼淋细胞

形态。提示三体12染色体异常与慢性淋巴细胞白血病病情恶化有关。12染色体三体型作用机制可能是通过对位于12q13和12q22之间的某些基因如mdm基因的影响而体现。

(3)11号染色体异常：10%～20%慢性淋巴细胞白血病患者有11号染色体移位或缺失,伴有11号染色体异常者临床发病年龄较轻(＜55岁),病程常表现为侵袭性。11号染色体异常可累及11q13,目前已认识到此部位包括肿瘤抑制基因-MEN-1(多发性内分泌肿瘤综合征Ⅰ型)。最常见的11号染色体缺失在11q14～24,特别在11q22.3～q23.1,在此部位最可能有肿瘤抑制基因RDX(多发性神经纤维瘤Ⅱ型肿瘤抑制基因同类物)和ATM(遗传性共济失调-毛细胞血管扩张症突变基因),这两种基因的功能与激活肿瘤抑制基因p53有关。p53基因具有调节细胞周期和维持基因稳定作用,其表达产物可使异常细胞进入细胞周期时被阻滞在S期,便于异常细胞有更多的时间进行DNA修复,如细胞不能自行修复受损的DNA,则会自行凋亡。

(4)6号染色体异常：包括6号染色体短臂及长臂异常。6号染色体短臂异常目前尚未发现有相应特定基因功能改变。6q21～q24异常患者临床常表现为幼淋细胞增多和侵袭性病程。此外,肿瘤坏死因子α和淋巴α的基因均位于6号染色体长臂,此两种因子与促进慢性淋巴细胞白血病细胞增生,抑制正常淋巴细胞和骨髓细胞增生有关。

(5)14号染色体异常常表现为易位：在慢性淋巴细胞白血病患者中少见,在淋巴瘤患者中多见t(11;14)(q13;q32)易位;在慢性淋巴细胞白血病中罕见。14q32含有免疫球蛋白a重链同型开关基因,而11q13有细胞周期素D1基因(cyclic D1)t(11;14),常见于外套型非霍奇金淋巴瘤。t(14;18)慢性淋巴细胞白血病患者罕见,常见于低度恶性滤泡型淋巴瘤。

3. 特殊基因改变

(1)p53 基因：p53 基因为一种重要的肿瘤抑制基因，位于 17p13、1 部位，编码 53-kD 核酸磷酸蛋白。其突变或缺陷可能为近 50％肿瘤患者的致病原因。17 号染色体短臂缺失仅见于 10％～15％的慢性淋巴细胞白血病患者。此外，还有 10％～15％慢性淋巴细胞白血病患者有 p53 基因突变，伴有 p53 基因突变患者多为进展型，具有白血病细胞高增生率、生存期短，对一线治疗药物抵抗的临床特点，见于 50％ Richter 综合征和 B 细胞幼淋细胞白血病，提示 p53 基因突变可能是某些慢性淋巴细胞白血病患者病程中获得性改变。

(2)多药耐药基因-1：约 40％慢性淋巴细胞白血病患者多药耐药基因-1 表达增高，多药耐药基因-1 位于 7q21.1，编码 170kD 跨膜部糖蛋白。在慢性淋巴细胞白血病患者 B 细胞中多药耐药基因-1 表达增加而在正常 B 细胞中表达不增加。此外，由于治疗或其他因素也可诱导多药耐药基因-1 表达增加，多药耐药基因-1 异常表达更多是促进慢性淋巴细胞白血病患者病程进展的原因，而不是慢性淋巴细胞白血病的原发病因。

(3)bcl-2 基因：bcl-2 基因位于染色体 18q21，大多数慢性淋巴细胞白血病患者由于 bcl-2 基因重排而表达增加。有 5％左右慢性淋巴细胞白血病患者 bcl-2 基因重排是位于 2 号和 8 号染色体上的 IGK 或 r 轻链基因与位于 18 号染色体 bcl 基因易位。但除基因重排外，慢性淋巴细胞白血病白血病细胞 bcl-2 表达增加与其基因位点的低甲基化有关。可能还有一些尚未了解的基因亦参与作用，使慢性淋巴细胞白血病细胞抵抗凋亡。

4. 细胞因子 慢性淋巴细胞白血病细胞具有分泌多种细胞因子的能力，如肿瘤坏死因子，转化因子-β、白细胞介素-7、白细胞介素-5、白细胞介素-2 等，这些因子具有直接或间接刺激慢性淋巴细胞白血病白血病细胞增生或防止慢性淋巴细胞白血病细胞凋亡作用,同时具有抑制正常淋巴细胞和骨髓造血有关细胞增生作用,因而细胞因子与慢性淋巴细胞白血病患者发病和疾病进展均相关。

(二)临床表现

在欧美白种人中,90%慢性淋巴细胞白血病患者诊断时＞50岁,大多数＞60岁。男女比例为2∶1。在我国,慢性淋巴细胞白血病患者发病较年轻,平均年龄为42岁。

1. 一般症状 约1/4患者无症状,因检查血常规而偶然发现。疲乏、体力活动能力下降和虚弱为常见症状。多在患者发生贫血或淋巴结肿大、肝脾大前发生。其他少见症状包括慢性淋巴细胞白血病细胞鼻黏膜浸润所致慢性鼻炎,感觉运动神经的多发性神经病变,对蚊虫叮咬过敏等。在疾病的进展期,患者可有体重减轻、反复感染、出血或严重贫血症状。此外,慢性淋巴细胞白血病患者多为老年人,可合并有肺、心脏和脑血管疾病的表现。

(1)淋巴结肿大:80%的慢性淋巴细胞白血病患者诊断时有无痛性淋巴结肿大,最常见的部位为颈部、锁骨上及腋窝淋巴结区。典型慢性淋巴细胞白血病淋巴结肿大无压痛,但在合并感染时可有触痛。高度淋巴结肿大可引起局部压迫症状和影响器官功能,如口咽部淋巴结肿大可引起上呼吸道梗阻,腹腔淋巴结肿大可引起泌尿道梗阻和肾盂积水,压迫胆管引起梗阻性黄疸。但慢性淋巴细胞白血病患者纵隔淋巴结肿大很少引起上腔静脉综合征,若出现此综合征则高度怀疑合并肺部肿瘤。

(2)肝脾大:约50%慢性淋巴细胞白血病患者诊断时有轻度或中度肝脾大,常伴有饱满感和腹胀。病程中部分患者脾大可超过脐水平,甚至延伸至盆腔,少数脾大者可伴有脾功能亢进,造成贫血和血小板减少。部分慢性淋巴细胞白血病患者可有肝大,肝

十一、慢性淋巴细胞白血病

功能异常多为轻度，多不伴黄疸。但如腹腔淋巴结肿大压迫胆管者可产生梗阻性黄疸。

（3）结外累及：对慢性淋巴细胞白血病患者尸检时常发现有脏器浸润表现，但引起器官功能异常者少见。例如，50％以上尸检发现肾间质有白血病细胞浸润，但罕见肾衰竭者。在某些器官和组织伴有白血病细胞浸润时可产生症状，如在眼球后、咽部、表皮、前列腺、性腺及淋巴组织，白血病细胞浸润可引起突眼、上呼吸道阻塞、头皮结节、尿道梗阻等相应症状。肺间质浸润者肺 X 线摄片显示结节或粟粒样改变，可致肺功能障碍。胸膜浸润可产生血性或乳糜样胸腔积液。白血病细胞浸润可致消化道黏膜增厚，产生溃疡、出血、吸收不良。慢性淋巴细胞白血病中枢神经系统浸润少见，可产生头痛、脑膜炎、脑神经麻痹、反应迟钝、昏迷等症状。

2. 少见临床表现

（1）转化为侵袭性淋巴瘤/白血病：10％～15％患者转化为侵袭性淋巴瘤/白血病。最常见转化为 Richter 综合征，表现为进行性肝大，脾大，淋巴结增大，发热，腹痛，体重减轻，进行性贫血和血小板减少，外周血淋巴细胞迅速增多。淋巴结活检病理为大 B 细胞或免疫母细胞淋巴瘤。通过免疫表型、细胞遗传学、免疫球蛋白重链基因重排，DNA 序列分析等研究证明，有 1/2 Richter 综合征患者的大淋巴细胞来源于慢性淋巴细胞白血病的同一克隆。Richter 综合征患者对全身化学治疗反应很差，一般生存期 4～5个月。慢性淋巴细胞白血病还可转为幼淋巴细胞白血病，急性淋巴细胞白血病，浆细胞白血病，多发性骨髓瘤，霍奇金淋巴瘤等。

（2）自身免疫性疾病：约 20％的慢性淋巴细胞白血病患者可合并 Coombs 试验阳性的自身免疫性溶血性贫血，其中 50％患者有明显临床表现。2％慢性淋巴细胞白血病患者合并免疫性血小板减少。慢性淋巴细胞白血病临床病情严重程度与是否合并免疫性贫血和血小板减少无相关性。合并自身免疫性溶血和血小板减

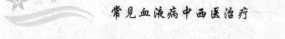

少患者一般对糖皮质激素反应良好。对糖皮质激素若无效者,可试用大剂量静脉注射丙种球蛋白、脾切除或脾区照射。

(3)纯红细胞再生障碍性贫血:有报道,慢性淋巴细胞白血病合并纯红细胞再生障碍性贫血患者可高达6%,临床表现为严重贫血,骨髓幼红细胞和外周血网织红细胞减低,但不伴有粒细胞和血小板减少。糖皮质激素可有短暂疗效。大多数患者对化学治疗有效,可升高血红蛋白数值,同时伴慢性淋巴细胞白血病病情减轻。环孢素并用或不用糖皮质激素对合并纯红细胞再生障碍性贫血的慢性淋巴细胞白血病患者也有效,但常仅为血红蛋白量升高,慢性淋巴细胞白血病病情无改善。

(4)继发恶性肿瘤:慢性淋巴细胞白血病患者可因自身免疫缺陷或化学治疗导致继发性恶性肿瘤。最常见为肺癌和恶性黑素瘤,其他肿瘤有霍奇金淋巴瘤、急性髓细胞性白血病、慢性髓细胞白血病、多发性骨髓瘤等。

(三)辅助检查

1. 血常规

(1)慢性淋巴细胞白血病病程晚期可出现贫血,最常见原因为白血病细胞浸润骨髓引起正常造血功能抑制。在欧美国家约20%患者合并自身免疫性溶血性贫血,在我国合并者罕见。其他原因为脾功能亢进。贫血大多为正细胞正色素性贫血。

(2)慢性淋巴细胞白血病外周血淋巴细胞绝对计数$>5\times10^9$/升,典型患者多在$(10\sim200)\times10^9$/升,最高可超过500×10^9/升。淋巴细胞外形与成熟小淋巴细胞相同,胞质少,胞核染色质呈凝块状。细胞在涂片过程中易破碎,产生典型污状细胞。

(3)粒细胞比例下降(常$<40\%$),尤以晚期明显,但早期粒细胞绝对计数正常或增加。

(4)血小板减少可源于白血病细胞骨髓浸润,脾功能亢进,少数为免疫性血小板减少。

2. 骨髓象 骨髓检查对于慢性淋巴细胞白血病诊断不是必需的,仅在有以下指征时需做骨髓涂片和活组织检查:当淋巴细胞增多在边界数值,临床诊断有疑问时;血小板减少原因须鉴别免疫性或严重骨髓浸润所造成;不能解释的 Coombs 试验阳性。

(1)骨髓涂片:增生活跃或极度活跃,淋巴细胞明显增多,比例>40%的有核细胞数。淋巴细胞形态同血常规,大多为成熟小淋巴细胞,也可有少量幼稚淋巴细胞,在病程晚期尤多见。

(2)骨髓活检:淋巴细胞呈不同形式的浸润,其浸润类型与慢性淋巴细胞白血病患者预后直接相关,分别有以下几种。

①骨髓间质浸润。淋巴细胞浸润呈带状,约 1/3 患者呈上述表现,常为早期,患者预后较好。

②结节状或结节状与间质混合浸润。10%慢性淋巴细胞白血病患者呈结节状,25%患者呈结节状与间质混合浸润型,这两种形式预后亦较好。

③弥漫浸润。25%患者淋巴细胞呈弥漫浸润,骨髓造血细胞明显减少。此型患者临床上呈进展性或侵袭性,预后较差。

3. 淋巴结 淋巴结活检显示淋巴结内呈与外周血相同的小淋巴细胞弥漫性浸润。组织学上与小淋巴细胞淋巴瘤表现相同。因此,淋巴结活检对慢性淋巴细胞白血病患者无诊断作用。但当淋巴结肿大原因不明时,尤其是怀疑慢性淋巴细胞白血病转为 Richter 综合征淋巴瘤时,应做淋巴结活检,此时浸润的淋巴细胞为大 B 淋巴细胞或免疫母细胞。

4. 免疫表型 用单克隆抗体和流式细胞仪可以测定慢性淋巴细胞白血病患者白血病细胞表面的 B 或 T 细胞分化抗原,表面免疫球蛋白,κ 或 λ 轻链。不但可以鉴别慢性淋巴细胞白血病是 T 细胞或 B 细胞型别,而且可以与其他易与慢性淋巴细胞白血病混淆的 B 细胞来源白血病相鉴别。慢性淋巴细胞白血病的 B 细胞免疫表型通常为 CD19,CD20,CD21,CD23 和 CD24。大多数慢性淋巴细胞白血病的细胞表型为 Ia$^+$,Fc 受体和小鼠 RBC 玫瑰花结试验阳性。但通常在正常 B 细胞具有的标志物转铁蛋白受体、CD22 大多阴性。95%慢性 B 淋巴细胞白血病呈 CD5$^+$,是诊断慢性淋巴细胞白血病的重要指标。CD5$^-$ 型慢性淋巴细胞白血病可能其细胞来源与 CD5$^+$ 型不同,一般其细胞免疫表型 CD22 呈阳性,细胞表面 IgM 高水平表达,CD23 弱阳性,并表达髓系标志物 CD11b 和 CD13,骨髓呈弥漫型浸润,临床预后差。

慢性 T 淋巴细胞白血病的细胞表面免疫表型为绵羊 RBC 玫瑰花结试验阳性,CD2、CD3、CD7、CD8 或(和)CD4 阳性。在欧美白种人中,慢性 T 淋巴细胞白血病仅占 1%。电子显微镜观察这些 T 细胞均有核仁,14 号及 8 号染色体异常,CD7 表达强阳性。临床常累及皮肤,病程进展性,类似 T 细胞幼淋白血病。因而慢性 T 淋巴细胞白血病是否为一小细胞型 T 细胞幼淋白血病的变型尚有争议。亚洲人中慢性 T 淋巴细胞白血病占 10%～15%,临床和免疫表型特点尚待研究。

5. 免疫功能异常 慢性淋巴细胞白血病细胞表面免疫球蛋白表达水平低,在未接受刺激条件下,仅分泌单一型轻链,其细胞介导的抗体依赖型细胞毒作用亦降低。慢性淋巴细胞白血病细胞对 B 细胞有丝分裂原如脂多糖、EB 病毒反应低下。近年研究证明,表达髓系抗原 CD11b 的慢性淋巴细胞白血病细胞接受抗 μ 抗体刺激的抗原受体信号传递有障碍,原因与酪氨酸磷酸化和细胞内 Ca^{2+} 流出下降有关,反映慢性淋巴细胞白血病 B 细胞免疫功能低下,因而慢性淋巴细胞白血病患者常合并低免疫球蛋白血症,特别在生存期长和进展期患者。IgM 和 IgA 减低程度比 IgG 减低明显,导致原发和继发抗体反应严重受损。慢性淋巴细胞白血病的 T 细胞绝对计数增高,未治疗 B-慢性淋巴细胞白血病常有

CD4/CD8 比例倒置。辅助 T 细胞功能下降,同时自然及抗体介导的细胞杀伤力下降。T 细胞功能低下可能与慢性淋巴细胞白血病-B 细胞分泌抑制 T 细胞功能因子及 T 细胞受体基因重排有关。

(四)诊断与鉴别诊断

1. 国内诊断标准 综合近 15 年国内报道并参考国外文献,慢性淋巴细胞白血病的诊断标准归纳修订如下。

(1)临床表现

①可有疲乏、体力下降、消瘦、低热、贫血或出血表现。

②可有淋巴结(包括头颈部、腋窝、腹股沟)肿大,肝大、脾大。

(2)实验室检查

①外周血白细胞 $>10\times10^9$/升;淋巴细胞比例 $\geqslant50\%$,绝对值 $\geqslant5\times10^9$/升,形态以成熟淋巴细胞为主,可见幼稚淋巴细胞和不典型淋巴细胞。上述异常持续 >3 个月。

②骨髓增生活跃或明显活跃,淋巴细胞 $>40\%$,以成熟淋巴细胞为主。

③B-慢性淋巴细胞白血病,CD5、CD19、CD20 阳性,小鼠玫瑰花结试验阳性,sIg 弱阳性,呈 κ 或 λ 单克隆轻链型,CD10、CD22 阴性;T-慢性淋巴细胞白血病,CD2、CD3、CD8 和(或)CD4 阳性,绵羊玫瑰花结试验阳性,CD5 阴性。

(3)除外淋巴瘤合并白血病和幼淋巴细胞白血病;排除病毒感染、结核、伤寒、传染性单核细胞增多症等其他引起淋巴细胞增多疾病患者。

(4)分类:根据外周血及骨髓中淋巴细胞、幼稚淋巴细胞及不典型淋巴细胞的不同比例,可将 B 细胞型慢性淋巴细胞白血病分为 3 种类型。

①典型慢性淋巴细胞白血病。90% 以上为类似成熟的小淋巴

细胞。

②慢性淋巴细胞白血病伴随幼淋巴细胞增多。幼稚淋巴细胞>10%,但<50%。

③混合型。有不同比例的不典型淋巴细胞,细胞体积大、核/质比例减低,胞质呈不同程度嗜碱性染色,有或无嗜天青颗粒。

2. 国际诊断标准　国际慢性淋巴细胞白血病工作会议及美国国家癌症研究所慢性淋巴细胞白血病协作组标准如下。

(1)外周血淋巴细胞绝对值增加:淋巴细胞>5×10^9/升,经反复检查,至少持续 4 周以上,或>10×10^9/升持续存在。

(2)以成熟的小淋巴细胞为主形态分型

①典型慢性淋巴细胞白血病不典型淋巴细胞≤10%。

②慢性淋巴细胞白血病/伴随幼淋巴细胞增多,外周血幼淋巴细胞占 11%~54%。

③不典型慢性淋巴细胞白血病外周血中有不同比例不典型淋巴细胞,但幼淋巴细胞<10%。

(3)B-慢性淋巴细胞白血病免疫分型:SMIg+/-,呈 κ 或 λ 单克隆轻链;$CD5^+$,$CD19^+$,$CD20^+$,$CD23^+$,$FCM7^{+/-}$,$CD22^{+/-}$。

(4)骨髓穿刺:至少进行一次骨髓穿刺和活检,涂片显示增生活跃或明显活跃,淋巴细胞>30%;活检呈弥漫或非弥漫浸润。

3. 鉴别诊断

(1)成人良性淋巴细胞增多症:见于以下几种原因。

①病毒感染,特别是肝炎病毒、巨细胞病毒、EB 病毒感染,传染性单核细胞增多症。临床上常表现为淋巴结、肝脾轻度大,通过相应的病毒学检查可资鉴别。

②细菌感染,如布氏杆菌病、伤寒、副伤寒和其他慢性感染,均有其相应感染病原学诊断和相应临床表现可鉴别。

③自身免疫性疾病、药物和其他过敏反应。

④甲状腺功能亢进、肾上腺皮质功能不全及脾切除术后。

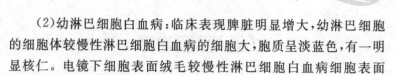

十一、慢性淋巴细胞白血病

（2）幼淋巴细胞白血病：临床表现脾脏明显增大，幼淋巴细胞的细胞体较慢性淋巴细胞白血病的细胞大，胞质呈淡蓝色，有一明显核仁。电镜下细胞表面绒毛较慢性淋巴细胞白血病细胞表面多，细胞表面免疫球蛋白表达水平高。

（3）多毛细胞白血病：大多为 B 细胞来源，T 细胞来源者极罕见，与慢性淋巴细胞白血病为两种不同疾病。临床上以脾中高度增大伴血中出现典型的毛细胞，其含有酸性磷酸酶同工酶，呈现耐酒石酸酸性磷酸酶染色阳性为特点。

（4）小淋巴细胞淋巴瘤：小淋巴细胞淋巴瘤与慢性淋巴细胞白血病在临床和生物学表现最接近，预后及治疗亦相似。因而，Real和世界卫生组织临床分型标准均把两者划为一类。从淋巴结病理检查无法区分两者，但小淋巴细胞淋巴瘤开始不一定浸润骨髓，骨髓淋巴细胞比例<40%，即使有骨髓浸润也以结节状浸润为主，而慢性淋巴细胞白血病多为弥漫型。

（5）非霍奇金淋巴瘤白血病期：非霍奇金淋巴瘤转为淋巴瘤白血病时，其细胞胞体均大，核有折叠，细胞表面有高表达免疫球蛋白，CD5 为阴性，以上这些特点均易与慢性淋巴细胞白血病相区分。

（6）皮肤 T 细胞淋巴瘤：常伴有广泛皮肤浸润，其细胞核为脑回状。为来源于辅助 T 细胞的非霍奇金淋巴瘤。

（7）大颗粒淋巴细胞白血病：通常其淋巴细胞较慢性淋巴细胞白血病细胞大，有丰富的边界清楚的半透明胞质，内有大小不等的嗜天青颗粒，卵圆形或不规则胞核。其组织来源于 NK/T 细胞，来源于 T 抑制细胞（CD8$^+$）者免疫表型为 CD3$^+$，CD4$^-$，CD8$^+$，CD16$^+$，CD56$^-$，CD57$^-$，有 TCR 基因重排；源于 NK 细胞者，CD3$^-$，CD4$^-$，CD8$^-$，CD16$^+$，CD56$^+$，CD57$^-$，无克隆性基因异常。T 细胞大颗粒淋巴细胞白血病临床病情呈惰性、慢性病程，常伴全血细胞减少和脾大。NK 细胞大颗粒淋巴细胞白血病部分患者可呈急性暴发性起病，部分则呈慢性病程。

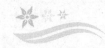

(五)西医治疗

慢性淋巴细胞白血病呈惰性病程,目前不能用药物治愈,即使早期治疗也不能延长患者生存期。因此,只有出现以下表现时才是治疗指征:贫血和(或)血小板减少;有明显症状;脾明显增大或伴脾疼痛;淋巴结明显肿大或伴压迫症状;淋巴细胞倍增时间6个月以下;转为幼淋巴细胞白血病或 Richtes 综合征。初诊的临床分期为早期慢性淋巴细胞白血病患者可不治疗,临床观察2～6个月。临床观察期间至少每月做一次血常规,观察患者淋巴细胞绝对计数、血红蛋白、血小板。慢性淋巴细胞白血病疗程常依患者具体病情而定,一般为间断治疗。当患者的治疗指征稳定、消失或减轻,可暂停治疗,进行观察。

1. 疗效判断标准

(1)美国国家癌症研究所标准

①完全缓解。无临床症状,无淋巴结肿大及肝脾大。血常规正常,中性粒细胞≥1.5×10^9/升,淋巴细胞≤4×10^9/升,血红蛋白>110克/升。血小板>100×10^9/升,骨髓增生正常,淋巴细胞<30%。

②部分缓解。淋巴结和(或)肝或脾缩小≥50%。血常规示中性粒细胞≥1.5×10^9/升,或较疗效前增加50%以上,淋巴细胞绝对值较疗前减少>50%,血红蛋白>110克/升或较疗前增加50%以上。血小板>100×10^9/升或较疗前增加50%以上。

③稳定。未达到部分缓解标准。

④恶化。至少有以下一种情况:至少2个淋巴结较治疗前增大50%以上,或有新的淋巴结肿大;肝脾较疗前增大50%以上;淋巴细胞绝对值增加50%以上;转为幼淋白血病或非霍奇金淋巴瘤。

(2)国际慢性淋巴细胞白血病工作组标准

①完全缓解。没有疾病证据(临床或异常症状消失)。

②部分缓解。由 B 期转为 A 期,或由 C 期转为 A 期或 B 期。

③无变化。

④恶化。从 A 期转为 B 期或 C 期,从 B 期转为 C 期。

2. 治疗方法

(1)单药化学治疗

①糖皮质激素单一用药。对 10% 无免疫异常的慢性淋巴细胞白血病患者可产生疗效。尤适用于合并自身免疫性溶血性贫血和血小板减少,可用泼尼松每日 40～60 毫克,连用 1 周,后逐渐减量至停用;亦可泼尼松每日 60 毫克,每月用 5 日。甲泼尼龙冲击疗法,每日 1 克/平方米体表面积,第 1～5 日,每月 1 次,连用 7 个月。亦可使慢性淋巴细胞白血病患者获部分缓解。

②烷化剂

● 苯丁酸氮芥为临床首选的烷化剂,对进展期慢性淋巴细胞白血病患者有效,不良反应较少,但是尚无证据表明苯丁酸氮芥可明显延长慢性淋巴细胞白血病生存期,所以仍不应用于无治疗指征的早期慢性淋巴细胞白血病患者。持续应用,每日口服 2～4 毫克;如患者能耐受可逐渐加至每日 6～8 毫克,至出现疗效逐渐减量。间断应用,每日 0.1～0.175 毫克/千克体重,连用 4 日,每 2～4 周 1 个疗程。根据血常规和骨髓象缓解程度决定疗程,完全缓解率为 15%,部分缓解率为 65%。

● 环磷酰胺每日 50～100 毫克,连续口服,至出现疗效后减量;亦可间断用 500～750 毫克/平方米体表面积,静脉注射或口服每 3～4 周 1 次。疗效与苯丁酸氮芥类似,但不良反应大,如脱发,出血性膀胱炎等。每日剂量宜清晨顿服,并注意多饮水。

③核苷酸类化合物

● 氟达拉滨是一种腺苷的单磷酸氟化衍生物,是目前慢性淋巴细胞白血病最有效的单剂治疗药物,有效率大于普通联合化学治疗方案。氟达拉滨每日 25 毫克/平方米体表面积,连用 5 日。

每 4 周 1 个疗程的多中心临床试验显示,复治的慢性淋巴细胞白血病患者总有效率 45%,包括 10% 完全缓解。如果作为一线治疗方案,氟达拉滨治疗的有效率达 70%,包括 38% 完全缓解。长期随访应用氟达拉滨获得完全缓解患者,平均缓解期在初治患者为 33 个月,复治患者为 21 个月。目前还没有临床肯定证据证实氟达拉滨可延长患者生存期。约 1/3 的初治患者和近 50% 复治慢性淋巴细胞白血病患者经氟达拉滨治疗无效,其中最常见于以下几种情况:Rai 分期Ⅲ至Ⅳ期;以前接受过化学治疗;高龄;体外药敏试验耐药。此外,如用 2 个疗程氟达拉滨而未获得疗效,继续应用也不会有效,故不宜再应用。

氟达拉滨主要毒性反应集中在血液和免疫系统,中性粒细胞减少见于 2/3 进展期患者;T 细胞,特别是 CD4 阳性 T 细胞明显减少,时间可长达用药后 1 年以上,因而用药后患者易患条件致病菌感染,如带状疱疹、单纯疱疹、单核细胞增多性李斯特菌感染,卡氏肺囊虫感染等也明显增多。其他免疫异常包括发生新的免疫性疾病如自身免疫性溶血性贫血和血小板减少、纯红细胞再生障碍性贫血,易发生肿瘤溶解综合征及与输血有关的移植物抗宿主反应等。

● 二氯脱氧腺苷为另一治疗慢性淋巴细胞白血病有效的药物。二氯脱氧腺苷每日 0.12 毫克/千克体重,静脉滴注＞2 小时,连用 5 日;或每日口服 10 毫克/平方米体表面积,连用 5 日。在初治患者有效率为 75%,在复治患者仍可达 40%～60%,缓解期平均为 9 个月,而治疗无效者平均生存期仅 4 个月。与氟达拉滨一样,未能证明可延长生存期,毒性作用类似氟达拉滨,骨髓抑制所致血小板减少是最常见的剂量依赖性毒性反应。同样由于周围血 T 细胞减少,细胞免疫抑制容易发生条件致病菌感染。

● 去氧助间霉素是一种合成的嘌呤类化合物,可抑制腺苷脱氨酶,干扰淋巴细胞内嘌呤代谢。去氧助间霉素 4 毫克/平方米体表面积静脉滴注,每周 1 次,连用 3 周。以后 4 毫克/平方米体表面积,隔周 1 次,共 6 周,最后 4 毫克/平方米体表面积,每月 1 次,共 6 个月。去氧助间霉素对慢性淋巴细胞白血病疗效较氟达拉滨和二氯脱氧腺苷差,总有效率仅 25% 左右,而毒性反应与后两者相当,因而临床不宜作为此类药的首选。

④其他药物

● 阿糖胞苷 3 克/平方米体表面积,每 12 小时 1 次,连用 1～3 日。对进展期慢性淋巴细胞白血病部分患者有效。

● 依托泊苷每日 50 毫克/平方米体表面积,口服,连用 2～3 周,每 4 周为 1 个疗程。部分慢性淋巴细胞白血病患者可获部分缓解,缓解期为 2～18 个月。

(2)联合化学治疗

①苯丁酸氮芥＋泼尼松。苯丁酸氮芥每日 0.1～0.175 毫克/千克体重,连用 4 日;泼尼松每日 80 毫克,连用 5 日,每 2～4 周重复此疗程至患者获得缓解或骨髓抑制。总有效率为 80%,其中 15% 可获完全缓解。此联合方案优于单用苯丁酸氮芥方案。

②含氟达拉滨联合化学治疗方案

● 氟达拉滨＋环磷酰胺。氟达拉滨每日 20～30 毫克/平方米体表面积,连用 3 日;环磷酰胺每日 200～300 毫克/平方米体表面积,连用 3 日,每 28 日为 1 个疗程。适用于复治患者。本方案对骨髓抑制较重。用于初治患者,与单剂氟达拉滨相比无明显优越性。

● 氟达拉滨＋米托蒽醌。氟达拉滨每日 30 毫克/平方米体表面积,连用 3 日;米托蒽醌 10 毫克/平方米体表面积,第 1 日。初治者有效率为 80%,耐烷化剂复治者有效率为 60%。主要毒性反应为骨髓抑制。用于初治患者,并不比单剂用氟达拉滨优越。

● 氟达拉滨＋苯丁酸氮芥。苯丁酸氮芥 15～20 毫克/平方米体表面积,第 1 日口服;氟达拉滨每日 10～20 毫克/平方米体表面积,连用 5 日。此方案虽然有效,并不明显优于单用氟达拉滨。

● 环磷酰胺＋长春新碱＋泼尼松(CVP)。环磷酰胺每日300～400毫克/平方米体表面积，口服5日；长春新碱2毫克，第1日；泼尼松每日40毫克/平方米体表面积，口服5日，每3～4周1个疗程。完全缓解率可达25％，部分缓解率50％。CVP方案，苯丁酸氮芥＋泼尼松和单用苯丁酸氮芥相比较，未发现缓解率和生存期有明显差异。但亦有报道，曾接受苯丁酸氮芥＋泼尼松治疗者，病情恶化时改用CVP仍有效。连续用CVP治疗12～18个月，有可能延长生存期。有报告对Rai分类Ⅲ、Ⅳ期慢性淋巴细胞白血病患者用CVP治疗18个月平均生存期为4.2年，完全缓解者平均生存期5年，较20世纪70年代明显延长，说明晚期患者积极治疗可延长生存期，通常Ⅲ至Ⅳ期患者的平均生存期仅为19个月。本方案神经毒性和骨髓抑制作用较强，临床应予以注意。

● 环磷酰胺＋长春新碱＋多柔比星＋泼尼松(CHOP)。CVP方案＋多柔比星25毫克/平方米体表面积静脉滴注，第1日，即为CHOP方案。进展期慢性淋巴细胞白血病患者用CHOP方案生存期比用CVP方案者延长。选用18个月CVP方案者，为减少长春新碱的神经毒性，以多柔比星替代之，即CAP方案，疗效亦类似。也研究比较单用氟达拉滨与CHOP方案，发现前者有效率更高。

对化学治疗药物敏感的慢性淋巴细胞白血病患者最终均会对化学治疗药产生耐药性。耐药机制包括细胞内神经拓扑异构酶1活性增加，多药耐药基因1表达增加，谷胱甘肽含量降低。对氟达拉滨耐药机制尚不清，使用拓扑异构酶1抑制药如羟喜树碱，加用环孢素抑制多药耐药基因-1基因表达产物作用有可能对耐药患者有效。

(3)生物治疗

①干扰素α。早期慢性淋巴细胞白血病患者应用干扰素α有1/4～1/2可获得部分缓解，但完全缓解者罕见。有限资料证明，化学治疗缓解后应用干扰素维持治疗能延长患者的生存期，但在

应用氟达拉滨研究中未能证实。

②白细胞介素-2。近 50％慢性淋巴细胞白血病患者细胞表面表达 CD25（白细胞介素-2 受体）。应用白细胞介素-2 可使慢性淋巴细胞白血病淋巴细胞暂时中度降低和脾脏回缩,但白细胞介素-2 的不良反应较大。

③单克隆抗体

● 鼠抗人 CD5 单抗单独应用或与免疫毒素或放射性核素耦联后治疗慢性淋巴细胞白血病已有报道,但仅能使患者外周血淋巴细胞一过性中度降低,对肿大的淋巴结、肝、脾的疗效甚微,而且异种血清过敏反应及慢性淋巴细胞白血病细胞表面 CD5 表达可随之下调均限制其应用。

● 人鼠抗 CD20 嵌合单克隆抗体利妥昔单抗每日 375 毫克/平方米体表面积静脉滴注,连用 4 日为 1 个疗程,50％复发的滤泡型非霍奇金淋巴瘤有效。但慢性淋巴细胞白血病患者的有效率较非霍奇金淋巴瘤低,与慢性淋巴细胞白血病白血病细胞表面表达 CD20 较低有关。部分外周血淋巴细胞较高的患者用美罗华治疗可产生溶瘤综合征、细胞因子释放综合征,产生寒战、发热、恶心、呕吐、呼吸困难和低血压,淋巴细胞和血小板数值 12 小时内可降低至用药前的 25％～50％,转氨酶、D-二聚体和乳酸脱氢酶可升高 5～10 倍,凝血酶原时间延长。分次注射可减低反应,即第 1 日 50 毫克,第 2 日 150 毫克,第 3 日用剩余剂量药物静脉滴注。

(4)骨髓移植:骨髓移植治疗慢性淋巴细胞白血病作用有限。因为慢性淋巴细胞白血病患者大多＞60 岁,不适宜做异基因骨髓移植。据欧洲移植组和国际骨髓移植中心登记的 54 例慢性淋巴细胞白血病异基因骨髓移植者资料显示,平均年龄 41 岁,已平均诊断 37 个月,大多为进展期复治患者。用不同预处理方案,移植后 70％达完全缓解,移植后 27 个月的生存率为 44％,移植相关死亡率高达 50％,移植物抗宿主病(慢性移植物抗宿主病)发生率很

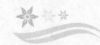

高。移植后缓解患者的生存曲线无平台期,仍不能确定是否有真正治愈者。非清髓性骨髓移植在某些移植中心正在研究之中。同样,慢性淋巴细胞白血病行自身造血干细胞移植研究结果亦不令人满意。

(5)其他治疗措施

①脾切除。为一种姑息治疗方法,适用于全身治疗无效伴血小板严重缺少者,部分患者脾切除后血小板可升高。

②放射治疗。放射治疗也仅为一种姑息方法,可用于局部淋巴结明显增大,影响邻近器官功能及脾高度增大患者。

(六)中医治疗

本病由先天禀赋不足或后天失养和外感六淫等引起脏腑虚亏,气血失调,在内虚则由致癌因素作为变化条件,通过"内虚"导致发病。致癌因素即为外来之"毒",因此内病之根本,为因虚致病,痰瘀内生;在疾病过程中,也可因病致虚,则形成恶性循环,故治疗上要依据邪正的盛衰,相互的消长,把"扶正"和"祛邪"辨证地结合起来进行治疗,在补益正气之中,注意消减痰瘀之毒邪。

1. 辨证治疗

(1)痰瘀隐伏

主症:患者无明显的症状和体征,在化验检查时发现白细胞总数升高,分类以淋巴细胞为主,舌质淡红,脉细。

治则:健脾益气,解毒抗癌。

方药:四君子汤加味。党参15克,白术10克,茯苓15克,生甘草10克,白花蛇舌草12克,龙葵12克,半枝莲12克,陈皮10克,山慈姑10克,黄药子10克,赤芍10克,莪术10克。

用法:水煎服,每日1剂。

（2）气郁痰瘀

主症：乏力，颈部结节串生，按之尚软，推之能动，肤色不变，不热不痛，舌淡红，苔白腻，脉弦滑。

治则：疏肝解郁，化痰散结，活血化瘀。

方药：柴胡疏肝散加减。柴胡10克，香附10克，川芎10克，枳壳10克，赤芍、白芍各10克，陈皮10克，生牡蛎30克，贝母10克，夏枯草12克，昆布10克，胆南星10克，黄药子10克，郁金12克，丹参15克，莪术15克。

用法：水煎服，每日1剂。

（3）痰瘀湿热

主症：除痰积虚损症候外，尚有面色萎黄，黄疸，皮肤紫癜，舌质淡，苔黄腻，脉细稍数。

治则：清热利湿，佐以化痰软坚。

方药：茵陈五苓散加味。白术10克，茯苓10克，泽泻10克，猪苓12克，三棱10克，莪术10克，贝母10克，昆布10克，夏枯草15克，黄药子10克，茵陈20克，陈皮10克。如湿热留滞肌肤、有串状疱疹、丘疹者，则清利肝胆湿热。方选龙胆泻肝汤加减。龙胆草10克，黄芩10克，栀子10克，柴胡10克，白芍15克，生地黄10克，木通6克，车前子20克，生甘草10克，泽泻10克，牡丹皮10克。

用法：水煎服，每日1剂。

2. 中成药

（1）小金丹每次1丸，每日早晚以小半杯黄酒送服。具有解毒消肿的功效。适用于慢性淋巴细胞白血病有淋巴结肿大者。孕妇忌服。

（2）犀黄丸每次3克，每日以温开水或黄酒温服。具有清热解毒，活血止痛的功效。适用于瘰疬、痰核、流注、肺痈、肠痈等。对疮疡脓溃外泄、孕妇或阴虚火旺者应忌用。

3. 验方

(1)生胡萝卜 500～1 000 克,榨汁,每日 1 次,需长期饮用。

(2)鸡血藤 30～60 克,山慈姑 15 克,三七片 10 克,补骨脂 30 克,黄精 30 克,菟丝子 20 克。水煎服,每日 1 剂。

(3)山水乌龟数量不拘,每只用黄泥包好,外面用铁丝加固,置木材火上煅烤,龟壳用手能折断为度,研末备用。每次 3 克,早晚各冲服 1 次。

十二、骨髓增生异常综合征

骨髓增生异常综合征是一种源于造血干/祖细胞水平损伤的克隆性疾病,常同时或先后累及红细胞、白细胞及巨核细胞系造血祖细胞,引起周围血红细胞、粒细胞及血小板减少。临床表现为贫血、感染和出血。部分骨髓增生异常综合征患者可逐渐进展为急性白血病,故以往称之为白血病前期。但近年临床发现,50%以上骨髓增生异常综合征患者并不进展为急性白血病,而死于骨髓造血功能衰竭,所以大多数临床医师仍采用"骨髓增生异常综合征"一名。骨髓增生异常综合征为后天获得性疾病,大多数患者无明确发病原因,称为原发性骨髓增生异常综合征。少数患者有明显发病原因,如长期接触苯类芳香烃化合物,既往因患其他肿瘤而接受过放射治疗或化学治疗,或有自身免疫病,称为继发性骨髓增生异常综合征。骨髓增生异常综合征为一种好发于老年人的恶性血液病。在欧美国家发病率在>50岁人群中与年龄呈直线关系,50~59岁人群发病率为5.3/10万,60~69岁发病率为15/10万,70~79岁发病率为49/10万,>80岁发病率为89/10万,一般发病年龄为60~75岁,<50岁患者仅占20%,男女比例基本相等。国内关于骨髓增生异常综合征发病率缺乏广泛统计资料。中国医学科学院血液学研究所调查了天津市1986—1988年骨髓增生异常综合征的年发病率0.23/10万,远低于欧美国家。

(一)病　因

骨髓增生异常综合征发病原因尚未明了,但从细胞培养、细胞遗传学、分子生物学及临床研究均证实,骨髓增生异常综合征是一种源于造血干/祖细胞水平的克隆性疾病。其发病原因与白血病类似。目前已经证明,至少2种淋巴细胞恶性增生性疾病——成年人T细胞白血病及皮肤T细胞型淋巴瘤是由反转录病毒感染所致。亦有实验证明,骨髓增生异常综合征发病可能与反转录病毒作用和(或)细胞原癌基因突变、抑癌基因缺失或表达异常等因素有关。涉及骨髓增生异常综合征患者发病的常见原癌基因为N-ras基因。Ras基因家族分为H、N、K三种,骨髓增生异常综合征患者中最常见的为N-ras基因突变,发生在12、13、61外显子处,突变后N-ras基因编码蛋白表达异常,干扰了细胞正常增生和分化信号,导致细胞增生和分化异常。亦有报道骨髓增生异常综合征患者p53、Rb抑癌基因表达异常,但上述基因改变多在骨髓增生异常综合征较晚期难治性贫血伴原始细胞增多、转变中的RAEB型患者中发生,在骨髓增生异常综合征早期难治性贫血、环状铁粒幼细胞增多难治性贫血中较少,提示用基因突变尚难解释全部骨髓增生异常综合征患者发病原因。继发性骨髓增生异常综合征患者常有明显发病诱因,苯类芳香烃化合物、化学治疗药物尤其是烷化剂、放射线,均可诱导细胞基因突变而导致骨髓增生异常综合征或其他肿瘤发生。此外,骨髓增生异常综合征多发生于中老年人,因年龄增长降低细胞内修复基因突变功能亦可能是致病因素之一。

(二)临床表现

1. 症状　骨髓增生异常综合征临床表现无特殊性,最常见的为缓慢进行性贫血症状,包括面色苍白,乏力,活动后心悸、气短,老年贫血患者常使原有的慢性心、肺疾病加重。严重的粒细胞缺乏可降低患者的抵抗力,表现为反复发生的感染及发热。严重的血小板降低可致鼻出血、牙龈出血及内脏出血。少数患者可有关节肿痛、发热、皮肤血管炎等症状,多伴有自身抗体,类似风湿病。

2. 体征　骨髓增生异常综合征患者体征不典型。常为贫血所致面色苍白,血小板减少所致皮肤淤点、淤斑。肝脾大者占10％左右。极少数患者可有淋巴结肿大和皮肤浸润,多为慢性粒单核细胞白血病型患者。

3. 特殊类型临床表现

(1)5q-综合征:患者第5号染色体长臂缺失而不伴有其他染色体畸变。多发生在老年女性,临床表现为难治性巨幼细胞贫血,除偶需输血外临床病情长期稳定,很少转变为急性白血病。50％患者可有脾大,血小板正常或偶尔增加,骨髓中最突出的表现为有低分叶或无分叶的巨核细胞,常合并中等程度病态造血,但粒系造血正常。第5号染色体长臂有重要造血生长因子基因,即白细胞介素-3、白细胞介素-4、白细胞介素-5、粒细胞-巨噬细胞集落刺激因子、粒细胞集落刺激因子及粒细胞-巨噬细胞集落刺激因子受体基因。5q-综合征如何影响造血生长因子对造血的调控尚不十分清楚。

(2)单体7综合征:第7号染色体呈单体样改变,多发生在以前接受过化学治疗的患者。单体7很少单独出现,常合并其他染色体畸变。孤立的单体7染色体畸变常见于儿童,可出现在FAB分型各亚型,大多数有肝脾大、贫血及不同程度白细胞和血小板减少,25％患者合并有单核细胞增多,中性粒细胞表面主要糖蛋白减少,粒、单核细胞趋化功能减弱,常易发生感染。单体7为一个预后不良指标,部分患者可发展为急性白血病。

(3)11q-综合征:第11号染色体长臂丢失,大多伴有其他染色体畸变。大部分为环状铁粒幼细胞性难治性贫血型,有环状铁粒幼细胞增多和铁储存增加。一部分为难治性贫血伴原始细胞增多型。临床上环状铁粒幼细胞性难治性贫血型患者20％有11q⁻。

第 11 号染色体长臂断裂点部位报告不一,在 q14～q23。q14 断裂点意义不明,但已知铁蛋白 H 链基因在 q13 邻近 q14 处。两者之间联系尚待研究。

(三)辅助检查

1. 血常规　骨髓增生异常综合征患者 90％以上有贫血。在确诊时全血细胞减少者占 50％,贫血伴血小板减少者占 20％～25％,贫血伴白细胞减少者占 5％～10％,仅有白细胞和血小板减少或单核细胞增加者在 5％以下。

(1)红细胞

①形态异常。常常为大细胞或正细胞性贫血。红细胞平均体积增加,伴红细胞形态异常,包括卵圆形、椭圆形、水滴状及球形红细胞。亦有可能仅显轻度异型性。红细胞胞质可呈点彩状嗜碱性染色及有 Howell-Jony 小体。周围血可见有核红细胞。

②红细胞其他异常。如血红蛋白 H 增加,丙酮酸激酶及其他酶活性下降,红细胞表面血型抗原变化及对补体敏感促发溶血等。

(2)白细胞

①中性粒细胞形态异常。骨髓增生异常综合征患者除中性粒细胞减少外,形态异常较常见,周围血出现原粒及早、中、晚幼粒细胞,粒细胞核质发育异常,胞质内特殊颗粒减少或缺失;功能异常过氧化物酶及碱性磷酸酶活性下降,主要存在于单核细胞内的 α-萘酚酸性脂肪酶同工酶在中性粒细胞内增加。粒细胞表面正常抗原减少或存在异常抗原,粒细胞趋化、黏附、吞噬和杀菌功能下降。

②单核细胞。单核细胞数量在急性白血病各型中均有不同程度增加。

(3)淋巴细胞:大多数骨髓增生异常综合征患者淋巴细胞绝对值减少,T 淋巴细胞中 CD4 减少而 CD8 正常或轻度增加,CD4/

CD8 比例与接受输血次数成反比。T 淋巴细胞体外集落形成能力下降。15%患者发现有 T 细胞介导的造血抑制现象。B 淋巴细胞异常者少见,但可见免疫球蛋白异常。国外一组研究报告在骨髓增生异常综合征患者中免疫球蛋白异常的种类为:多克隆球蛋白血症占 30%,低球蛋白血症占 13%,单克隆球蛋白血症占 12%。此外,有 22%患者有自身抗体,在慢性粒单核细胞白血病型中可高达 53%。Coombs 阳性者占 8%,多为 IgG1 和 C3d 型。骨髓增生异常综合征患者合并慢性淋巴细胞白血病、淋巴瘤、多发性骨髓瘤亦有报道,但无证据表明两者为同一个克隆起源。

(4)血小板:骨髓增生异常综合征单纯表现为血小板减少者少见,常与贫血及白细胞减少共同存在,5q 综合征者偶见血小板增多。

①形态异常。常见有巨大血小板,血小板颗粒减少及颗粒异常,甚至周围血可见小巨核细胞及巨核细胞碎片。

②功能异常。血小板聚集和黏附能力下降,导致出血时间延长。部分骨髓增生异常综合征患者血中可有抗血小板抗体导致血小板破坏过多。

2. 骨髓象 90%骨髓增生异常综合征患者诊断时骨髓呈增生活跃,但 10%患者表现为增生低下。此外,在病程中有部分骨髓增生异常综合征患者骨髓可以从增生活跃转为增生低下,亦可以从增生低下转为增生活跃,转化原因尚不明了。骨髓增生低下时诊断骨髓增生异常综合征须与再生障碍性贫血鉴别,骨髓组织学、分子生物学、染色体和骨髓核素显像等各项检查有鉴别意义。

(1)红细胞系病态造血

①红细胞系过多(>50%有核红细胞)或过少(<5%)。

②中幼红细胞比例增加,各阶段有核红细胞明显大小不等,少数细胞边缘呈伪足状突起。

③原始红细胞以下阶段有核红细胞有巨幼变现象,所占比例不等,以晚幼红巨幼变较多,但巨幼变程度较巨幼红细胞贫血轻。

细胞核数目增多,可达 2～8 个,核质发育不成比例。晚幼红细胞核常不规则,可呈花瓣、碎裂样或溶解。

④有核红细胞胞质血红蛋白合成障碍,染色偏嗜碱性,或呈点彩状,有 Howel-Jolly 小体。

⑤成熟红细胞明显大小不等,可见巨大、多嗜性、点彩红细胞等各种异形红细胞。

⑥铁粒幼红细胞增多,可见不同比例环形铁粒幼细胞。

(2)粒系病态造血

①幼稚细胞比例增多。正常人骨髓中原始粒细胞≤2%,多数骨髓增生异常综合征患者原始粒细胞比例增高(≥3%)。有时可见原粒细胞呈 3 个或以上成簇排列。早幼粒细胞和中幼粒细胞比例亦增加。

②细胞核改变。各阶段幼稚细胞均有双核现象。核质发育不平衡,尤其以中幼粒细胞最为典型,胞质已呈嗜酸性而核仍呈较幼稚阶段,如染色质疏松,有明显核仁等。成熟粒细胞核不分叶或分叶过少,似 Pelger-Huet 畸形。

③胞质改变。细胞形态不规则,可有突起,成熟粒细胞胞质有点彩状嗜碱性改变或有不多嗜碱性颗粒。胞质内正常颗粒过少、缺失或颗粒粗大,在原始和早幼粒细胞胞质内有时可见 Auer 小体。

④幼稚造血前体细胞异位现象。在正常情况下,粒系造血前体细胞在骨小梁部位形成造血细胞簇,而骨髓增生异常综合征患者常有原粒或早幼粒细胞以 3 个或以上一簇在远离骨小梁区域形成造血细胞岛,称之为幼稚造血前体细胞异位现象,骨髓活检可显示。多在骨髓增生异常综合征病程中、后期即难治性贫血伴原始细胞增多、转变中的难治性贫血伴原始细胞增多(RAEB-T)型中检出。

(3)巨核细胞系病态造血:巨核细胞数正常或增加,有时在涂片中呈成簇聚集,核常呈无分叶、双叶、三叶样改变。最具特征的

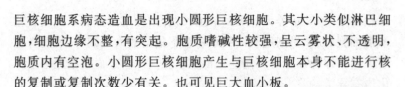

巨核细胞系病态造血是出现小圆形巨核细胞。其大小类似淋巴细胞，细胞边缘不整，有突起。胞质嗜碱性较强，呈云雾状、不透明，胞质内有空泡。小圆形巨核细胞产生与巨核细胞本身不能进行核的复制或复制次数少有关。也可见巨大血小板。

3. 染色体　40%～80%骨髓增生异常综合征患者可检出染色体异常，其异常呈非随机性，常与急性髓细胞性白血病患者异常相似，但常见于急性髓细胞性白血病患者的 t(15∶17)、t(8∶21) 和 inv(16)在骨髓增生异常综合征患者中罕见。骨髓增生异常综合征患者常见的染色体异常为＋8、－5/5q⁻、－7/7q⁻、9q⁻、20q⁻、21q⁻，其中－5/5q⁻和－7/7q⁻在继发于化学治疗、放射治疗的骨髓增生异常综合征患者中多见，预后较差。部分患者出现两种以上染色体畸变，此类患者预后更差，转为急性白血病比例高。

4. 基因　临床上报道较多的基因改变有以下几种。

（1）ras 基因突变：以 N-ras 基因突变为主，国外报道 N-ras 基因突变率为 10%～50%。此外，有 N-ras 基因突变者转为急性白血病的比例较无突变者明显增加，生存期缩短。说明 N-ras 基因突变为骨髓增生异常综合征患者预后不良的一个指标。

（2）凋亡相关基因：凋亡相关基因和蛋白种类较多，临床研究较多的是 bcl-2、c-mvc、fas 基因及其蛋白等。有报告骨髓增生异常综合征患者的 CD34⁺ 细胞中 bcl-2 表达下降，c-myc/bcl-2 增加，出现明显凋亡现象。也有人发现在难治性贫血伴原始细胞增多和转变中的二型患者 bcl-2 蛋白增加，凋亡减少。可能在不同骨髓增生异常综合征病情阶段，凋亡有关基因和其蛋白呈现不同的改变。

（3）其他基因：包括 erb-A，erb-B 重排，降钙素甲基化，嗣基因表达等，在骨髓增生异常综合征患者中都有较高发生率。但其在发病机制中作用仍有待进一步明确。

5. 造血祖细胞培养　骨髓增生异常综合征患者多向造血祖

细胞 CFU-mix 培养大多无集落生长,少数为集落数明显减少。粒系祖细胞、红系祖细胞和巨核系祖细胞集落数大多减少,说明骨髓增生异常综合征患者多向造血祖细胞及其以下造血祖细胞增生分化均有异常。

(1)粒系祖细胞:大多数骨髓增生异常综合征患者粒系祖细胞集落减少,集簇增加,集簇/集落增加,随着骨髓增生异常综合征病情进展,这一特点日趋明显。且在难治性贫血及环状铁粒幼细胞增多性难治性贫血型集簇内细胞由成熟为主型转为幼稚细胞为主型。

(2)红系祖细胞:大多数骨髓增生异常综合征患者暴式红细胞集落形成因子生长减少,少数不能生长。大多数患者红细胞集落形成因子生长减少,少数生长正常。

(3)巨核系祖细胞:巨核系祖细胞与骨髓增生异常综合征分型有一定相关。在难治性贫血及环状铁粒幼细胞增多性难治性贫血型,50%患者巨核粒系祖细胞生长正常,20%左右生长较少,30%左右不生长。造血生长因子体外可促使部分骨髓增生异常综合征患者粒系祖细胞、红系祖细胞和巨核祖细胞增加,但其对造血生长因子的反应明显低于正常人。

6. 骨髓核素显像 大多数骨髓增生异常综合征患者骨髓核素显像与正常人相同。少数低增生骨髓增生异常综合征型患者呈现中心和外周造血功能低下,仅局灶显影,此时易与再生障碍性贫血混淆,但骨髓增生异常综合征患者灶性造血部位一般较再生障碍性贫血患者多。

(四)诊断与鉴别诊断

1. 诊断标准

(1)法、美、英等国协作组分类诊断标准

①难治性贫血。血常规示贫血,偶有粒细胞减少、血小板减少

而无贫血,网织红细胞减少。红细胞和粒细胞形态可有异常,原始细胞无或<1%;骨髓象增生活跃或明显活跃,红系增生并有病态造血现象,很少见粒系及巨核系病态造血现象,原始细胞<5%。

②环状铁粒幼细胞增多性难治性贫血。铁染色显示骨髓中环形铁粒幼细胞占所有有核细胞数的15%以上,其他同难治性贫血。

③难治性贫血伴原始细胞增多。二系或全血细胞减少,多见粒系病态造血现象,原始细胞<5%。骨髓增生明显活跃,粒系及红系均增生。三系都有病态造血现象。原始细胞I+II型为5%~20%。

④慢性粒单核细胞白血病。骨髓和外周血中的原始粒细胞及病态造血现象与难治性贫血伴原始细胞增多相同,原始单核细胞<5%,血中以成熟单核细胞为主且数量>1×10^9/升。

⑤转变中的难治性贫血伴原始细胞增多。骨髓中原始细胞20%~30%,余同难治性贫血伴原始细胞增多。原始细胞包括I型和II型原始粒细胞。I型:大小不等,胞质无颗粒,核染色质疏松,核仁明显,核/质比例大。II型:胞质中有少许嗜天青颗粒,核/质比例较小,核中位,其他同I型。

(2)国内诊断标准

①骨髓中至少有二系病态造血表现。

②外周血有一系、二系或全血细胞减少,偶可见白细胞增多,可有核红或巨大红细胞及其他病态造血表现。

③除外其他引起病态造血的疾病,如红白血病、骨髓纤维化、慢性粒细胞白血病、原发性血小板减少性紫癜、巨幼细胞贫血、再生障碍性贫血。

诊断骨髓增生异常综合征后,再按骨髓及外周血原粒细胞+早幼粒细胞的百分比进一步分为难治性贫血、环状铁粒幼细胞增多性难治性贫血、难治性贫血伴原始细胞增多、转变中的难治性贫血伴原始细胞增多。法、英、美亚型中慢性粒单核细胞白血病已为白血病,不再归入骨髓增生异常综合征。从近年北京协和医院临床应用看,骨髓增生异常综合征诊断仍以应用法、美、英分型为宜。国内标准将原始粒及早幼粒细胞替代原始细胞Ⅰ型、原始细胞Ⅱ型,易使诊断中难治性贫血伴原始细胞增多、转变中的难治性贫血伴原始细胞增多所占的比例增加。

(3)世界卫生组织诊断标准:世界卫生组织基于一些病理学家的协助研究提出了骨髓增生异常综合征的诊断分型标准。难治性贫血;环状铁粒幼细胞增多性难治性贫血;难治性贫血伴原始细胞增多。此三型与法、英、美诊断标准相同,删除法、美、英分型中转变中的难治性贫血伴原始细胞增多和慢性粒单核细胞白血病二型,又增加了如下几型:伴多系病态造血的难治性细胞减少,即指那些不伴贫血的具有二系以上病态造血的血细胞减少;5q-综合征(见前述);不能分类,指不能归纳入上述各型的骨髓增生异常综合征。

世界卫生组织分型主要基于病理学家的观点,与骨髓增生异常综合征临床特点联系欠紧密。如转变中的难治性贫血伴原始细胞增多在世界卫生组织分型中把其归入急性白血病,但本病与常发生在老年人中急性髓细胞性白血病在临床、细胞生物学特点、对于治疗反应及预后有明显不同。伴多系病态造血的难治性细胞减少不能分类,二型缺乏临床、生物学、遗传性基础,似不能独立成型。

2. 鉴别诊断 骨髓增生异常综合征的典型特征是外周血三系血细胞减少,骨髓增生活跃,骨髓中有一系以上的病态造血表现。具备上述3个特点时容易做出诊断。但10%左右骨髓增生异常综合征患者就诊时可表现为骨髓增生低下,约1/4患者无明显病态造血表现,此时须与巨幼细胞贫血、再生障碍性贫血、溶血性贫血及其他骨髓增生性疾病相鉴别。临床上应用的鉴别诊断方法有以下3类。

(1)综合判断:鉴别诊断的指标包括血清叶酸、维生素 B_{12},抗人球蛋白试验,酸溶血试验,糖水溶血试验,蛇毒溶血试验,CD55

和 CD59 阴性细胞的检测等有关溶血性贫血的检查;骨髓核素显像;细胞免疫表型;染色体;N-ms 基因突变;axl 基因表达;造血祖细胞培养等。如果血清叶酸、维生素 B_{12} 正常,溶血试验阴性,而伴有以下指标 1 项或多项染色体畸变,造血祖细胞集落生成减少,集簇/集落增加,骨髓核素显像外周及中心造血组织正常或虽减低但伴有多个灶性造血灶,骨髓单个核细胞 CD34＋比例明显增多,N-ras 基因突变,d 基因表达增加,erb-A,erb-B 表达增加等,均支持骨髓增生异常综合征的诊断。

(2)连续观察临床病情改变:营养性巨幼细胞贫血、阵发性睡眠性血红蛋白尿症可有病态造血,但在治疗后可消失。骨髓增生异常综合征患者病程中法、英、美亚型可以相互转化,骨髓增生程度亦可以由增生活跃转为增生低下,由增生低下转为增生活跃。骨髓中病态造血亦可由无到有,由有到无。临床上通过连续观察患者病情改变,在除外了其他疾病后,在某一阶段出现典型骨髓增生异常综合征的特征可确诊。

(3)试验治疗:经 1 个月按正规剂量补充叶酸、维生素 B_{12} 而患者无明显贫血改善,可基本排除巨幼细胞贫血。应用雄激素＋免疫抑制药治疗 6 个月以上病情无改善,大多不支持再生障碍性贫血诊断。应用糖皮质激素和免疫抑制药有效,可能支持溶血性贫血或原发性血小板减少性紫癜。应用上述试验治疗并结合其他本病特点,可排除临床上易于与骨髓增生异常综合征混淆的有关疾病,从而有助于骨髓增生异常综合征的诊断。但是,少数病例鉴别困难,需临床长期随访。

(五)西医治疗

主要治疗原则取决于患者能否受益、改善症状或延长生存期。应结合国际预后积分系统或法、美、英分型、年龄、对生活质量要

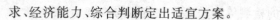

求、经济能力、综合判断定出适宜方案。

1. 观察及对症治疗

（1）输血或红细胞：部分仅有轻、中度贫血，国际预后积分系统属低危患者又能较好耐受贫血的患者可不予以治疗或仅在贫血伴有临床症状时对症输血或输注红细胞。

（2）对症治疗方法

①叶酸 10 毫克，每日 3 次，口服；维生素 B_{12} 500 微克，每日 1 次，肌内注射，1～2 个月，以排除巨幼细胞贫血，对极个别的骨髓增生异常综合征患者可能也有一定效果。

②大剂量维生素 B_6（50～100 毫克，每日 3 次，口服）对少数难治性贫血或环形铁粒动细胞增多的难治性贫血患者可能有效。

2. 刺激造血药物　适用于伴有血细胞减少的难治性贫血、环状铁粒幼细胞增多难治性贫血及原始细胞比例低的难治性贫血伴原始细胞增多型，即国际预后积分系统低危、中危型患者，但有效率多在 20% 左右或以下。

（1）雄激素：雄激素进入人体内经过还原酶作用生成 5α，5β 二种二氢睾酮，5α 睾酮可刺激肾脏分泌红细胞生成素，5β 睾酮可促使静止期造血干细胞向对促红细胞生成素有反应阶段分化。同时睾酮增强造血细胞对促红细胞生成素的反应性，促进骨髓造血。

①司坦唑醇每日 6～12 毫克，口服，疗程 3～12 个月，有效率 20%。不良反应有肝功能损伤，血清转氨酶升高。但停药后大多恢复正常。女性患者可有男性化及停经。

②达那唑为一种人工合成的雄激素，有抑制免疫作用。每日 600～800 毫克，口服，疗程 3～6 个月。有效率低于司坦唑醇，但少数对司坦唑醇无效者可能有效。不良反应与司坦唑醇相似。

（2）糖皮质激素：刺激造血的机制目前尚不清楚，可能与皮质激素提高机体新陈代谢率，促进促红细胞生成素分泌及抑制对造血有害的自身免疫机制有关。常用药物有以下 2 种。

①泼尼松。每日 1 毫克/千克体重,口服,疗程 3 个月以上,有效率低于 10%。对伴有明显溶血倾向,即网织红细胞升高者可能有效。

②大剂量泼尼松龙冲击疗法。每日 1 克,静脉滴注,连用 3 日。对儿童低增生骨髓增生异常综合征和伴有免疫异常的骨髓增生异常综合征有较好疗效。

但长期应用糖皮质激素可进一步降低骨髓增生异常综合征患者免疫力,易于合并感染。此外,还可诱发糖尿病,溃疡病出血、高血压及水钠潴留、骨质疏松等并发症。

(3)造血生长因子造血生长因子的药效学机制:刺激骨髓中残存正常祖细胞的增殖分化;诱导骨髓增生异常综合征克隆分化;促进强化学治疗患者造血功能恢复。适用于各型骨髓增生异常综合征患者,目前临床上常用的造血生长因子有以下 4 种。

①促红细胞生成素每日 50～300 单位/千克体重,皮下注射,隔日 1 次,疗程 3～12 个月,有效率 20%～25%。

②粒-巨噬细胞和粒细胞集落刺激因子每日 60～200 微克/平方米体表面积,皮下注射,疗程视病情需要确定,一般 2～8 周。难治性贫血伴原始细胞增多、转化中的难治性贫血伴原始细胞增多型患者应慎用,尤其是粒细胞-巨噬细胞集落刺激因子,因有使用后促使向急性白血病转化的报道。

③白细胞介素-3 可刺激多能干细胞增殖,在不同程度上刺激各系祖细胞增生,使红、粒、淋巴系有不同程度增加。白细胞介素-3 每日 50～200 微克/平方米体表面积,皮下注射,疗程 2～8 周。

④白细胞介素-11 刺激巨核细胞增殖,使血小板生成增加。白细胞介素-11 每日 25～50 微克/千克体重,疗程 2～3 周。部分病例可发生水潴留、心房纤颤或心房扑动。

3. 诱导分化药 其作用机制为刺激骨髓增生异常综合征异常造血克隆转变为正常克隆,以及促进来源于异常克隆的各阶段幼稚细胞进一步分化为成熟细胞。适用于各型骨髓增生异常综合征患者，常用以下几种。

(1)维生素 A 衍生物：维 A 酸每日 10～60 毫克，口服，疗程 1～3 个月。有效率 10%～15%。

(2)维生素 D 衍生物：维生素 D_3 吸收至体内后，经肝肾内羟化形成具有活性的 1,25-二羟维生素 D_3，每日 0.25 微克，口服，可抑制白血病细胞增生和促进分化。

(3)砷剂：可促进急性早幼粒细胞白血病分化及凋亡，对骨髓增生异常综合征正在试用，似对少数病例有效。

(4)干扰素：干扰素抑制骨髓增生异常综合征患者白血病克隆增殖，促进其分化。临床常用干扰素 α、β 两种。干扰素 α 300 万单位，皮下注射，隔日 1 次，疗程 3 个月以上。干扰素 β 100 万～300 万单位，皮下注射，每日 1 次，疗程 3 个月以上。干扰素 α 疗效较差，仅少数人有效。干扰素 β 是一种免疫型干扰素，除直接作用于白血病克隆外，尚有通过免疫机制刺激造血因子分泌及增强造血祖细胞对生长因子的反应等作用，为目前有效率相对较高的一种促分化类药物。

4. 免疫抑制药 抗胸腺淋巴细胞球蛋白与环孢素，主要通过抑制 T、B 细胞来调节骨髓增生异常综合征的免疫反应，促进正常造血细胞生长。美国 NIH 资料报道，抗胸腺淋巴细胞球蛋白每日 40 毫克/千克体重，静脉滴注，连用 4 日，11/25 例(44%)血液学改善；捷克报道，环孢素有效率为 60%～80%。

5. 抑制新生血管 沙利度胺(反应停)每日 300～800 毫克，分 2 次或睡前口服。文献报道，血液学改善率为 30%～40%。不良反应有便秘、食欲缺乏、嗜睡、肌肉酸痛、震颤。

6. 化学药物治疗

(1)小剂量化学治疗：常采用小剂量阿糖胞苷每日 10～20 毫克/平方米体表面积，14 日为 1 个疗程；或三尖杉碱每日 1 毫克，

10～14 日 1 个疗程。美国国家癌症研究所用随机方法比较小剂量阿糖胞苷与支持疗法,认为完全缓解率<20%,患者生存期无改善,不优于支持疗法。

(2)治疗急性髓细胞性白血病的标准方案:近年国内外部分医生报道,用标准化学治疗方案可使高危骨髓增生异常综合征的完全缓解率达 45%～79%。

①DA＋粒细胞集落刺激因子(新西兰)。柔红霉素每日 30 毫克/平方米体表面积,第 1～3 日;阿糖胞苷每日 200 毫克/平方米体表面积连续输注,第 1～7 日。粒细胞集落刺激因子从化学治疗前一天用至中粒＞$0.5×10^9$/升。65 例骨髓增生异常综合征,完全缓解为 63%,加用粒细胞集落刺激因子组完全缓解率为 73%,未加用粒细胞集落刺激因子组则为 52%,2 年生存期分别为 29% 和 16%,中粒减少期分别为 23 日和 30 日。

②新药应用。托泊替康完全缓解达 28%。美国国家癌症研究所建议,骨髓增生异常综合征国际预后积分系统中高危组用阿糖胞苷＋托泊替康＋去甲氧柔红霉素。尤其在造血干细胞移植前诱导完全缓解时用。但美国 Texas 大学认为不能延长患者生存期。

7. 骨髓移植

(1)异基因骨髓移植:异基因骨髓移植是唯一治愈骨髓增生异常综合征的方法。美国西雅图 251 例据国际预后积分系统分类患者,平均年龄 38 岁,无病生存率 40%,复发 18%。年龄大,病程长,人类白细胞抗原不匹配,男性,继发骨髓增生异常综合征者非复发死亡率明显增加。病程长,形态学者复发率高。

(2)自身干细胞移植:可试用于 65 岁者以下,欧洲移植组 79 例骨髓增生异常综合征/转白血病。第一次完全缓解后自体骨髓移植,2 年生存期 39%,无病生存期 34%,复发率 64%,约 1/4 者可存活 2 年以上,复发关键原因是无法去除恶性克隆。

8. 单克隆抗体 国外有用抗肿瘤坏死因子 a 受体单抗试验

治疗骨髓增生异常综合征报道,美国 FDA 已批准上市,商品名为 Enbcel,对骨髓增生异常综合征治疗有效率为 30%。

9. 骨髓增生异常综合征治疗观点 骨髓增生异常综合征为干/祖细胞有高度异质性疾病,属多系、多阶段、多因素发病,累及基因和表达复杂,不同个体原因不同。在骨髓增生异常综合征发病过程中,造血微环境、免疫异常、细胞因子、酶活性可由于骨髓增生异常综合征克隆自分泌或其他因素介入使骨髓增生异常综合征克隆恶性增生,导致增生、凋亡异常。因而骨髓增生异常综合征无一个统一、固定方案,须根据不同发病机制、不同临床阶段、不同个体选择治疗方案。

(六)中医治疗

本病以本虚标实、虚实夹杂为本质,"治病必求其本",因而治疗的始终应以扶正为基础,兼以祛邪,祛邪不忘扶正。扶正则不外益气血、补脾肾,祛邪则不外化痰瘀、解热毒。本病虽辨证分型较多,但各型多互见,很少单纯出现。初期气血双亏多见,也兼有肾精不足;中后期以肾虚为主,也兼见气血亏虚;终末期在虚证基础上出现热毒内盛或邪毒外袭;或因虚生实,出现痰瘀。因而治疗时不可执于一端。

1. 辨证治疗

(1)气血两虚

主症:皮肤干燥、粗糙、无光泽、发暗发黄,面色萎黄,舌淡,苔白,脉虚大无力。

治则:健脾益气养血。

方药:八珍汤加减。党参 15 克,白术 12 克,茯苓 15 克,熟地黄 15 克,白芍 15 克,当归 12 克,黄芪 30 克,何首乌 15 克,黄精 15 克,炙甘草 12 克。

十二、骨髓增生异常综合征

用法:水煎服,每日 1 剂。

加减:出血明显者,加仙鹤草 30 克,茜草 20 克;头晕耳鸣甚者,加枸杞子 12 克,菊花 12 克。

（2）肾精亏虚

主症:眩晕耳鸣,腰膝酸软,性功能减退,男子精少,女子"天癸"早竭,过早衰老,神疲健忘,舌淡苔少,脉沉细。

治则:补肾填精为主,偏阳虚者酌加温阳之品,偏阴虚者酌加滋阴之品。

方药:六味地黄丸加味。熟地黄 12 克,山药 15 克,山茱萸 15 克,枸杞子 15 克,当归 15 克,黄芪 15 克,菟丝子 20 克。

加减:偏阳虚者,右归丸加味[鹿角胶(烊化)15 克,肉桂 6 克,附子(先煎)10 克,菟丝子 12 克,熟地黄 12 克,山茱萸 12 克,枸杞子 12 克,党参 15 克,白术 12 克,茯苓 12 克,当归 12 克,黄芪 30 克,杜仲 12 克,补骨脂 12 克,巴戟天 12 克,肉苁蓉 30 克];偏于阴虚者,归芍地黄汤加减熟地黄 15 克,山茱萸 12 克,牡丹皮 12 克,当归 12 克,白芍 15 克,枸杞子 15 克,女贞子 12 克,墨旱莲 12 克,菟丝子 12 克,补骨脂 12 克,黄芪 20 克,当归 15 克,出血明显者,去肉桂、附子,加仙鹤草 30 克;腹胀者,加砂仁 10 克,枳壳 12 克;便溏者,加薏苡仁 20 克,莲子肉 12 克;腹痛者,加狗脊 12 克,淫羊藿 12 克;水肿者,加泽泻 12 克;出血严重者,加水牛角 30 克,茜草 20 克;低热者,加鳖甲 15 克,龟甲胶(烊化)15 克,地骨皮各 12 克。

用法:水煎服,每日 1 剂。

（3）血瘀痰结

主症:颈前出现肿块,按之较硬或有结节,肿块经久未消,胸闷,纳差,苔薄白或白腻,脉弦或涩。

治则:养血活血,消瘀散结。

方药:桃红饮合消瘰丸加减。川芎 10 克,当归 15 克,赤芍、白芍各 10 克,桃仁 8 克,红花 6 克,贝母 12 克,夏枯草 12 克,玄参 12

— 211 —

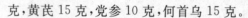

克,黄芪 15 克,党参 10 克,何首乌 15 克。

用法:水煎服,每日 1 剂。

加减:瘀血重者,加鸡血藤 30 克,三棱 10 克,莪术 10 克。

(4)热毒炽盛

主症:口渴,头痛,烦躁不宁,肌肤发斑,衄血,呕血,舌绛苔黄,脉数。

治则:清热解毒。

方药:银翘白虎汤加减。金银花 30 克,连翘 15 克,蒲公英 20 克,板蓝根 20 克,生石膏 30 克,知母 15 克,淡竹叶 10 克,栀子 12 克。

加减:内发型,加白花蛇舌草 30 克,半枝莲 30 克,半边莲 30 克,苦参 15 克,雄黄 1 克,斑蝥 0.02 克,蟾酥 0.02 克;伴明显出血者,加紫草 30 克,白茅根 20 克,侧柏叶 10 克;咽喉肿痛者,加桔梗 10 克,山豆根 10 克,射干 10 克;咳黄痰者,加黄芩 12 克,鱼腥草 30 克,天花粉 15 克;腹痛腹泻者,加黄连 12 克,葛根 12 克,白头翁 12 克;尿涩痛者,加黄柏 12 克,萹蓄 12 克,瞿麦 12 克;皮肤疖肿者,加野菊花 20 克,紫花地丁 20 克外涂金黄膏。口腔糜烂者,外涂养阴生肌散或锡类散;肛门肿痛者,外涂九华膏。

用法:水煎服,每日 1 剂。

2. 中成药

(1)贞芪冲剂每次 1～2 袋,每日 2～3 次冲服。益气补肾。适用于气阴两虚型骨髓增生异常综合征,也可配合化学治疗应用。

(2)杞菊地黄丸每次 1 丸,每日 3 次,口服。养肝补肾。适用于肝肾两虚型骨髓增生异常综合征。

(3)金匮肾气丸每次 1 丸,每日 3 次,口服。温补肾阳。适用于脾肾两虚型骨髓增生异常综合征。

(4)大黄䗪虫丸每次 1～2 袋,每日 2～3 次,口服。活血化瘀。适用于瘀血证积明显型骨髓增生异常综合征。

（5）六神丸每次 4～6 粒，每日 2 次，口服；或当归龙荟丸每次 1 丸，每日 2～3 次，口服；或西黄丸每次 2 克，每日 2 次，口服。清热解毒。适用于热毒炽盛型骨髓增生异常综合征。

3. 验方 黄芪 30 克，当归 15 克，枸杞子 12 克，熟地黄 10 克，女贞子 10 克，墨旱莲 15 克，山茱萸 15 克，党参 15 克，玄参 10 克，何首乌 15 克，阿胶（烊化）15 克，陈皮 10 克，半夏 10 克，茯苓 10 克。水煎服，每日 1 剂。

十三、淋巴瘤

淋巴瘤是一种淋巴细胞和（或）组织细胞恶性增殖性疾病。按肿瘤细胞特征、疾病起病方式、淋巴结外组织器官的累及率、病程进展及对治疗反应的不同，将淋巴瘤分为霍奇金病和非霍奇金淋巴瘤。目前，霍奇金病改称为霍奇金淋巴瘤。

1832 年，Thomas Hodgkin 首次报道原发于淋巴结的恶性病变，其后（1856 年）被正式命名为霍奇金病。由于霍奇金病也是淋巴组织的恶性病变，故目前认为称霍奇金淋巴瘤更确切。霍奇金淋巴瘤主要发生在淋巴结内，起病隐匿，进展缓慢，年轻成年人最多见，主要表现为无痛性、进行性淋巴结肿大，可伴有肝脾大、盗汗、乏力，晚期有贫血、发热、恶病质等。组织病理学上显示多样性细胞成分，主要表现为典型的 Reed-Stemberg（R-S）巨细胞。随着诊断和治疗的不断发展，即使晚期病变仍有治愈可能。目前，霍奇金淋巴瘤的 5 年生存率已达 80% 以上，其中部分患者已治愈。霍奇金淋巴瘤在世界各地的发病情况差异较大，欧美国家多发，居淋巴瘤之首位，占 45% 左右。在美国，霍奇金淋巴瘤几乎占新诊断恶性疾病的 1%，年发病率为 3/10 万，每年新诊断霍奇金淋巴瘤约 7 500 人，男女比（1.3～1.4）∶1，我国和日本发病率较低。大多数发达国家发病年龄呈双峰，第一个高峰为 30～40 岁，第二个高峰为 50 岁以后，我国和日本则不存在这种高峰。在经济比较落后的国家和地区，儿童和青年人的霍奇金淋巴瘤发病率相对高于经济较发达的国家和地区。1983 年，全国淋巴瘤协作组对 9 009 例淋巴瘤回顾性资料分析结果，霍奇金淋巴瘤占 8%，与日本（7.6%）较接近，男性多于女性。

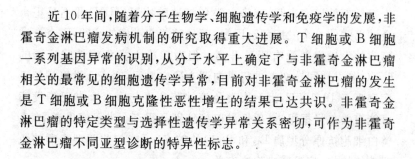

十三、淋巴瘤

近 10 年间,随着分子生物学、细胞遗传学和免疫学的发展,非霍奇金淋巴瘤发病机制的研究取得重大进展。T 细胞或 B 细胞一系列基因异常的识别,从分子水平上确定了与非霍奇金淋巴瘤相关的最常见的细胞遗传学异常,目前对非霍奇金淋巴瘤的发生是 T 细胞或 B 细胞克隆性恶性增生的结果已达共识。非霍奇金淋巴瘤的特定类型与选择性遗传学异常关系密切,可作为非霍奇金淋巴瘤不同亚型诊断的特异性标志。

(一)病　因

1. 霍奇金淋巴瘤　近 30 余年的研究认为,淋巴细胞是高等动物主要的免疫活性细胞。T 细胞和 B 细胞分别在淋巴结的副皮质区和淋巴滤泡中经特定抗原刺激后,逐步转化为不同类型的淋巴瘤细胞。淋巴瘤患者非整倍体和伯基特淋巴瘤等标志染色体的发现,更进一步奠定了恶性淋巴瘤的肿瘤属性。霍奇金淋巴瘤病因一直不清,最初人们怀疑结核杆菌是霍奇金淋巴瘤的发病基础,因为霍奇金淋巴瘤患者结核感染率很高。以后,人们也发现了大量的流行病学证据支持其发病与感染有关,特别是病毒感染。研究显示,既往有传染性单核细胞增多症的患者,其霍奇金淋巴瘤发病率增高了 3 倍。血清学和分子生物学亦支持霍奇金淋巴瘤与 EB 病毒感染有关。用 EB 病毒的 DNA 探针和敏感的 PCR 技术检测霍奇金淋巴瘤患者,50% 患者 R-S 巨细胞内有 EB 病毒感染。用免疫组化技术在 48% 的患者的 R-S 巨细胞的胞质和胞膜上发现有 EB 病毒基因编码的产物。尽管这些资料提示 EB 病毒与霍奇金淋巴瘤之间存在着重要关系,但是仍有 50% 的患者并无感染的证据,而且在一般人群中 EB 病毒感染亦非常常见,使 EB 病毒的病因学角色受到怀疑,提示感染 EB 病毒可能仅仅是几个相关因素之一。

早期的研究表明,感染人类免疫缺陷病毒(HIV)并不是霍奇金淋巴瘤的一个发病危险因素,而且随着艾滋病的流行,霍奇金淋巴瘤的发病率并没有明显升高。但对感染人类免疫缺陷病毒的6 700名男性同性恋者进行纵向调查研究显示,霍奇金淋巴瘤年患病率高于19/10万,提示人类免疫缺陷病毒与霍奇金淋巴瘤发病可能有关。另据报道,恶性淋巴瘤特别是霍奇金淋巴瘤患者中,人类白细胞抗原分型属 B_{18} 和 B_{12} 型的较多,可能与此两型人群的免疫功能缺损、病毒感染率高有关。

有报道认为,霍奇金淋巴瘤发病危险性增高与扁桃体和甲状腺切除及霍奇金淋巴瘤患者的家族聚集性有关,和单克隆基因重排混合存在,或没有重排。结果提示,许多经典型霍奇金淋巴瘤可能起源于克隆性 B 细胞。

细胞遗传学异常用核型技术检查发现,少数患者有 t(14;18)。Shlegetberger 等应用荧光原位杂交及荧光免疫表型分析技术,发现 CD30 阳性的 R-S 巨细胞有染色体数量的异常,每一位患者的大部分 R-S 巨细胞显示相同数目的染色体异常,提示这些细胞属于一个细胞克隆。

2. 非霍奇金淋巴瘤 淋巴瘤细胞基因组是以少数或单一的非随机染色体异常为特征,常表现为染色体易位。目前已从分子水平识别出多种淋巴瘤基因异常,包括因染色体易位而激活的癌基因和因染色体缺失或畸变而失活的抑癌基因。另外,各种致癌病毒的外源基因导入使淋巴瘤亚型基因组发生改变。

(1)染色体易位:染色体易位是淋巴系恶性肿瘤的遗传学特征。非霍奇金淋巴瘤相关的染色体易位通常为两个特定染色体间的互换或平衡重组。染色体易位可反复出现于某一特定类型肿瘤,并能反映出每一肿瘤病例的克隆性异常。有证据表明,染色体易位可能与淋巴细胞抗原受体基因,如免疫球蛋白基因和 T 细胞受体基因重组机制中的某些失误有关。

十三、淋巴瘤

非霍奇金淋巴瘤相关染色体易位的共同特点是在染色体重组部位附近存在原癌基因。多数情况下,原癌基因的结构,尤其是其编码区常常不受易位的影响,但其基因表达方式常因相伴染色体的异源性调节序列的并入而改变(原癌基因失调节)。原癌基因失调节有两种不同类型。同位失调节:染色体易位改变了B细胞正常原癌基因的表达方式;异位失调节:非淋巴细胞原癌基因异位表达于淋巴瘤细胞。在多数非霍奇金淋巴瘤相关性易位中,导致原癌基因失调节的异源性调节区多来源于抗原受体位点,且在靶组织中呈高水平表达。

(2)抑癌基因的失活:抑癌基因 p53 缺失和突变是人类肿瘤最常见的遗传学改变,但在非霍奇金淋巴瘤中仅见于某些特殊亚型,如晚期滤泡型淋巴瘤和 Burkitt 淋巴瘤(伯基特淋巴瘤)。NHLp53 的失活机制与人类其他肿瘤类似,为一个等位基因的点突变或第二个等位基因的丢失或两者兼而有之。

此外,非霍奇金淋巴瘤伴有特定的染色体缺失,提示丢失了目前尚未探明的抑癌基因。6 号染色体长臂(6q)缺失最为常见,6q 缺失是某些非霍奇金淋巴瘤病例中唯一的细胞遗传学异常,并与不良预后相关;染色体 13q14 缺失是小淋巴细胞淋巴瘤/慢性 B 淋巴细胞白血病中最常见的染色体异常,发生率高于 50%。

(3)致癌病毒:鉴于病毒可以把外源基因导入靶细胞,所以肿瘤细胞感染致癌病毒可能为遗传学变异的机制之一,已发现三种不同的病毒:EB 病毒、人类 T 淋巴细胞白血病病毒-1、人疱疹病毒-8 与非霍奇金淋巴瘤特定亚型的发病机制有关。EB 病毒最早发现于非洲区域流行的 Burkitt 淋巴瘤,后来又见于部分散发性 Burkitt 淋巴瘤和艾滋病相关淋巴瘤。在非霍奇金淋巴瘤的发病中,EB 病毒感染的致癌作用至少有两个方面的证据:其一,已证实 EB 病毒可显著改变 B 细胞的生长特性;其二,EB 病毒感染性淋巴瘤通常只具有单一形式的融合 EB 病毒末端,提示淋巴瘤细胞群体来源于单个感染细胞的克隆性增生。

（二）临床表现

1. 局部表现

（1）淋巴结肿大：较多的患者在早期表现为无痛的颈部淋巴结肿大，以后其他部位亦陆续发现。淋巴结可从黄豆大到枣大，中等硬度、坚韧、均匀、丰满。一般与皮肤无粘连，在初期和中期互不融合，可活动，到了后期淋巴结可长到很大，也可互相融合成大块，甚至直径可达 20 厘米以上，侵犯皮肤，破溃后经久不愈。有 20% 左右患者从起病即有多处淋巴结肿大，很难确定何处为首发部位。

一般地说，实际受侵的淋巴结区比临床发现的要广泛。例如，纵隔淋巴结常需细致的 X 线、CT、MRI 检查；腹主动脉旁淋巴结、肠系膜淋巴结和脾受侵，常需通过 B 超和 CT 检查，有时需要剖腹探查。亦有的淋巴结肿大伴有一定症状，如局部疼痛、淋巴和（或）静脉回流受阻或气管受压等。

国内外资料都表明，在几种常见的恶性淋巴瘤中淋巴结受侵与结外淋巴组织和器官的受侵在频度上有一定区别。霍奇金淋巴瘤 91% 侵犯淋巴结，9% 可为结外受侵；非霍奇金淋巴瘤结外受侵的可为 40%～50%。某些特殊类型（如 Burkitt 淋巴瘤、成人 T 细胞型淋巴瘤及淋巴母细胞型淋巴瘤等）结外受侵的比例可高达 70%～90%。

此外，霍奇金淋巴瘤邻近淋巴区受侵的约占 2/3，而非霍奇金淋巴瘤侵犯不相邻淋巴区的机会多，这种"跳站"现象也给治疗带来一定困难。

淋巴结在初期可能增大缓慢，在一定阶段增大迅速，过一阶段又相对稳定。患者常常诉说其淋巴结肿大，在确诊前数月至数年，平均为 5 个月时间内有增大和缩小的病史。有的患者经过 3 年以

十三、淋巴瘤

上的反复淋巴结肿大、发热,取活检数次后始得确诊。难以通过淋巴结的大小、形状或手感准确区别两类淋巴瘤。然而,肿大浅表淋巴结的分布可以提供诊断的资料。韦氏环受侵在霍奇金淋巴瘤远较非霍奇金淋巴瘤为少见,从淋巴结开始肿大到明确诊断、分期的时间很重要,如同样是Ⅲ期,这一时间的长短大致可代表病程进展的快慢。

(2)咽淋巴环恶性淋巴瘤:指鼻咽部、软腭、扁桃体、舌根在内的环状淋巴组织,常可作为淋巴瘤的原发部位或受到侵犯。原发者最多的是非霍奇金淋巴瘤,占 15%~33%。霍奇金淋巴瘤则较罕见,发生率低于 1%。我国咽非霍奇金淋巴瘤绝大多数为中、高度恶性。

国内一组四医院统计的 1 032 例中咽淋巴环恶性淋巴瘤患者占 24.2%。鼻腔非霍奇金淋巴瘤主要起源于鼻黏膜内一些弥散的淋巴细胞,多属弥漫型。而以往较多地被诊为恶性肉芽肿或中线恶性组织细胞增生症。近年多数学者认为,这一部位的恶性肉芽肿或中线恶性组织细胞增生症实际上是外周 T 细胞淋巴瘤,而真正的组织细胞瘤非常罕见。鼻腔非霍奇金淋巴瘤见于 B 细胞或 T 细胞者,恶性淋巴瘤一般呈结节样增殖,硬度比癌低,较坚韧,很少破溃,常伴有颈淋巴结肿大。有的学者将此病变归为结外淋巴瘤,也有学者认为应从结外淋巴瘤删去。临床上多表现为鼻出血、鼻塞,有的患者受侵部位疼痛。其中,T 细胞淋巴瘤常表现为局部明显溃疡和大片坏死,恶性程度高;B 细胞淋巴瘤则多见结节状新生物,伴或不伴有浅溃疡,生长较缓慢。由于本病的症状和体征无明显特征,常易误诊为慢性鼻炎、鼻息肉等。

发生于咽淋巴环恶性淋巴瘤常伴有腹腔内的恶性淋巴瘤(特别是胃),虽然两者缺乏淋巴组织的直接联系。Banff 等报道,咽淋巴环恶性肿瘤放射治疗前后做胃肠检查发现胃受累率为 17.6%(放射治疗前受累率为 6%)。所以,咽淋巴环恶性淋巴瘤

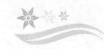

患者如有上腹疼痛或消化不良,应做 X 线或内腔镜检查。

中线非霍奇金恶性淋巴瘤是发生在上呼吸道,包括鼻腔、鼻窦、软硬腭、咽及喉等中线部位的一种结外型肿瘤,发病原因不明。临床表现与 P53 蛋白表达程度有关:P53 蛋白表达弱者起病缓慢,症状隐匿,多无全身发热症状;P53 蛋白表达强阳性的患者起病急,症状进展快,持续高热,治疗效果差,很快衰竭死亡。

(3)纵隔恶性淋巴瘤:纵隔也是恶性淋巴瘤好发部位之一。多数患者在初期常无明显症状,主要表现为 X 线片上有中纵隔和前纵隔的分叶状阴影。有的患者可有急剧进展的上腔静脉压迫征或气管、食管、膈神经受压的表现。常见症状有咳嗽、呼吸困难、吞咽困难、意识障碍等;常见体征有颜面、颈部、上肢、胸部水肿,颜面部充血,颈、胸壁、上肢静脉充盈甚至曲张。

受侵的纵隔淋巴结可以是单个的增大,也可以是多个淋巴结融合成巨块,其外缘呈波浪状,侵犯一侧或双侧纵隔,以后者较多见。前纵隔淋巴结增大表现为胸骨后区密度增高,有凸面向前的团块影。这组淋巴结是否增大是鉴别恶性淋巴瘤与结节病的重要标志。经放射治疗后非霍奇金淋巴瘤侵犯的淋巴结可以迅速缩小,而在霍奇金淋巴瘤由于受侵的淋巴结内纤维成分较多,缩小比较缓慢,经较长时期追随检查可以发现肿瘤照射区有斑点状钙化。后纵隔淋巴结肿大表现为胸椎旁梭形软组织影,多位于左侧第 8~12 胸椎水平,也可以是对称发生。最常见的侵犯部位是肺、胸膜和心包,预后比较差。

(4)肝与脾恶性淋巴瘤:原发性肝恶性淋巴瘤少见,文献中仅见个案报道。继发侵犯肝脏的并不少见,尸解发现 60%霍奇金淋巴瘤和 50%非霍奇金淋巴瘤侵犯肝脏。部分病例可以肝脾大为首发症状,为淋巴结以外最常受侵的部位,但这些患者肝功能大多无明显异常。由于肿块弥散,肝扫描也少有大的占位病变。脾受侵有时常需手术后病理检查始能确定。少数患者可有脾功能亢进的表现。原发于脾的恶性淋巴瘤预后较好。而肝受侵的预后不佳，并且比有全身症状的还差。

（5）消化道恶性淋巴瘤：在结外器官中，消化道是恶性淋巴瘤的好发部位。国外资料中发生于消化道的恶性淋巴瘤在霍奇金淋巴瘤约占 2％，非霍奇金淋巴瘤为 13％～25％，且常侵犯胰腺。在消化道中最常见的部位是小肠，其次是胃，食管和直肠的恶性淋巴瘤很罕见。国外资料约 2/3 的消化道淋巴瘤来源于胃，小肠占 25％。

在临床上可将消化道的恶性淋巴瘤分为两组：单发于胃肠道淋巴滤泡，临床上局限于肠道和邻近的肠系膜淋巴结；病变侵及胃肠道，或是全身病变的一部分。单发于胃肠道的恶性淋巴瘤的诊断甚为重要，因可施行手术治疗。

胃肠黏膜相关淋巴组织淋巴瘤是来源于胃肠黏膜相关组织的胃肠道原发性淋巴瘤，有特殊的组织学征象。胃肠黏膜相关组织淋巴瘤的诊断标准是淋巴滤泡边缘区有中心细胞样细胞肿瘤性增生；淋巴瘤细胞浸润于腺上皮之间，形成淋巴上皮病变；肿瘤性滤泡和反应性淋巴滤泡可同时存在；中心细胞样细胞有向浆细胞分化倾向。

胃肠黏膜相关组织淋巴瘤的诊断尚须符合 Dawson 标准：全身浅表淋巴结无肿大；胸部 X 线片证实纵隔淋巴结无肿大；外周血白细胞计数及分类正常；病变以消化道为主，或伴有局部淋巴结受累；肝脾无原发性病灶。

胃肠黏膜相关组织淋巴瘤的主要临床表现是腹痛、体重下降、贫血、有腹块、消化道出血。肠原发性淋巴瘤还可出现肠梗阻症状。这些症状和体征并无特异性。胃肠黏膜相关组织淋巴瘤是淋巴结外淋巴瘤中最常见的类型，大部分属低度恶性，其病程长，进展缓慢，肿瘤常呈局限性生长。本病好发于 50 岁以上年龄组，近年有发病年轻化趋势，但胃淋巴瘤很少发生于 40 岁以下年龄组。在西方国家男女发病相差不大，国内报道男女之比为 3∶1 左右。

发病部位以胃最多见，其次是小肠、大肠。胃淋巴瘤的好发部位是胃窦部，而肠淋巴瘤尤以回盲部最多见。

(6)骨骼系统恶性淋巴瘤：发生于骨骼的恶性淋巴瘤占骨恶性肿瘤的 1%～4.6%，其中主要为非霍奇金淋巴瘤，而且多为弥漫性。男性多见，多发生于 31～40 岁。好发部位为股骨、胫骨、肱骨、肩胛骨、骨盆等处。

骨恶性淋巴瘤患者早期表现可能为局部疼痛，但并不明显，患部活动轻度受限。早期患者 X 线征象不明显，但骨扫描可有异常改变，对诊断可能有帮助，最常见的部位是股骨和骨盆。患者血清碱性磷酸酶升高，5-核苷酸酶不高。亦有患者开始临床症状并不明显，直到出现神经系统压迫症状（如脊柱恶性淋巴瘤引起的截瘫），甚至出现病理性骨折才来就诊。更多见的是全身性恶性淋巴瘤的骨侵犯，如脊椎、骨盆、股骨、肋骨、肩胛骨等处。患者常有疼痛及压痛或病理性骨折。

恶性淋巴瘤侵犯骨的途径有二：一是血源性-经血行播散到红骨髓，受累的淋巴结直接侵犯邻近骨质；二是腹膜后淋巴结压迫刺激造成邻近椎体前缘缺损或骨质硬化。

骨恶性淋巴瘤对放射线很敏感。与其他骨肉瘤相比，播散的趋向也较低，5 年生存率一般超过 50%，但如全身性淋巴瘤有骨侵犯则是预后不良的指征。

(7)皮肤恶性淋巴瘤：原发于皮肤的恶性淋巴瘤约占结外淋巴瘤的 5%。非霍奇金淋巴瘤可以原发或继发地侵犯皮肤，B 细胞或 T 细胞来源的淋巴瘤均可累及皮肤，但以 T 细胞来源的皮肤淋巴瘤病变更为多见。有的非霍奇金淋巴瘤或霍奇金淋巴瘤可由皮下的淋巴结直接侵犯皮肤，形成红色梭形结节状斑块，周边较硬，中心较软，有的破溃后经久不愈，有的广泛浸润附近皮肤，部分患者可以触到皮下的硬结。这类原发于皮肤的恶性淋巴瘤较罕见，治疗后预后良好。晚期恶性淋巴瘤侵犯皮肤时可有多发性皮肤病

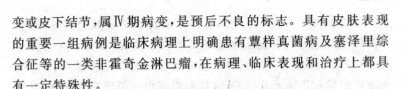

变或皮下结节,属Ⅳ期病变,是预后不良的标志。具有皮肤表现的重要一组病例是临床病理上明确患有蕈样真菌病及塞泽里综合征等的一类非霍奇金淋巴瘤,在病理、临床表现和治疗上都具有一定特殊性。

①蕈样真菌病占恶性淋巴瘤的 3%。在早期,此病多在综合医院的皮肤科或皮肤专科医院诊治,所以发病数字可能比这要多许多。蕈样真菌病一般病变发展较慢,可分为三期:在红斑期(非特异性期)的前驱症状有发热、关节疼痛、皮肤瘙痒等;皮损的形态多种多样,可有红斑、丘疹、风团、紫癜或呈水疱、苔藓样改变,表面伴有鳞形脱屑。有时很像牛皮癣、玫瑰糠疹或固定药疹,开始时多为湿疹样边界清楚的红斑,迅速变暗,呈紫红色或紫褐色,此期可持续数月甚至数十年。至斑块期(浸润期)皮肤开始有浸润,形成不规则的斑块,斑块表面光滑,但也可高低不平,呈暗红色,在病理上也具有特征性的多形性表现。在肿瘤期则在皮肤上出现肿块,呈圆形、半球形、分叶状或不规则形,隆起于皮肤,呈暗红色,表面可形成溃疡。有时可同时看到以上三期的病变。有的患者红斑、斑块期很短,未被患者注意。蕈样真菌病可伴有淋巴结肿大,到了晚期可侵犯内脏,如肺、肝、脾、肾等。常伴有发热、瘙痒、多汗等全身症状。

②塞泽里综合征的临床特点为首先出现全身性瘙痒,以后可有比较广泛的红斑和面部、腹部及下肢水肿;血液中有肿瘤性细胞。病程进展缓慢,但到了晚期也可有淋巴结和内脏侵犯。

(8)神经系统恶性淋巴瘤:中枢神经系统原发性恶性淋巴瘤,以往由于对其本质起源等缺乏认识,用名甚多,如血管周围肉瘤、网织细胞瘤、小胶质细胞肉瘤等。经免疫组化、电镜等研究证实为淋巴细胞性本质和起源,称其为中枢神经系统非霍奇金淋巴瘤。本病临床少见,发病多在 40~60 岁。原发于中枢神经系统的恶性淋巴瘤很少见,占原发性脑瘤的 0.6%~1%。

①中枢神经系统原发性恶性淋巴瘤特点是多数起病缓慢；颅内高压及神经系统缺损征象是主要的临床表现；病程中病情波动甚大，病情可出现自发性或糖皮质激素引起的明显缓解，一旦病情加重或复发则迅速恶化；脑脊液检查以蛋白定量增高为主，淋巴细胞增多少见，不易找到瘤细胞；全身检查无法证实颅内为转移性肿瘤的可能；伴有免疫缺陷的患者多见；免疫细胞化学方法的开展有助于诊断。

②恶性淋巴瘤引起的神经系统并发症比较常见。在临床上多由于出现压迫症状而引起重视，其特点为进展迅速，并可伴有发热。目前报道，孤立性脑淋巴瘤发病率正在增加，以非霍奇金淋巴瘤为多见。脑受侵的患者约1/3可有精神障碍和癫痫发作。中枢神经系统淋巴瘤比较常见的是软脑膜受侵，一般都有颅内压增高、脑脊液中细胞及蛋白升高等征象。脊髓压迫最早出现的临床表现为肢体无力、感觉障碍（麻木或过敏）、神经根性疼痛、膀胱括约肌障碍等。带状疱疹有时也是较早的表现。病变继续发展即出现部分或完全性截瘫，腰椎穿刺可有不完全或完全性阻塞，脑脊液蛋白升高及细胞增多。CT检查大部呈等密度或高密度影，增强明显。

恶性淋巴瘤可侵犯颅神经及周围神经，引起脑神经麻痹或周围神经麻痹，较常见的为面神经麻痹和喉返神经麻痹及颈交感神经和臂丛神经的受侵。在少数情况下，由于侵犯动眼神经，患者可出现复视。

（9）泌尿生殖系统：发生于泌尿生殖系统的恶性淋巴瘤常常易被忽视或误诊。据国外统计的一组1 467例非霍奇金淋巴瘤中，发生于泌尿系统的占1%，其中最多的是肾脏；发生于男性生殖系统的占2%，其中睾丸最多；原发为前列腺恶性淋巴瘤者极少表现为前列腺肥大症状，可有肉眼血尿，直肠指检前列腺肥大、均匀、无结节、质稍硬，膀胱镜检查前列腺明显肿大，后尿道延长，前列腺在膀胱颈口可明显突起，表面溃烂，呈苍白色，质脆；原发性膀胱淋巴

瘤非常少见,据文献报道发病率不足 1‰,国内大多为个案报道。发生于女性生殖系统的占 1‰,主要为子宫和卵巢。但是,发生于泌尿生殖系统的霍奇金淋巴瘤则较罕见,只有个案报道。

2. 全身表现

(1)全身症状:约有 10% 的患者可有发热、瘙痒、盗汗及消瘦等最早出现的临床表现。有的患者长期不规则发热原因不明,经 2 年以上始发现表浅淋巴结肿大方得确诊。亦有少数患者伴有隐匿的病灶,长期发热,先为周期性,以后变为持续性,多方面检查不能确定原因,最后剖腹探查证实为腹膜后霍奇金淋巴瘤。有的患者长期皮肤瘙痒,检查时只有皮肤增厚、搔痕及继发的感染,以后证实为霍奇金淋巴瘤。

20% 非霍奇金淋巴瘤患者在淋巴结肿大的同时,以及大部分晚期患者,都有程度不同的全身症状,并常伴有乏力和贫血。一般随着病情的进展,全身症状可以加重。这类患者中可有淋巴细胞减少,纵隔和腹膜后恶性淋巴瘤伴有发热、皮肤瘙痒的较多。

持续发热、多汗、体重下降等可能标志着疾病发展,机体免疫功能的衰竭,因之预后不佳。但也有患者仅有瘙痒、发热而不伴有巨大肿块,经治疗后迅速好转,预后反而较好。

另一种多年来为人熟知但至今机制不明的现象是,部分恶性淋巴瘤患者饮啤酒后几分钟出现受侵的淋巴结或骨疼痛,有的完全缓解的患者迅速复发。这种不能耐受啤酒的现象最多见于结节硬化型的霍奇金淋巴瘤患者,有时甚至可作为一种诊断性试验。

(2)皮肤病变:恶性淋巴瘤患者可有一系列非特异性皮肤表现,发生率为 13%～53%。常见的为糙皮病样丘疹、带状疱疹、全身性疱疹样皮炎、色素沉着、鱼鳞癣及剥脱性皮炎,也可发生荨麻疹、结节性红斑、皮肌炎、黑棘皮症、色素性荨麻疹等。至于由于皮肤瘙痒而引起的抓痕和皮肤感染则更为常见。晚期恶性淋巴瘤患者免疫状况低下,皮肤感染常经久破溃、渗液,形成全身性散在的

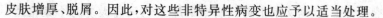

皮肤增厚、脱屑。因此,对这些非特异性病变也应予以适当处理。

(3)神经系统表现:恶性淋巴瘤患者可有一系列非特异性神经系统表现,如进行性多灶性脑白质病、亚急性坏死性脊髓病、感觉或运动性周围神经病变及多发性肌病等。病变性质可为变性,脱髓鞘,感染性,坏死性或混合存在。

由于患者,特别是霍奇金淋巴瘤患者免疫状况低下,可发生中枢神经系统感染,如新型隐球菌等;也可发生血源性化脓性脑膜炎或脑脓肿。恶性淋巴瘤侵犯脑实质可伴发脑出血。

(4)贫血:10%～20%恶性淋巴瘤患者在就诊时即有贫血,甚至可发生于淋巴结肿大前几个月。晚期患者更常出现贫血。

发生贫血的原因可为慢性失血,特别是消化道出血,导致低色素小细胞性贫血;动员组织内的铁及重新利用血红蛋白铁的能力下降;部分患者球蛋白试验阳性,红细胞寿命缩短;骨髓广泛侵犯,造血功能低下;脾功能亢进,血细胞破坏增多;个别患者血清叶酸降低,表现为大细胞性贫血;有时血清免疫球蛋白增多,血浆量增加,血液稀释,也是引起血红蛋白降低的因素之一。进行性贫血是临床上判断恶性淋巴瘤发展与否的一个重要指标。

(5)合并白血病:低分化的非霍奇金淋巴瘤易合并白血病,大多为急性淋巴细胞白血病,过去称之为"白血肉瘤",并常有发热、贫血症状,预后很差。合并慢性淋巴细胞白血病的多为分化较高的类型,预后较好。合并白血病的类型,可为急性淋巴细胞型,也可为单核细胞或网状细胞型。后者多标志肿瘤细胞大量侵犯骨髓,部分进入周围血中,是晚期的征象。

霍奇金淋巴瘤极少合并白血病,个案报道多为慢性淋巴细胞白血病或急性粒细胞型白血病,但合并急性淋巴细胞或慢性粒细胞型白血病的也有。这可能是放射或化学治疗的远期不良反应。

(6)血液异常:除贫血已如前述外,恶性淋巴瘤尚可有其他血液学异常,常有部分患者白细胞及血小板总数高于正常。极少数

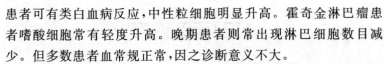

患者可有类白血病反应,中性粒细胞明显升高。霍奇金淋巴瘤患者嗜酸细胞常有轻度升高。晚期患者则常出现淋巴细胞数目减少。但多数患者血常规正常,因之诊断意义不大。

在罕见情况下,网状细胞和巨网状细胞在晚期非霍奇金淋巴瘤中可以出现于周围血中,甚至被诊断为急性白血病,目前认为是终末期表现。

在病情进展或复发时,其他临床表现尚不明显但可有血沉增高现象。其他如血清铜、锌、α_2 球蛋白、纤维蛋白原等的变化,以及白细胞中碱性磷酸酶含量增高、粒细胞中锌含量减低、尿中羟基卟啉升高等目前都尚在研究中,其意义有待进一步确定。有人提出由于血沉快、低血铁、高血纤维蛋白原、高 α_2 球蛋白、乳酸脱氢酶及中性粒细胞增高等对预后有一定影响,以上化验指标对判断早期复发也有参考意义。

(7)免疫反应低下:恶性淋巴瘤患者,包括多数晚期病例及某些一般状况很好的早期 T 细胞恶性淋巴瘤患者,细胞免疫指标如旧结核菌素、淋巴细胞转化率、巨噬细胞吞噬率和吞噬指数及外周血 T 细胞水平(E 玫瑰花结试验)和 T4 比例等均低下。免疫球蛋白的改变则在 B 细胞恶性淋巴瘤中较明显。

一般来说,免疫指标的动态变化与病情是平行的。免疫指标极度低下常常标志着疾病进展或复发。在有效的治疗后免疫指标可恢复到正常水平。由于霍奇金淋巴瘤患者,特别是一些晚期患者免疫功能低下,常发生中枢神经系统感染(如新型隐球菌感染等);也可发生血源性化脓性脑膜炎或脑脓肿。对于年轻患者,如果发生罕见细菌的严重感染,除了考虑艾滋病外,还应考虑到恶性淋巴瘤的可能。

（三）西医治疗

1. 霍奇金淋巴瘤

（1）治疗原则：基于上述结论，霍奇金淋巴瘤治疗多年来一直遵循下面治疗原则。

①ⅠA或ⅡA期。做次全淋巴结照射，病变位于膈上，放射采用斗篷野加锄形野；病变位于膈下，侵犯盆腔与腹股沟淋巴结，放射至主动脉旁淋巴结；如侵犯盆腔与主动脉旁淋巴结，采用全淋巴结照射。ⅠA或ⅡA病例，如有大的纵隔肿块，应采用化学治疗与放射治疗的综合治疗；病理为淋巴细胞消减型霍奇金淋巴瘤，采用全淋巴结照射。

②ⅡB期。一般采用全淋巴结放射治疗，也可采用联合化学治疗。

③ⅢA期。单纯放射治疗或放射治疗与化学治疗的综合治疗。

④ⅢB或Ⅳ期。单纯化学治疗或化学治疗加放射治疗。

事实证明，上述临床分期与病理分期并不完全一致，尤其是年轻男性患者，30％临床分期为Ⅰ或Ⅱ期，而病理分期为Ⅲ期。近来，欧洲、加拿大和南美的临床试验组倾向于在临床Ⅰ、Ⅱ期患者中应用预后因素分析，这些因素可预示存在隐性腹部病变的可能性及肌的侵袭性，而不必用剖腹探查分期。根据存在的不利预后因素来确定治疗方案。预后最佳的患者接受斗篷野或斗篷野加主动脉旁淋巴结及脾脏的单纯放射治疗，预后较差的患者接受化学治疗和受累区或局部放射治疗。

多变量分析的一系列研究报道了影响临床分期患者的预后因素。引起复发的不利因素包括：男性、多部位浸润（＞4个）、B组症状、年龄＞50岁、血沉快、组织学分型为混合细胞型或淋巴细胞消减型及纵隔巨大淋巴结病变，其中很多因素如男性、浸润部位的

数目和年龄,也预示临床分期Ⅰ、Ⅱ期患者隐性腹部病变的危险增高。最近几年,霍奇金淋巴瘤患者通常按照预后或危险因素被分成三组:预后良好组,没有危险因素的Ⅰ、Ⅱ期患者;预后不良组,有危险因素的Ⅰ、Ⅱ期患者,有或没有危险因素的ⅢA期患者;进展期组,低危或高危ⅢB和Ⅳ期患者。

根据危险因素分组后,霍奇金淋巴瘤治疗目标确立为:预后良好组,用最小不良反应的治疗;预后不良组,采用有一定程度(可以接受的)不良反应的治疗;进展期组,用没有严重不良反应的治疗。

(2)Ⅰ期或Ⅱ期无不良预后因素的霍奇金淋巴瘤患者治疗:以联合治疗优先为治疗原则。Ⅰ、Ⅱ期患者没有下列危险因素:年龄＞50岁;血沉＞50毫米/小时;或＞30毫米/小时,有B症状;4个或更多的独立部位受累;纵隔肿块比率＞0.35,适用此治疗。

①第一选择。ABVD方案组成:多柔比星25毫克/平方米体表面积,静脉注射,第1、15天;博来霉素每日10单位,静脉注射,第1、15天;长春新碱6毫克/平方米体表面积,静脉注射,第1、15天;达卡巴嗪375毫克/平方米体表面积,静脉注射,第1、15天。4个疗程＋病灶野放射治疗36～40戈瑞。

②替代选择。次全淋巴结照射36～40戈瑞或ABVP 6个疗程＋病灶野放射治疗36～40戈瑞。

(3)预后不良的Ⅰ、Ⅱ期和ⅢA期霍奇金淋巴瘤患者治疗:联合治疗为原则。

①第一选择。氮芥6毫克/平方米体表面积(或环磷酰胺650毫克/平方米体表面积),静脉注射,第1、8天;长春新碱1.0～1.4毫克/平方米体表面积,静脉注射,第1、8天;丙卡巴肼100毫克/平方米体表面积,口服,第1～14天;泼尼松40毫克/平方米体表面积,口服,第1～14天。14天为1个周期,休息14天;通常给6个周期以上,泼尼松只在第1、4周期给予。6个疗程＋病灶野放射治疗36～40戈瑞。

②替代选择。MOPP/ABV 方案 6 个疗程＋病灶野放射治疗 36~40 戈瑞。

(4)低危或高危ⅢB 和Ⅳ期患者治疗:化学治疗标准 MOPP 方案及其他联合化学治疗方案要求至少应用 6 个周期,或直至获完全缓解后再追加 2 个周期。因此,对已接受 4 周期治疗的患者必须重新分期,若仍完全缓解,则需要多于 6 个周期的化学治疗。在美国国家癌症研究所研究组中,患者接受 6 个周期化学治疗后的平均用药时间为 5.8 个月,84％患者获完全缓解,其中 64％保持无病生存状态;所有接受治疗的患者中,在随访 20 多年后 54％仍保持无病状态;所有接受治疗的患者 48％仍存活,一般状况良好。大多数复发发生于随访的前 4 年。

(5)影响疗效的因素

①影响完全缓解率的主要不利因素。B组症状、男性、病情晚期及前 6 个周期长春新碱剂量低于计划用量。

②影响完全缓解持续时间的最重要因素。B组症状、年龄、获完全缓解的速度(需 3 个周期或更少的化学治疗即获完全缓解的患者复发率明显降低)、结外病变区域数目及肝脏和胸膜浸润。

(6)复发霍奇金淋巴瘤的挽救治疗:复发前缓解期的长短显著影响复发后标准联合化学治疗(通常使用与初治相同的方案)的疗效。初治缓解期超过 1 年的患者再次获完全缓解的机会甚至大于新确诊的同病期患者(分别为 95％与 80％),并且缓解期可较持久。相反,1 年内复发的患者仅 20％可再次获完全缓解,且再复发危险较高。一项长期随访研究,对接受某种以 MOPP 为基础的化学治疗方案后复发的患者,再次以 MOPP 方案治疗,第一次缓解期较长的患者 10 年以上无复发率为 45％,第二肿瘤及其他治疗相关并发症导致的死亡使总生存率减少近 50％。初治缓解期较长的复发患者 11 年以上的总生存率为 24％,而初治缓解期较短的患者为 11％,有统计学差异。米兰研究组应用 ABVD 方案挽救

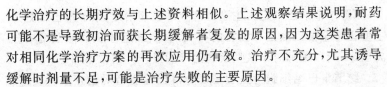

化学治疗的长期疗效与上述资料相似。上述观察结果说明,耐药可能不是导致初治而获长期缓解者复发的原因,因为这类患者常对相同化学治疗方案的再次应用仍有效。治疗不充分,尤其诱导缓解时剂量不足,可能是治疗失败的主要原因。

复发患者不良预后因素:复发时伴明显 B 组症状、初治缓解期不足 1 年及结外复发。无上述危险因素的患者 3 年病情无进展生存率为 100%,有 1 项者为 81%,存在 2 项者为 40%,而 3 个危险因素皆有者为 0。新近的两项研究应用强烈化学治疗及骨髓或外周血干细胞移植早期治疗初治未获完全缓解患者或 1 年内复发患者,取得了较大成功。Gianni 等在干细胞支持下使用连续大剂量化学治疗,也报道了很好的结果。24 例患者中,初治缓解期较短患者的 6 年无病生存率为 78%,初治用 MOPP/ABVD 方案失败的患者为 31%。

根据初始治疗选择,复发患者可以分为以下几类,据此复发后可选择各自的治疗方法:初发时病变局限,接受放射治疗,复发时伴系统性病变的患者采用标准联合化学治疗常可成功;晚期患者,标准联合化学治疗不能获完全缓解,预后最差,自体干细胞支持的强烈化学治疗,效果也往往很差;获完全缓解但缓解期不足 1 年治疗可用无交叉耐药的化学治疗方案或行干细胞移植;获完全缓解但缓解期超过 1 年可以使用相同的联合化学治疗方案或无交叉耐药方案,约 1/4 患者可获长期无复发生存。对于某些患者,尤其是仅复发于淋巴结且缓解期超过 1 年的患者,放射治疗可获长期生存甚至治愈。亦可选择干细胞移植。

骨髓或外周血干细胞支持下强化化学治疗为挽救治疗提供了另一通路,改变了复发患者预后。尽管干细胞移植的患者已对多种标准联合化学治疗耐药,但多项研究发现骨髓或外周血干细胞支持下强化化学治疗,使完全缓解率可达约 50%,25%~50% 治疗成功的患者保持无病生存状态。

(7)结节淋巴细胞为主型霍奇金淋巴瘤治疗:结节淋巴细胞为主型霍奇金淋巴瘤是一独特的类型,直至最近才从其他亚型中分离出来,所以医师对于该型疾病治疗的最佳方案常不明了。

结节淋巴结细胞为主型霍奇金淋巴瘤患者对治疗反应良好,92%可获完全缓解。如果复发,61%的患者复发时仍为结节淋巴结细胞为主型霍奇金淋巴瘤。死亡病例仅50%是死于霍奇金淋巴瘤本身,其他死于治疗的并发症。尽管诊断后20年以上仍有患者复发,但14年时评价无一死于霍奇金淋巴瘤。影响生存期的最重要因素是病期。Ⅰ期结节淋巴细胞为主型霍奇金淋巴瘤与结节淋巴细胞为主型非霍奇金淋巴瘤患者的生存期相当于或长于Ⅰ期混合细胞型霍奇金淋巴瘤患者。病期更晚时,结节淋巴结细胞为主型非霍奇金淋巴瘤与混合细胞为主型霍奇金淋巴瘤患者的生存期则优于结节淋巴结细胞为主型霍奇金淋巴瘤患者,这可能是因为结节淋巴结细胞为主型霍奇金淋巴瘤患者药物诱导获得的完全缓解较短暂。

(8)人类免疫缺陷病毒阳性霍奇金淋巴瘤患者治疗:人类免疫缺陷病毒阳性患者伴发霍奇金淋巴瘤常为晚期、组织学分型差、存在B组症状,且肿瘤浸润方式特殊。与人类免疫缺陷病毒阴性患者相反,人类免疫缺陷病毒阳性患者肿瘤组织辅助性T细胞(T4)减少,可见抑制性T细胞浸润。由于对化学治疗药物的骨髓抑制毒性耐受性差及放射治疗造成的黏膜毒性,所以患者对治疗的反应很差。治疗的血液学及感染并发症常见,机会性感染是死亡的最常见原因,应在化学治疗的同时抗病毒及抗感染治疗。

2. 非霍奇金淋巴瘤　非霍奇金淋巴瘤的治疗措施应根据淋巴瘤的病理分型,疾病分期及患者的预后和生理状态来决定。惰性淋巴瘤的治疗包括单纯观察、单纯放射治疗、单药化学治疗、中剂量联合化学治疗、新的试验性药物及抗生素;侵袭性非霍奇金淋巴瘤几乎均需联合化学治疗,也可化学治疗联合放射治疗;高度侵袭性淋巴瘤则需要强烈化学治疗,并予以中枢神经系统预防治疗。

(1)惰性弥漫型白血病/淋巴瘤:B-CLL/B-SLL、淋巴浆细胞样淋巴瘤/免疫细胞瘤(无论有无 waldenstrom 巨球蛋白血症)、脾边缘区淋巴瘤(有或无毛淋巴细胞)治疗措施与慢性淋巴细胞白血病相似。

(2)惰性结外淋巴瘤:结外边缘区 B 细胞淋巴瘤可以累及消化道,唾液腺,乳腺,甲状腺,眼眶,结合膜及肺等部位。早期病灶局限时可采取局部治疗(如外科手术或局部区域放射治疗),疗效非常显著,晚期病变广泛者应用化学治疗。

胃结外边缘区 B 细胞淋巴瘤往往与慢性胃炎和幽门螺杆菌感染有关,已证实幽门螺杆菌感染与胃淋巴瘤有直接关系。幽门螺杆菌特异性抗原可以诱导胃结外边缘区 B 细胞淋巴瘤细胞增生。在美国进行的一项有 34 例Ⅰ至Ⅱ期患者的研究中发现,有效抗生素对病变早期治疗效果很好:对病变局限于黏膜和黏膜下层的患者,完全缓解率达 70%,而疾病浸润到肌层、浆膜层或胃周围淋巴结的局部晚期患者完全缓解率明显降低。

(3)惰性结节型淋巴瘤

①Ⅰ级滤泡型淋巴瘤。早期病变单用放射治疗就可能治愈。局限的滤泡型淋巴瘤的争论焦点在于放射治疗的范围及添加其他治疗是否有益。

②Ⅰ期和Ⅱ期病变。仅有的滤泡型淋巴瘤表现为临床Ⅰ期和Ⅱ期,患者 10 年存活率达 80%,但有晚期复发。许多研究已经证实了放射治疗的有效性,近期研究表明放射治疗加 CHOP 方案化学治疗治疗Ⅰ、Ⅱ期滤泡型淋巴瘤,总体存活率并无提高。因此,对Ⅰ、Ⅱ期滤泡型淋巴瘤建议采用区域放射治疗,放射范围包括受累淋巴结区加上同侧未受累及的附近淋巴结。例如,一个Ⅰ期滤泡型淋巴瘤患者仅有左腹股沟淋巴结受累,应接受同侧股部、腹股沟和髂部淋巴结照射。右腋窝Ⅰ期病变应接受同侧腋窝和锁骨上

照射。巨大淋巴结病变,病变区域需要加大剂量照射或集中照射。具有不良临床特征的病变,如Ⅱ期存在多部位受累或存在巨大淋巴结,局部放射治疗后要加用化学治疗。

③晚期病变(Ⅲ期和Ⅳ期)。许多研究发现,晚期滤泡型淋巴瘤的中位生存期≥9年,大多数患者死于原发病。晚期滤泡型淋巴瘤对单药化学治疗、联合化学治疗、放射治疗和多种措施联合治疗均比较敏感,但缓解时间短,平均只有2年,只有不到10%的患者缓解期超过5年。目前尚无一个确定的治疗晚期滤泡型淋巴瘤的最理想方案。通常有两种治疗选择。

非手术治疗包括不治疗"等着看"、姑息性单药化学治疗或联合化学治疗,必要时进行受累区域的放射治疗。"等着看"的治疗策略需要患者的配合及密切的随访观察,主要优点是无症状的患者可以避免早期治疗引起的不良反应,缺点主要是患者眼见着淋巴结持续肿大,对不治疗会产生怀疑。因此,对外周淋巴结明显肿大,有明显的腹膜后病变,B症状,脾大,血细胞减少的患者需采取治疗措施。临床研究表明,50%以上患者不适于单纯观察,需要在诊断明确时就进行治疗。

积极治疗,包括广泛的联合化学治疗和放射治疗。之所以有两种选择,其原因是因为尚无证据表明尽早地积极治疗比非手术治疗在提高整体存活率方面更加优越。

④Ⅱ级滤泡型淋巴瘤(滤泡型混合细胞淋巴瘤)。更适于应用联合化学治疗。癌症和白血病协作组(CALGB)随机试验显示滤泡型混合细胞淋巴瘤接受联合化学治疗(CHOP-B或CAVPB)比应用环磷酰胺单药治疗,有效率和整体生存率均明显提高。

⑤Ⅲ级滤泡型淋巴瘤(滤泡型大细胞淋巴瘤)。Ⅲ级滤泡型(大细胞)淋巴瘤仅占所有滤泡型淋巴瘤的10%,由于比较少见,所以缺乏大规模的前瞻性治疗研究,回顾性地评价滤泡型大细胞淋巴瘤临床特点和治疗反应的研究已有报道。MD Anderson肿

瘤中心研究发现，应用含有多柔比星的联合化学治疗方案治疗局限期或晚期滤泡型大细胞淋巴瘤可获得较长的无复发期并提高总生存。对于Ⅰ、Ⅱ期患者，单用放射治疗较放、化学治疗联合应用复发率高。对于晚期患者，联合化学治疗后加用放射治疗并不能提高总生存。斯坦福大学系列研究发现，治疗滤泡型大细胞淋巴瘤，含多柔比星、环磷酰胺的联合化学治疗较其他化学治疗方案的病情无进展率和总生存高。滤泡型大细胞淋巴瘤的5年无病生存率为50%，这与同时代侵袭性淋巴瘤治疗结果类似。

（4）套细胞淋巴瘤：套细胞淋巴瘤较其他惰性淋巴瘤更具侵袭性。CHOP治疗套细胞淋巴瘤，与其他类型淋巴瘤相比，FFS和总生存都明显偏低。尽管应用含有多柔比星的联合化学治疗方案（CHVmB-VB或PROMACE-MOPP）治疗的套细胞淋巴瘤缓解率与国际工作分类为中度恶性淋巴瘤相似，但目前尚无可以治愈套细胞淋巴瘤的有力证据。美罗华＋CHOP治疗MCL具有较高临床和分子生物学有效率，但是即使分子生物学缓解，仍可能复发，复发患者可尝试进行自体干细胞移植。

3. 侵袭性非霍奇金淋巴瘤的治疗　侵袭性淋巴瘤包括弥漫型大B细胞淋巴瘤和周围型T细胞淋巴瘤。弥漫型大B细胞淋巴瘤包括以前国际工作分类定为F（弥漫型混合细胞淋巴瘤）、G（弥漫型大细胞淋巴瘤）和H（免疫母细胞大细胞淋巴瘤）的B细胞肿瘤。目前，侵袭性淋巴瘤治疗绝大多数研究对象均为弥漫型大B细胞淋巴瘤，治疗措施基本一致，但弥漫型大B细胞淋巴瘤和周围型T细胞淋巴瘤的治疗有其特殊性。

（1）Ⅰ期和Ⅱ期淋巴瘤：目前Ⅰ、Ⅱ期侵袭性淋巴瘤的治疗通常采用联合化学治疗。两个小样本研究表明单用化学治疗可能与联合治疗（化学治疗＋放射治疗）一样有效。需要特别提出的是，Ⅰ、Ⅱ期结外淋巴瘤病理类型和分期在决定治疗措施方面比病变部位更为重要。原发眼眶的侵袭性淋巴瘤比较少见，采用联合治疗时尽量减少放射剂量以减轻对眼睛的损害。原发于眼球的淋巴瘤发生中枢神经系统受累及出现中枢神经系统复发的比率较高，所以治疗应与原发中枢神经系统淋巴瘤相同。发生于胃和睾丸的侵袭性淋巴瘤经常在进行活检或手术时就全部切除了，因此常推荐只进行化学治疗而不放射治疗。全胃切除不是最合理的治疗胃淋巴瘤方案，如果必须切除全胃以解除肿瘤压迫，建议治疗策略是化学治疗后加用胃放射治疗，或者胃部分切除后加用化学治疗。骨原发淋巴瘤最常见的类型是弥漫型大 B 细胞淋巴瘤，目前多采用联合治疗。

(2)晚期(Ⅲ 和Ⅳ 期)淋巴瘤：全身病变的诱导治疗联合化学治疗是治疗晚期侵袭性淋巴瘤的首选方法。早期研究发现，以 C-MOPP 或 CHOP 为主的化学治疗方案长期存活率达 30%。最早的方案大多是在 CHOP 方案的基础上加用其他化学治疗药物，如 CAP-BOP 方案即是加入了博来霉素和丙卡巴肼，而 m-BA-COD 方案则是加入了博来霉素和甲氨蝶呤。随后出现的 proMACE-MOPP 方案是先应用 proMACE 连续治疗取得最佳疗效后再接着用 MOPP 治疗。在第三代方案的研究中还出现了类似 pro-MACE-cytaBOM 这样的序贯治疗方案，第 1 天给予第 1 剂，第 8 天给予第 2 剂。MACOP-B 方案则体现了另一种概念，即在 12 周内把所有药物注入体内。

近期进行的临床研究表明，CHOP 方案仍是治疗侵袭性淋巴瘤的经典方案，二、三代化学治疗方案并不能改变未经选择的侵袭性淋巴瘤患者的预后。但是，对于未经选择的患者 CHOP 方案的治愈率低于 40%。不同的侵袭性淋巴瘤可以通过预后因素模型如国际标准来估计标准诱导治疗治愈的可能性。低危型淋巴瘤经标准诱导方案治疗的完全缓解率为 87%，5 年生存率为 73%。中高度和高度恶性侵袭性淋巴瘤可能是试验性治疗的最佳选择，特别是能够耐受强烈治疗措施的年轻患者。对这类患者的治疗措施

大多是建立在不断增加化学治疗药物剂量和造血干细胞支持的基础上,患者在常规化学治疗之后接受强烈试验性治疗以巩固疗效,或者初治时直接接受试验性治疗。大剂量巩固治疗与造血干细胞支持,是标准诱导方案有效而不能完全治愈的患者或部分复发患者的治疗选择。

(3)复发侵袭性非霍奇金淋巴瘤:大多数侵袭性淋巴瘤患者经过标准诱导治疗后容易出现复发。由于治疗措施不同,需要把从未取得过完全缓解的患者和达到完全缓解后又复发的患者区分开。

①从未达到完全缓解的患者侵袭性淋巴瘤诱导治疗无效的发生率为5%～10%,部分缓解发生率为5%～15%。治疗无效者和部分缓解者预后不同。前者病程短、预后差,后者有部分仍可长期存活。目前,通过大剂量化学治疗加外周血造血干细胞或骨髓支持治疗,部分缓解的患者已获得成功。因此,标准化学治疗有效但未达到完全缓解的患者,应考虑应用大剂量化学治疗加造血干细胞支持。

②完全缓解后复发的患者侵袭性淋巴瘤完全缓解后出现复发的发生率为20%～40%,与患者原有的危险因素有关,国际标准中低危患者完全缓解后出现复发的发生率为30%,而高危患者则接近60%。第一次缓解后复发的患者一部分经再一次标准剂量的诱导化学治疗获得缓解,但是缓解期短,不能长期无病生存。目前,许多挽救方案用于治疗标准剂量化学治疗后复发的患者,这些方案大多是将一线治疗不常用的药物如(顺铂、依托泊苷、阿糖胞苷和异环磷酰胺等)联用,有20%～35%的患者可获得第二次完全缓解,不过再次完全缓解期多短于1年。

(4)老年侵袭性淋巴瘤:侵袭性淋巴瘤生物学行为与年龄无关,但由于治疗手段及并发的其他疾病往往随着年龄不同而发生相应变化,导致老年患者的预后比较差,长期存活率低。西南肿瘤协作组进行的一项早期研究发现,接受减量化学治疗的老年患者

与接受全剂量化学治疗的老年患者相比,完全缓解率明显降低。

超过 60 岁的患者与年轻患者的完全缓解率相似,但复发率较高,所以总生存期有明显的年龄相关性差异,尤其在低危和中低危患者存活期的年龄相关性差异表现更为突出,因此人们推测老年患者采用全剂量化学治疗有可能改变预后。最近进行的一项关于年龄对预后影响的研究证实了上述假设,所有患者应用相同剂量的化学治疗,方案分别为 CHOP、m-BACOD 和 pro-MACE-CytaBOM,结果显示生存期并没有因年龄差异而明显不同。所以目前认为,老年侵袭性淋巴瘤应采用与年轻患者相同的最佳治疗措施。对于不能耐受常规诱导化学治疗老年患者,采取减少主要化学治疗药物的剂量和缩短疗程相结合的对策。

4. 高度侵袭性非霍奇金淋巴瘤 包括 Burkitt 淋巴瘤、Burkitt 样淋巴瘤、淋巴母细胞淋巴瘤和成人 T 细胞淋巴瘤/白血病。

(1)Burkitt 淋巴瘤和 Burkitt 样淋巴瘤:成人 Burkitt 淋巴瘤治疗方案大多数都采用短期大剂量联合化学治疗加中枢神经系统预防,联合或不联合颅脑照射。Mc Masterml 应用包括环磷酰胺、多柔比星、依托泊苷、长春新碱、博来霉素、甲氨蝶呤和泼尼松在内的大剂量短疗程方案治疗晚期患者,平均随访 29 个月,完全缓解率为 85%,无病生存率为 65%。另一个儿童化学治疗方案是应用大剂量甲氨蝶呤、大剂量阿糖胞苷和长春新碱,平均随访 3 年,完全缓解率为 95%,总生存为 75%。法国最近采用一种治疗方案,具体原则如下:先应用长春新碱、环磷酰胺和泼尼松使肿瘤细胞数量大大减少;诱导治疗应用长春新碱、环磷酰胺、大剂量甲氨蝶呤、多柔比星和泼尼松;巩固治疗应用大剂量甲氨蝶呤加常规剂量阿糖胞苷,或依托泊苷加大剂量阿糖胞苷静脉和鞘内注射。这个方案不仅适用于儿童,对于成人的耐受性也好且效率高。大多数取得首次缓解的患者不需要大剂量治疗和造血干细胞支持。

(2)淋巴母细胞淋巴瘤:淋巴母细胞淋巴瘤多见于青少年,其组织学和细胞学特征与前 T 细胞急性淋巴细胞白血病相近。早期研究发现,存在骨髓和中枢神经系统侵犯的 Ann Arbor Ⅳ 期病变,血清乳酸脱氢酶水平＞300 单位/升,预后很差。即使应用类似治疗急性淋巴细胞白血病的方案,也仅有 20％的高危型淋巴母细胞淋巴瘤可能存活 5 年,而无上述不利因素的患者 5 年生存率可达 90％。就大多数患者而言,高危淋巴瘤预后差是由于完全缓解后复发率较高所致,因此大剂量化学治疗/全身放射治疗加自体或异体骨髓移植进行治疗高危淋巴瘤的研究正在进行。

(3)成人 T 细胞淋巴瘤/白血病:虽然目前有许多联合化学治疗方案治疗成人 T 细胞淋巴瘤/白血病,但未能明显改善 T 淋巴细胞瘤/白血病的预后。用于治疗 T 淋巴细胞淋巴瘤/白血病的试验性措施包括放射性核素标记的抗白细胞介素-2 受体(Tac)单克隆抗体。

(四)中医治疗

本病的治疗应以化痰祛瘀为基本原则,随不同症状而施治。"其起之初,不在脏腑,不变形躯,正气上旺,气郁则理之,血郁则行之,肿则散之,坚则消之。久则身体日减,气虚无精,顾正消坚散结,其病日深,外耗于卫,内夺于营,滋水淋漓,坚硬不化,温通气血,补托软坚,此三者,皆郁则达之义也,不但失荣一症,凡郁证治则具在中矣。若治不顾本,犯经禁病,气血愈损,必为败症"。是对本病治疗原则的说明,其中提出扶正培本是很重要的,由于淋巴瘤病症顽固,难以速愈,治疗过程中应注意保护胃气。

1. 辨证治疗

(1)寒痰凝滞

主症:畏寒肢冷,咳吐稀白痰,四肢不举,或骨痹刺痛,脉沉迟。

治则:温化寒痰,软坚散结。

方药:阳和汤加减。熟地黄 30 克,肉桂 3 克,炮姜 3 克,麻黄 2 克,白芥子 6 克,甘草 6 克,夏枯草 12 克,皂角刺 6 克,牡蛎 20 克,瓦楞子 10 克。

用法:水煎服,每日 1 剂。

加减:气短乏力明显者,可加党参 15 克,白术 10 克;怕冷明显者,加附子 10 克,细辛 3 克。

(2)气郁痰结

主症:胸闷不舒,两胁作胀,脘腹结瘤,颈腋及腹股沟等处做核累累,皮下硬结,消瘦乏力,脉沉弦或弦滑,舌质淡红,苔白,或舌有瘀点。

治则:疏肝解郁,化痰散结。

方药:柴胡疏肝散加减。柴胡 12 克,枳壳 10 克,白芍 10 克,郁金 10 克,香附 10 克,川楝子 10 克,丹参 12 克,青皮 10 克,陈皮 10 克,贝母 12 克,海藻 12 克,夏枯草 12 克。

用法:水煎服,每日 1 剂。

加减:便干者,可加大黄 3 克;面赤喜怒者,加栀子 10 克。

(3)肝火犯肺

主症:咳嗽阵作,气逆,咳痰黄稠,甚则咳吐鲜血,胸胁痛,性急易怒,心烦口苦,头晕目赤,大便干结,小便短赤,舌边红,苔薄黄,脉弦数。

治则:清肝泄肺,解郁散结。

方药:黛蛤散合泻白散加减。青黛 10 克,海蛤粉 6 克,桑白皮 12 克,地骨皮 12 克,贝母 10 克,昆布 12 克,玄参 12 克,夏枯草 12 克,牡蛎 20 克,黄芩 10 克。

用法:水煎服,每日 1 剂。

加减:胸闷者,可加瓜蒌 10 克;气逆咳嗽者,加旋覆花 10 克。

(4)血瘀痕积

主症:气与血结,血瘀内积,以腹部积块渐大,按之较硬,痛处

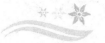

不移,饮食减少,体倦乏力,面暗消瘦,时有寒热,女子或见经闭不行,舌青紫,或有瘀点瘀斑,脉弦滑或细涩。

治则:活血化瘀,软坚散结。

方药:鳖甲煎丸加减。鳖甲 15 克,赤芍 12 克,丹参 12 克,川芎 12 克,三棱 10 克,莪术 10 克,穿山甲 10 克,蜈蚣 3 条,白花蛇舌草 20 克。

用法:水煎服,每日 1 剂。

加减:腹痛明显者,可加白芍 10 克,甘草 10 克;伴呕吐者,可加半夏 12 克,竹茹 12 克;出血明显者,可加仙鹤草 15 克,三七 3 克。

(5)肝肾阴虚

主症:记忆力下降,注意力不集中,头晕眼花,疲劳乏力,心悸,畏寒,心烦口干,失眠多梦,耳鸣眼干,腰膝酸痛,舌红,少苔,脉细数。

治则:滋补肝肾,软坚散结。

方药:杞菊地黄汤加减。熟地黄 15 克,山茱萸 12 克,山药 12 克,泽泻 10 克,牡丹皮 10 克,茯苓 10 克,菊花 10 克,枸杞子 12 克,浙贝母 10 克,白花蛇舌草 15 克。

用法:水煎服,每日 1 剂。

加减:阴虚火旺、手足心热者,可加知母 10 克,黄柏 10 克;盗汗甚者,加牡蛎 15 克,浮小麦 30 克。

(6)气血两虚

主症:言语音低、呼吸短促微弱,神疲肢倦,懒于行动,自汗,胸闷,脱肛,滑泄不止,平时易感冒及血失统摄,舌淡,苔薄白,脉细弱。

治则:益气养血。

方药:八珍汤加减。党参 15 克,白术 12 克,茯苓 12 克,炙甘草 10 克,熟地黄 15 克,当归 10 克,白芍 10 克,川芎 10 克,何首乌 12 克,龙眼肉 12 克,白花蛇舌草 15 克。

用法:水煎服,每日 1 剂。

加减：贫血明显者，加阿胶 10 克；纳差者，加焦山楂、焦神曲、焦麦芽各 30 克。

2. 中成药

（1）夏枯草膏每次 15 克，每日 2 次，温开水送服。具有清泄肝火，化痰散结之功效。

（2）小金丹每次 0.6 克，每日 2 次，温水送服。具有散结消肿，化瘀止痛之功效。

（3）鳖甲煎丸每次 6～9 克，每日 2 次，空腹温开水送服。具有活血化瘀，软坚散结之功效。

3. 验方

（1）生天南星（大者）1 个，研烂，滴好醋少许，贴患处；若无鲜者以干者为末，醋调，贴敷患处。

（2）轻粉、白胡椒、核桃仁各等份。研为细末，以老醋调成糊状，涂于肉瘤顶部（勿涂到正常皮肤上）。已涂之药若干燥了，可随时以老醋湿润之；如药掉了，可依前法再涂抹，抹至瘤子自行萎缩脱落为止。

（3）生山楂、生川乌、生草马各等份。共研为末，以烧酒外搽肿疖处。

（4）麝香独角莲散由麝香、独角莲按照 1∶100 合成。用时取散加适量水后，滴入少许食醋，调敷肿块上，覆盖面以超出肿块边缘为度，然后用敷料、绷带或胶布固定，每周 1～2 次。若肿块在 2 厘米×2 厘米以上者，宜先行放射治疗，待肿块吸收至基底部，再敷上药。本法善消体表肿瘤。

（5）天冬注射液成人每次 20～40 克，每日 1～2 次，静脉注射。

（6）白花蛇舌草注射液每次 8 克，肌内注射，每日 2 次，20 日为 1 个疗程。

（7）新鲜核桃树枝 120～150 克，煎汁内服，可连续服用 2～3 个月。

十四、传染性单核细胞增多综合征

(一)病　因

1. 病毒感染

(1)EB病毒:原发性EB病毒感染几乎是所有引起经典型传染性单核细胞增多综合征的病因。EB病毒是疱疹病毒的一种。1964年,由Epstein、Achong、Barr等从非洲Burkitt淋巴瘤患者的组织中分离出来。电镜下,未成熟颗粒见于宿主细胞的核和细胞质内,直径75~80纳米。成熟颗粒仅见于细胞质内,直径150~200纳米。病毒由三部分组成,中心由DNA围绕蛋白质组成;其外为壳体,为20面体,由162个中空管状蛋白亚单位(壳粒)组成;最外面是外壳,上面有4个病毒编码的蛋白,3个为糖蛋白,另一个为非糖蛋白。病毒共有2株,即EB病毒-A、EB病毒-B,均可感染人类。两者在潜伏期病毒表达的基因序列上存在差异,并且减少B细胞凋亡的能力不同。

传染性单核细胞增多综合征只发生于特异性EB病毒抗体阴性的患者,曾经感染者对传染性单核细胞增多综合征具有免疫力。在发展中国家或发达国家的低层人群中,大多数儿童在10岁前已感染过EB病毒,所以人群中90%以上的成年人有EB病毒感染的血清学证据,临床表现多不明显,难于做出特异性诊断。经济状况好的人群则初次感染年龄延迟,多数在青春期甚至更晚,约50%的感染者出现典型的传染性单核细胞增多症表现。EB病毒通常通过被感染者唾液与未免疫个体的口咽上皮直接接触传染。

婴儿感染通常是食用已感染母亲咀嚼的食物所致,青少年和成年人通常由于接吻传播。唾液在口咽部接种后,病毒在口咽上皮细胞中复制。唾液中的病毒量在原发感染之后几个月中达到最高,并可在口咽部间歇性复制几年,甚至终生。EB病毒在吐出的唾液中存活期很短,所以感染很少在同住的易感者中传播。儿童通过共享玩具而传播的可能尚不肯定。宫颈液可以检出EB病毒,因此性接触也是可能的传播途径。

原先认为,EB病毒感染是从病毒进入口咽上皮细胞和Waldeyer环的B淋巴细胞开始的,但近年随着更为敏感的病毒DNA及其产物的检测技术的发展,研究者发现B淋巴细胞才是原发EB病毒感染的靶细胞。EB病毒通过淋巴细胞表面糖蛋白CD21(即补体受体2型,CDR2,分子量140kD)进入B淋巴细胞,引起多克隆B淋巴细胞增生。被感染的B细胞可表达新抗原,激发多克隆T细胞免疫反应。所以,在传染性单核细胞增多综合征患者外周血增多的淋巴细胞中主要是T淋巴细胞。针对EB病毒的细胞免疫反应产生的细胞毒,T细胞可以攻击扁桃体内被感染的B淋巴细胞,从而引起严重的咽炎。异常淋巴细胞的出现是机体识别EB病毒感染后的B细胞表面病毒相关性抗原的结果,主要是EB病毒核抗原抗体和潜伏膜蛋白等衍生的人类白细胞抗原-I类相关性多肽。增生的T淋巴细胞导致周围血异型淋巴细胞明显增多,淋巴结、肝、脾、扁桃体肿大等改变,同时在周围实质器官中的异型淋巴细胞浸润。$CD8^+$ T细胞可能是抑制EB病毒播散,使疾病自限的主要原因。特异性EB病毒抗体在病毒潜伏感染的后期出现。尽管EB病毒感染仅限于人类,但每一个种属的灵长类都可被具有该种属特征的相关病毒感染。目前,灵长类可经实验感染EB病毒,已有实验性大量EB病毒接种导致急性致死性淋巴增生的报道。感染EB病毒后患者可以长时间甚至终生携带病毒,被EB病毒转化的B淋巴细胞有持续生长的潜力,但在

十四、传染性单核细胞增多综合征

正常免疫力者体内受到细胞免疫的控制。若机体免疫功能严重受损,EB 病毒转化的 EB 病毒核抗原阳性 B 淋巴细胞可无限制多克隆增生。增生的 B 淋巴细胞可表达 EB 病毒潜伏感染相关蛋白。早期淋巴细胞增生是多克隆的,原发感染恢复后可发生低克隆或单克隆 EB 病毒感染性 B 淋巴细胞淋巴瘤。心、肝、肺或骨髓移植中应用免疫抑制治疗和感染人类免疫缺陷病毒的儿童亦有患严重 EB 病毒感染和淋巴增生疾病的危险,而且艾滋病和器官移植患者感染 EB 病毒后常常引起中枢神经系统淋巴瘤。在艾滋病患者中,毛状白斑病变和增生性上皮病损中也可见 EB 病毒复制。目前已知 EB 病毒与部分霍奇金淋巴瘤、非洲儿童的伯基特淋巴瘤、免疫移植患者的 B 细胞淋巴瘤、发生于青少年的某些 T 细胞淋巴瘤、中国南部的鼻咽癌、艾滋病病毒 1 感染患者的口腔毛状白斑病等病变有关。

(2)巨细胞病毒:巨细胞病毒也是疱疹病毒的一种,可在细胞内缓慢复制,使细胞体积增大。巨细胞病毒是仅次于 EB 病毒的传染性单核细胞增多综合征的病原。在我国,大多数在儿童期感染巨细胞病毒,但多数临床表现隐匿,成人期仅有少数易感。病毒最初感染中性粒细胞,然后侵入肝、脾、肺等脏器的巨噬细胞,最终被感染细胞表达的新抗原启动 T 细胞免疫反应,导致周围血反应性淋巴细胞增多。与 EB 病毒不同,巨细胞病毒感染后启动细胞免疫的是单核/巨噬细胞系,而前者是被感染的 B 细胞。

(3)其他病毒:艾滋病病毒感染也可表现为嗜异性抗体阴性单核细胞增多综合征,通常持续数周后自行缓解,但也有在此期间出现严重机会性感染的报道。单纯疱疹病毒 2 型、水痘-带状疱疹病毒、风疹病毒、腺病毒、甲型和乙型肝炎病毒也会引起嗜异性抗体阴性单核细胞增多综合征。部分表现为嗜异性抗体阴性单核细胞增多综合征的患者体内不能检出上述病毒,表明存在其他能够引起传染性单核细胞增多综合征的未知病原。

2. 弓形体虫感染　　弓形体虫是引起传染性单核细胞增多综合征的常见病原中唯一的非病毒性微生物。感染患者也可出现发热、淋巴结肿大。但多数患者无症状或仅有淋巴结肿大而不出现发热。弓形体虫感染仅见于进食动物类食品后,尚未有人类之间相互传染的报道。

(二)临床表现

(1)EB病毒和巨细胞病毒感染后的潜伏期相似,均为30～50天,但不同的病原导致不同的临床表现。不同病原之间也可有相同的临床表现,因此不能仅根据临床表现来做出病原学诊断。EB病毒、巨细胞病毒和弓形体虫感染所致传染性单核细胞增多综合征具有不同的临床表现和体征。婴幼儿和儿童期的原发性EB病毒感染通常不出现症状,而且甚少出现嗜异性抗体阳性,仅出现EB病毒抗体。未经免疫的青少年感染EB病毒后,经过2～5周的潜伏期,可出现乏力、头痛、畏寒、食欲缺乏、恶心、轻泻等前驱症状,然后出现典型的单核细胞增多综合征表现。

(2)发热多为中等度,热型无特异性,约1/3的患者体温可达40℃以上,并伴有寒战、大汗。少数患者出现伤寒样热型并伴有胃肠道症状,此情况多见于巨细胞病毒感染。

(3)EB病毒感染者咽峡炎是突出症状,有时甚至是唯一症状。多数在起病第一周出现,第二周起逐渐减轻。程度轻重不一,严重者吞咽液体也感疼痛导致咽下困难。体检可见咽部淋巴组织增生,腭垂、扁桃体充血水肿,1/3的患者可见点状渗出,扁桃体上通常覆盖一层灰色的厚膜。咽部水肿和显著增大的扁桃体有时可引起上气道完全性梗阻,严重的导致窒息。痛性淋巴结肿大常见,多为双侧颈部,锁骨下、腋窝、腹股沟淋巴结也可肿大。淋巴结单个或成串,为中等质地,无粘连、化脓等。个别病例影像学检查可见

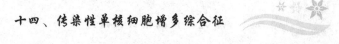

肺门淋巴结轻度肿大。一般第一周出现,第三周后逐渐消散。巨细胞病毒感染者咽峡炎和淋巴结肿大均少见,有助于鉴别。

(4)原发性 EB 病毒或巨细胞病毒感染者均可出现斑疹、丘疹、出血点,甚至猩红热样皮疹。目前多数意见认为,皮疹主要与用药过敏有关,尤其是氨苄西林。一项研究中,未用抗生素者皮疹发生率为 1%,而用氨苄西林者皮疹率高达为 50%。患者血中可查到针对氨苄西林的循环抗体,皮疹可能是氨苄西林和抗氨苄西林抗体形成的免疫复合物在小血管沉积激发的炎症反应。

(5)40%~50% 的 EB 病毒和巨细胞病毒感染者肝轻度增大,伴有轻微触痛。10% 的患者出现黄疸,多数在起病第二周达到高峰。40% 的患者出现脾大,程度不一,多数为肋缘下 2~3 厘米,个别病例呈巨脾,甚至达髂前上棘。脾区可伴有疼痛和触痛,外力可导致脾破裂。

(6)极少数正常青年可发生慢性进行性原发性 EB 病毒感染,此类患者存在持续性单核细胞增多,临床表现为淋巴结肿大或内脏器官受累,以及出现针对 EB 病毒复制周期抗原高效价抗体,其效价比患原发 EB 病毒感染的正常人高 10~100 倍。部分患者缺少针对 EB 病毒核心抗原的抗体。多数患者最终不经特殊治疗而痊愈。持续的活动性 EB 病毒感染曾经被认为是慢性乏力综合征的原因。该综合征以反复发作的乏力和虚弱为特征,可伴有肌痛、关节痛、咽炎、淋巴结炎和低热等。实验室检查常为阴性,可借此与其他感染性、自身免疫性、肿瘤性疾病相鉴别。然而,大多数慢性乏力综合征患者血中 EB 病毒特异性抗体效价与感染后正常成人并无区别,所以部分学者否认 EB 病毒作为该综合征的原因。

(7)中老年人患传染性单核细胞增多综合征多数是感染巨细胞病毒,而不是 EB 病毒的结果,然而当病原是 EB 病毒时症状通常比年轻人严重。甲型肝炎或乙型肝炎病毒所致传染性单核细胞增多综合征往往出现低热和腹痛,这些症状消失后可出现黄疸。

弓形体虫病淋巴结肿大明显,尤其是耳后淋巴结,但通常不出现咽炎和肝脾大;有时出现隐约的皮疹,通常不出现发热或仅仅为低热;有时可伴发脑炎和脑膜炎。其他病原也可出现淋巴结肿大,风疹病毒通常导致明显的皮疹,腺病毒可以引起咽炎。原发性人类免疫缺陷病毒感染所致单核细胞增多综合征通常表现为发热、乏力、咽痛、体重下降和肌痛;常见体征有咽炎、皮疹、淋巴结肿大、口腔或生殖器溃疡;神经系统受累,如无菌性脑膜炎、脑炎和多发性神经炎也有报道。

(8)血液系统并发症常见于 EB 病毒感染者。溶血性贫血的发生率达 3%,一般程度较轻,其中 70%抗人球蛋白试验阳性或冷凝集素效价升高。遗传性球形细胞增多症、椭圆形细胞增多症和地中海贫血患者患单核细胞增多综合征时可能加重溶血。血小板在早期常见轻度减少,可能与脾功能亢进和抗血小板抗体生成有关。粒细胞减少有个别报道,但应该排除药物的影响。

(9)脾破裂在北美的发生率为 0.1%~0.2%,一旦出现,可以导致患者死亡。多数有外力诱因,真正"自发性"少见。以突发左肋缘下剧烈疼痛为主要症状,疼痛向左肩放射,腹腔内大量出血,可伴心率增快、周围循环衰竭、腹膜刺激征、移动性浊音阳性。少数患者合并心包炎,此时应注意除外其他原因。心肌炎有个别报道,一旦出现,可以致命。

(10)EB 病毒感染者偶见上气道阻塞,主要因为扁桃体和咽部其他淋巴组织增生所致。胸腔积液和肺实质病变非常少见,但有少数可发生肺间质病变或严重呼吸功能衰竭。

(11)神经系统并发症的发生率为 1%~2%。脑炎、脑神经麻痹(尤其是第Ⅶ对脑神经)、脑膜脑炎、癫痫发作均有报道,少数尚可出现单神经炎、横贯性脊髓炎、暂时性失聪。

（三）辅助检查

周围血白细胞总数高低不一，多数正常或轻度升高，一般不超过 $20×10^9$/升，但少数患者可高达 $20×10^9$/升。病程早期中性分叶核细胞增多，此后各种单个核细胞增多，常＞50％，其中部分为正常淋巴细胞和单核细胞，部分为异常淋巴细胞，后者在病程第4～5日开始出现，第7～10日达高峰，大多数＞20％，1～2个月后逐步消失。少数患者始终不出现异型淋巴细胞。异型淋巴细胞根据形态可分为3型：Ⅰ型（泡沫型），该细胞大小与普通淋巴细胞相似。核为卵圆形或肾形，染色质呈粗条索状或块状，与副染色质区分不明显，外观模糊不清，无核仁。胞质量多，深嗜碱性并含有空泡，可见嗜天青颗粒。Ⅱ型（大淋巴型），细胞较Ⅰ型大。核形态不规则，染色质呈粗条索块状，无核仁。胞质丰富，不规则，弱嗜碱性，不含空泡，可有少数嗜天青颗粒，外形有伪足。Ⅲ型（幼稚型），该型细胞类似原始淋巴细胞，大小与Ⅱ型相似。细胞核形态幼稚，染色质如细网状，可见1～2个核仁。胞质量多，强嗜碱性，有多个空泡。临床上常见Ⅰ、Ⅱ型。异型淋巴细胞也可见于其他病毒感染，但百分比一般在5％以下。异型淋巴细胞的性质现已证实主要为多克隆T淋巴细胞，少数为B淋巴细胞，其过氧化物和碱性磷酸酶染色阴性，其中又以 $CD8^+$ T细胞为主，部分为 $CD4^+$ T细胞和NK细胞。NK细胞绝对值升高，但其功能下降，并持续至病程数周后恢复。异常的 $CD8^+$ T细胞表面表达T细胞的活化标志CD45RO和白细胞介素-2受体。约90％的EB病毒感染的单核细胞增多综合征患者在病程的7～21日血中出现嗜异性抗体，可与其他病原鉴别。此抗体属于IgM，与EB病毒本身不存在交叉反应，在绵羊、牛、马红细胞表面可以发现其靶抗原，而与豚鼠肾无反应，可以与血清病时的嗜异性抗体相鉴别。应用马红细胞来检测嗜异性抗原敏感性最高。目前多采用单点法来检测嗜异性抗体：2滴患者血清分别滴到载玻片上，然后分别混入豚鼠肾悬液和牛细胞基质，再将附加有乳胶颗粒的纯化 Paul-Bunnell 抗原加入，如果前者出现凝集而后者没有，则为阳性结果。嗜异性抗体效价越高，恢复期持续时间就越长，但抗体效价与病情严重程度不相关。原发感染的幼儿较少产生嗜异性抗体，即使产生效价一般也低于青少年和年轻成年人。

(四)西医治疗

(1)传染性单核细胞增多综合征是一种自限性疾病，多数患者以支持治疗为主。非甾体类抗炎药可减轻症状，但阿司匹林在 EB 病毒感染的儿童有诱发瑞氏综合征的可能，因此多选用对乙酰氨基酚。疾病早期应该充分休息，后期逐渐恢复体力活动。考虑到存在脾破裂的危险，至少 1 个月内应该避免有身体接触的运动或举重等剧烈活动，如果患者脾大或脾区疼痛，则应该在脾脏缩小、疼痛消失后才逐步恢复体力活动。如果咽部培养出 A 族链球菌，可加用青霉素或红霉素。氨苄西林或羟氨苄青霉素可引起明显的皮疹，应避免使用。

(2)考虑到糖皮质激素可能使 EB 病毒的感染时间延长而最终导致免疫抑制，是否使用糖皮质激素一直存在争议。文献中已有关于皮质激素的使用伴发脑炎或心肌炎的报道，因此多数意见认为不能作为常规使用。但如果因为肿大的扁桃体有压迫上气道导致窒息的危险时，短期应用糖皮质激素(如泼尼松每日 60 毫克，共 4 日)通常能使扁桃体迅速缩小而解除气道压迫症状。合并严重溶血、中枢神经系统病变和血小板减少的病例也可使用糖皮质激素。其他情况下糖皮质激素的应用则仍须慎重。上气道压迫导致窒息的危险时尚可考虑建立鼻咽人工气道，必要时需要行气管切开。

（3）体外实验证明，阿昔洛韦对 EB 病毒有效，但临床应用中尚未证实能改变传染性单核细胞增多综合征的进程。阿昔洛韦对口腔毛状白斑病有效，因为 EB 病毒最初是在此处繁殖的。阿昔洛韦和糖皮质激素对 X 连锁淋巴结增生性疾病患者 EB 病毒感染无效。对于严重进展型的 EBV 感染，阿昔洛韦可能有效，但不能改善 EB 病毒相关淋巴结增生性疾病。对 EB 病毒相关淋巴结增生性疾病的合理治疗应该是减少免疫抑制而使免疫功能部分恢复。有报道 EB 病毒相关淋巴结增生性疾病对干扰素 α 加上免疫球蛋白或 B 细胞单克隆抗体有效。更昔洛韦 250 毫克，每日 2 次，对巨细胞病毒感染有效，但毒性过大，对自限性病例不宜应用，仅用于免疫低下的患者。

（4）弓形体虫感染导致的急性单核细胞增多综合征通常不需要治疗。只有对妊娠、免疫缺陷患者、重要脏器受累等情况才需要给予乙胺嘧啶和磺胺嘧啶治疗。乙胺嘧啶首剂给予 100～200 毫克，分 2 次口服，然后按每日 1 毫克/千克体重维持。同时加用磺胺嘧啶每日 75～100 毫克/千克体重，分 4 次口服，疗程 2～4 周。叶酸每日 10～20 毫克，可以防止其血液系统毒性。

（5）原发性免疫缺陷病毒-1 感染急性期的患者血中可以检出高效价的人类免疫缺陷病毒。症状消失后，血中病毒 RNA 水平迅速下降，感染后 120 日达最低，然后逐渐升高。感染后 120～365 日的病毒水平与疾病的进展密切相关。抗反转录病毒的治疗可以清除病毒血症，保持 CD4$^+$T 淋巴细胞的正常水平，但是其长期效果尚不肯定。

(五)中医治疗

1. 辨证治疗

(1)风热犯肺

主症:咳嗽,痰稠色黄,鼻塞,流浊涕,发热微恶风寒,口微渴,或咽喉疼痛,舌尖红,苔薄黄,脉浮数。

治则:清热宣肺,解毒。

方药:银翘散加减。金银花20克,连翘15克,薄荷6克,牛蒡子10克,荆芥10克,竹叶12克,芦根30克,板蓝根20克,桔梗6克,甘草10克。

用法:水煎服,每日1剂。

加减:咳重者,加杏仁10克,前胡10克;咳甚者,加生石膏15克,知母12克,黄芩10克,栀子12克。

(2)热毒炽盛

主症:口渴,头痛,烦躁不宁,肌肤发斑,衄血,呕血,舌绛苔黄,脉数。

治则:清气泄热,利咽解毒。

方药:银翘白虎汤加减。金银花20克,连翘15克,石膏20克,知母12克,甘草10克,粳米10克,射干6克,锦灯笼10克,板蓝根20克。

用法:水煎服,每日1剂。

加减:咽痛甚者,加牛蒡子9克;咳嗽喘促者,加炙麻黄6克,杏仁10克;高热不退者,加柴胡19克,鸭跖草15克;大便秘结者,加厚朴10克,生大黄6克,以攻下热结。

(3)热伤营血

主症:眩晕,头胀,烦躁不安,口干口苦,面红目赤,便秘溲赤,舌红苔黄,脉弦滑数。

治则:清营透热,凉血生津。

方药:清营汤加减。水牛角 15 克,生地黄 15 克,玄参 12 克,竹叶心 10 克,麦冬 15 克,金银花 15 克,连翘 12 克,黄连 9 克,丹参 12 克。

用法:水煎服,每日 1 剂。

加减:有出血者,加白茅根 20 克,侧柏叶 15 克,小蓟 15 克,以凉血止血;肝脾大者,加赤芍 12 克,丹参 12 克,桃仁 10 克,红花 10 克,以活血化瘀;神昏谵语者,加石菖蒲 15 克,胆南星 10 克。

(4)气阴两虚

主症:烦渴多饮,随饮随渴,咽干舌燥,多食善饥,溲赤便秘,舌红少津苔黄,脉滑数或弦数。

治则:益气养阴。

方药:生脉散加减。太子参 12 克,麦冬 12 克,五味子 12 克,生地黄 15 克,沙参 15 克,竹叶 12 克,牡丹皮 10 克,白薇 12 克。

用法:水煎服,每日 1 剂。

加减:夜寐盗汗者,加碧桃干 10 克,浮小麦 10 克;发热明显者,加青蒿 12 克,地骨皮 10 克;气虚明显者,加黄芪 15 克,党参 15 克,白术 12 克,以健脾补气;血虚明显者,加黄芪 15 克,当归 10 克,阿胶 12 克,以补气养血。

2. 中成药

(1)清开灵注射液每次 10～40 毫升,10% 葡萄糖注射液 250 毫升,静脉滴注,每日 1 次。具有清热解毒,醒神开窍的功效。用于传染性单核细胞增多症高热者。

(2)紫雪散每次 1.5～3 克,每日服 2 次。具有清热解毒的功效。用于传染性单核细胞增多症热入气营,高热不退者。

(3)生脉饮每次 5～10 毫升,每日服 3 次。具有益气养阴的功效。适用于传染性单核细胞增多症发热后期,气阴两虚者。

(4)冰硼散、珠黄散吹喉,用于传染性单核细胞增多症咽喉肿痛明显者。

(5)锡类散吹喉，用于传染性单核细胞增多症咽喉化脓溃烂者。

(6)六神丸、喉症丸、铁笛丸、润喉丸传染性单核细胞增多症用于咽喉肿痛时口含。

(7)桂麝散外敷，用于传染性单核细胞增多症淋巴结肿大明显者。

(8)小柴胡冲剂每次 1 包，每日 3 次，冲服。用于传染性单核细胞增多症发热，纳差，肝脾大者。

(9)银黄口服液每次 1 支，每日 3 次，口服。用于传染性单核细胞增多症咽痛，咳嗽者。

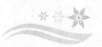

十五、骨髓纤维化

　　骨髓纤维化根据起病的缓急和病程的长短分为慢性及急性两类，又依其原因不明和相对明确分为原发性及继发性。临床上以原发性慢性骨髓纤维化最重要。本章主要介绍原发性骨髓纤维化，而继发性骨髓纤维化常见于其他骨髓增生性疾病的晚期或慢性感染、骨髓转移肿瘤，远多见于原发性骨髓纤维化，所以将在鉴别诊断中简要讨论。

　　原发性骨髓纤维化是一种原因不明的造血干细胞异常所致的慢性骨髓增生性疾病。病理上显示骨髓纤维组织增生，各系造血细胞呈不同程度的过度增生或增生减低，常伴髓外造血。临床起病缓慢，脾常显著增大，外周血出现畸形红细胞及数量不一的幼稚粒细胞、红细胞。病程中可与其他骨髓增生性疾病相互转化，晚期骨髓衰竭，少数可转化为急性白血病。

　　原发性骨髓纤维化于 1879 年由 Heuck 最早描述。进入 20 世纪后，Silverstein 对原发性骨髓纤维化的发病机制、病理、临床等进行多方面报道。历史上原发性骨髓纤维化曾有 30 个以上的名称，目前使用最多的是原发性骨髓纤维化及原因不明的髓样生。原发性骨髓纤维化的发病率为 0.6~1.3/10 万人，多见于 50 岁以后，诊断时的中数年龄为 60 岁，但少数病例可见于幼小儿童。男女性发病大体相等。

(一)病　因

　　动物实验中，骨髓纤维化可被某些化学物质、药物及病毒等诱发,注射抗骨髓血清也可成功地建立骨髓纤维化的动物模型。但人类原发性骨髓纤维化的原因未明,观察到部分原发性骨髓纤维化患者曾暴露于甲苯、苯或电离辐射。日本原子弹爆炸辐射区人群的原发性骨髓纤维化的发生率是未遭辐射人群的18倍。原发性骨髓纤维化的始发原因或触发因素,基本病因尚不清楚,此种造血干细胞疾病的病理机制中,巨核细胞系增生有重要地位,随之产生的多种细胞因子可能直接导致骨髓纤维化的发生。

(二)临床表现

原发性骨髓纤维化起病隐匿,进展缓慢,在确诊前往往有一段很长时间的无症状期,有的长达数年,甚至10余年。此期可占整个病程的2/3左右,唯一的临床表现是脾大。有人推算,增大的脾脏每1厘米(肋下)约代表1年的病程。诊断时约20%的患者无任何症状,往往因常规查体或因其他病症检查时发现本病。原发性骨髓纤维化有下列几组病理生理改变所致的临床表现。

1. 髓外造血

(1)脾大:绝大多数累及脾脏,常明显增大,40%的病例以此为首发表现。1/3~1/2患者脾大不超过脐水平,另2/3~1/2患者脾大达脐下,并向盆腔延伸,向右常超过中线。脾质地坚硬,可清楚扣及脾切迹。脾大可致左上腹牵拉感,压迫胃时出现饱胀感及进食量减少。并发脾梗死或脾周围炎少见,表现为较剧烈的左上腹痛,甚至左肩痛,脾区压痛明显,可触及摩擦感及闻及摩擦音,并可伴左侧反应性胸膜炎。少数患者诊断时体检无脾大,但B超检查或CT检查时脾已增大。

(2)肝大:肝大占50%~80%,大多为轻至中度大,仅20%患者肝大(肋下)6厘米以上。但脾切除术后有部分患者肝可进行性增大,超过脐平面,甚至进入盆腔。淋巴结肿大较少见,10%~

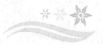

十五、骨髓纤维化

20％的病例呈轻中度肿大，偶见明显肿大者。

（3）髓外造血较特殊的临床表现

①纤维造血性髓外肿瘤。肿瘤由造血组织组成，可伴明显的纤维化，见于皮肤、滑膜、呼吸道、胃肠道、肾上腺、肾、纵隔、胸腺、乳腺及前列腺。少数可发生于中枢神经系统，包括颅内或脊髓硬膜外间隙，产生严重的神经系统并发征象，如头痛、呕吐、视盘水肿等颅内压增高的表现，也可发生谵妄、昏迷等意识障碍。此外，尚有肢体感觉及活动异常，甚至出现偏瘫、截瘫。肿瘤可经各种影像诊断检查，如 CT、MRI、脊髓造影及正电子发射断层显像等进行定位、定性判断。造血细胞也可植入浆膜，其中主要是巨核细胞，也可为幼稚粒细胞，偶尔为幼稚红细胞，分别造成胸腔、腹腔或心包积液。积液大多发生于脾切除术后，渗液中可找到上述幼稚造血细胞。髓外造血肿瘤可能为循环中造血祖细胞增加的结果，脾切除后滤过功能丧失也为诱发因素。

②门静脉高压症和腹腔积液。见于 6％～8％ 的晚期病例。巨脾造成门静脉血流明显增加，局部血管容量扩大及血流淤滞，甚至血栓形成；肝内造血细胞浸润及纤维化使肝内血管的顺应性降低。上述病理改变导致门静脉高压，表现为腹腔积液、食管及胃底静脉曲张破裂出血，以及门静脉血栓形成。少数病例还可并发肝性脑病。

2. 代谢亢进综合征 主要见于病程早期及中期，此时骨髓造血细胞过度增生，故代谢亢进。患者出现乏力、盗汗、消瘦，甚至低热等症状，但临床上仅少部分患者有上述表现。

3. 骨髓衰竭 大多见于原发性骨髓纤维化晚期，是骨髓造血障碍所致。贫血最为常见，骨髓红系受抑及无效造血、红细胞寿命缩短、红细胞滞留于增大的脾脏、血浆容量扩大及伴发的出血或溶血均为贫血的原因。有一组资料显示，54％的患者红细胞存在阵发性睡眠性血红蛋白尿症样缺陷。异常克隆的巨核细胞致生成的

血小板质量欠佳,晚期巨核细胞数量下降,以及脾内滞留均使血小板减少,引起出血。骨髓粒系受抑及脾功能亢进使白细胞,尤其是中性粒细胞减少,易并发感染。

4. 其他临床表现

(1)骨痛:国外病例多见,而国内病例少见。疼痛可能与骨小梁增生,伴发骨硬化或骨膜炎有关,较常见为下肢疼痛。罕见的病例由于并发骨粒细胞肉瘤,致溶骨性损害,也可产生骨痛。

(2)皮炎:为隆起的痛性斑丘疹,病理为中性粒细胞浸润,酷似急性发热性嗜中性皮病。皮损可进展为大疱或脓皮病及坏疽。国内病例皮损较少见,病理上既不同于白血病,也与感染及血管炎无关。

(3)痛风:国外病例发生率为6%,可伴肾绞痛,为尿酸结晶沉积于泌尿道所致。少数病例以痛风为原发性骨髓纤维化的首发表现。

(三)辅助检查

1. 血常规

(1)血细胞形态学异常:异常幼粒、幼红细胞血常规出现于90%以上的病例,以中幼及晚幼粒、红细胞为主。50%病例可出现原始、早幼粒细胞及红细胞。外周血出现异性的泪滴状红细胞是原发性骨髓纤维化的另一重要特征性血常规,有时可见于每一个油镜视野。扫描电镜下所见的脾窦内皮细胞向窦腔凸出,窦腔变小,故红细胞通过时受挤压变形,成泪滴状。中性粒细胞有时呈分叶过多,或分叶过少,后者即 Pelger-huét 畸形。胞质中可出现异常颗粒及核浆发育不一致。血片中还可见巨大畸形血小板,伴异常颗粒。偶可出现巨核细胞碎片,甚至幼稚巨核细胞。

(2)血细胞数量异常:病程早期,红细胞数正常或轻度升高,中、晚期约60%的患者出现正细胞正色素性贫血,除因骨髓造血

受抑外,还与血浆容量增加及脾功能亢进有关。网织红细胞轻度升高。50%患者白细胞数于病程早期轻度升高,大多在$(10\sim20)\times10^9$/升。同样,50%的患者在病程早期、中期血小板可轻至中度升高。有一组资料显示,血小板$>800\times10^9$/升者占 12%。病程晚期,尤其伴巨脾者,血细胞均有不同程度的减少,部分患者呈严重的全血细胞减少。

(3)血细胞功能异常:部分患者白细胞吞噬功能下降,NBT 还原能力受损,氧耗异常,髓过氧化酶及谷胱甘肽还原酶活性降低。血小板对各种诱导剂的聚集率,血小板脂质过氧化旁路代谢活性等也降低。出血时间延长,血块收缩不良。

(4)组织化学染色:约 2/3 病例的外周血中性粒细胞碱性磷酸酶(脚)染色的积分明显升高,>200 分者占 50%以上,另 1/3 病例则正常,甚至降低。

2. 骨髓象 1/3 以上患者骨髓穿刺时出现"干抽",屡次穿刺均得不到满意的骨髓涂片或呈"增生减低",少数患者可因骨质坚硬而无法进针。取材满意的骨髓涂片常显示粒、红系大致正常,巨核细胞可轻度增多。涂片中可出现与外周血同样的各类细胞形态异常。通常不能经骨髓穿刺做出原发性骨髓纤维化的诊断,凡疑为原发性骨髓纤维化者必须进行骨髓活检,病理切片显示前述的典型改变。

3. 血生化 病理处于造血细胞增生期的大多数患者,以及混合期的部分患者血尿酸增高。血清乳酸脱氢酶、碱性磷酸酶及维生素 B_{12} 增多见于部分患者。少数病例血清胆红素轻度升高,以间接胆红素为主,这可能与红细胞发生原位溶血,或肝功能损害有关,高密度脂蛋白也可升高。

近年来,血液前胶原Ⅲ氨基末端肽(P-Ⅲ-P)测定已开始用于临床,P-Ⅲ-P 为Ⅲ型胶原合成过程中经酶作用的降解产物之一,用特异敏感的放射免疫法可检测之。原发性骨髓纤维化患者血中

P-Ⅲ-P 明显升高,血清前羟化酶及血浆纤维结合蛋白也增高。

4. 影像学检查

(1)骨 X 线及磁共振显像(MRI)检查:骨 X 线检查约 40% 的病例显示骨皮质增厚,骨小梁条纹消失,骨髓腔明显缩小,而骨密度不均匀地增高,呈毛玻璃样改变。骨盆、椎体、肋骨、锁骨及颅骨最易累及。晚期可波及四肢长骨,其中以近端股骨、肱骨为多见,上述改变常呈对称性分布。少数病例在骨髓纤维化部分发生骨质吸收,骨 X 线检查显示半透明区,类似于多发性骨髓瘤的骨质破坏改变。罕见的病例,骨质局部由于并发粒细胞肉瘤,出现溶骨性损害。有报道,近端股骨的 MRI 可用于病变分期及评价疾病的进展。

(2)骨髓放射性核素显像:肢体^{99m}Tc(锝)显像可揭示骨红髓中单核-巨噬细胞功能,原发性骨髓纤维化时大部分病例骨骼不显像,或显像明显减弱,仅脾、肝等部分有大量^{99m}Tc 积聚。

5. 染色体检查 约 50% 患者出现造血细胞的染色体异常,最常见的有 13 号或 20 号染色体长臂片段缺失,即 del(13q),del(20q),占染色体异常的 65%。其他异常累及 1、5、7、8、9、13 及 21 号染色体。单体或三体所致的非整倍体、假二倍体较常见。Ph 染色体仅偶见。成纤维细胞未发现染色体异常。

(四)诊断与鉴别诊断

1. 诊断

(1)国内诊断标准

①脾大。

②可有贫血,外周血出现幼稚粒细胞、红细胞。

③骨髓穿刺多次失败或"干抽",或涂片显示"增生减低"。

④肝、脾、淋巴结病理学检查显示造血灶。

⑤骨髓活检病理显示网状纤维和(或)胶原纤维明显增生。

上述第五项为必备条件,加上其他4项中任何2项,并能排除继发性骨髓纤维化,即可诊断为原发性骨髓纤维化。

(2)美国真性红细胞增多症协作组诊断标准(1983年制定)

①脾大。

②外周血涂片有幼稚粒细胞、红细胞。

③红细胞数正常,费城染色体阴性。

④取材良好的骨髓活检病理切片中,纤维组织占1/3以上。

⑤除外其他全身性疾病。

国外诊断标准中强调要排除真性红细胞增多症,故要求红细胞数正常,但实际上部分原发性骨髓纤维化患者在早期红细胞数可轻度升高,在晚期又可伴贫血。国内标准中提出髓外造血较有意义,但实际临床工作中往往难以执行。因此,仍强调骨髓活检病理显示纤维化为最主要的诊断依据,其他各项均为参考条件,并在除外继发性者后才能最后诊断为原发性骨髓纤维化。

2. 鉴别诊断 主要与继发性骨髓纤维化相鉴别。

(1)骨髓增生性疾病:慢性髓细胞白血病、真性红细胞增多症、原发性血小板增多症和原发性骨髓纤维化均属骨髓增生性疾病范畴。前3种骨髓增生性疾病的病程中,尤其是晚期均可合并骨髓纤维化,故应仔细鉴别。

①慢性髓细胞白血病。原发性骨髓纤维化和继发性骨髓纤维化病程中均可有脾大,外周血出现幼稚粒细胞、红细胞,而慢性髓细胞白血病晚期许多病例都伴有骨髓纤维化。两者的鉴别点为:慢性髓细胞白血病在继发性骨髓纤维化之前有较长的白血病病程、血白细胞数常$>30\times10^9$/升、费城染色体阳性、BCR-ABL融合基因阳性、中性粒细胞脚积分正常或减少,以及红细胞形态学正常,无泪滴状红细胞。

②真性红细胞增多症。部分原发性骨髓纤维化病程中红细胞

增多,甚至红细胞容量也升高,而真性红细胞增多症晚期,15%～20%的病例伴继发性骨髓纤维化,故两者有时易混淆。鉴别点为:真性红细胞增多症在发生继发性骨髓纤维化前有一很长的红细胞增多和红细胞容量升高的病程,有多血质的临床征象,通常无畸形或泪滴状红细胞,外周血幼稚粒细胞、红细胞少见。此外,合并继发性骨髓纤维化的真性红细胞增多症,其病情发展远快于原发性骨髓纤维化,平均3年后死亡,其中25%～50%进展为急性白血病。

③原发性血小板增多症。部分原发性骨髓纤维化患者病程中血小板明显升高,而原发性血小板增多症晚期也常伴继发性骨髓纤维化。两者鉴别点为:原发性血小板增多症在发生继发性骨髓纤维化前有一很长的以血小板升高为主要特征的病程,可伴血栓栓塞或出血性并发症,通常无畸形红细胞及泪滴状红细胞,幼稚粒细胞、红细胞少见。原发性血小板增多症发展为继发性骨髓纤维化者远少于慢性髓细胞白血病及真性红细胞增多症,可能与原发性血小板增多症发病率低、病程更长有关。

(2)骨髓痨性贫血:骨髓转移癌(其中腺癌最多见)、弥漫性不典型分枝杆菌感染可伴发贫血,幼稚粒细胞、红细胞血常规,骨髓也可伴发纤维化,故有时须与原发性骨髓纤维化鉴别。原发病确诊及骨髓中找到肿瘤细胞或分枝杆菌为鉴别要点。另有报道,肿瘤伴继发性骨髓纤维化者尿羟脯氨酸排量增加,而原发性骨髓纤维化或不伴继发性骨髓纤维化的肿瘤患者则正常。

(3)伴骨髓纤维化的骨髓增生异常综合征及急性白血病:几乎所有造血干细胞疾病均可伴骨髓纤维组织增生,但大多为网状纤维,很少有胶原纤维增生。很多学者认为,纤维化是一种反应性应答,在骨髓增生异常综合征或急性白血病诊断时,伴继发性骨髓纤维化者可达30%～72%,但严重者仅占10%。下面仅讨论伴有严重骨髓纤维化的骨髓增生异常综合征和急性白血病。

十五、骨髓纤维化

①骨髓增生异常综合征伴继发性骨髓纤维化。患者具备典型的骨髓增生异常综合征特点，包括无脏器肿大，全血细胞减少及其相应的临床征象，外周血及骨髓显示二系或三系病态造血，原始细胞<30%。骨髓活检呈现纤维化，以网状纤维为主；有异型巨核细胞；原始细胞增多，形态多样，不成片或成簇，不足以诊断为白血病。组织化学染色及免疫表型检测均难以定型。伴骨髓纤维化的骨髓增生异常综合征常进展迅速，临床过程凶险，易发展为急性髓细胞性白血病，化学治疗效果差，大多在1年内死亡。有学者认为，这是急性骨髓纤维化的一种特殊类型，也有学者提出此为原发性骨髓纤维化转化为急性髓细胞性白血病过程中的加速期。

根据骨髓增生异常综合征伴继发性骨髓纤维化者典型的骨髓增生异常综合征临床及血液学特点、脾多不大或仅轻度增大、骨髓纤维化程度轻且以网状纤维为主，大多数情况下不难与原发性骨髓纤维化相区别。

②急性骨髓纤维化。急性骨髓纤维化约占骨髓纤维化的10%。患者骨髓穿刺常呈"干抽"，或涂片显示增生减低，可伴少量原始细胞或不伴原始细胞；外周血常呈全血细胞减少，无泪滴状红细胞，但伴少量原始细胞；骨髓活检则显示类型难以确定的原始细胞浸润，伴明显纤维化。此种原始细胞在电镜下观察，血小板髓过氧化酶染色阳性；骨髓免疫表型检查，血小板糖蛋白GPⅡb/Ⅲa（CD41）、GIb（CD42）及PGⅢ（CD61）阳性；患者临床进展迅速，化学治疗效果差，常于短期内死亡。文献中先后定名为恶性骨髓纤维化及急性骨髓纤维化。由于上述组织化学染色及免疫表型或组织染色检查已确定该种原始细胞系巨核细胞来源，故目前已正式定名为急性巨核细胞白血病。法、英、美分类属急性髓细胞性白血病的M7型，约占急性髓细胞性白血病的5%，其淋巴结、肝、脾大均少见。根据M7的临床起病急、脏器浸润轻及上述形态学及免疫表型或组织染色等特点，不难与原发性骨髓纤维化相鉴别。

（4）伴巨脾的其他疾病

①斑潜综合征。以巨脾为主要表现的原发性骨髓纤维化，尤其伴外周血细胞减少和（或）门静脉高压症时，易和斑潜综合征混淆。仔细检查血涂片，发现幼稚粒、红细胞为鉴别要点，困难病例需经骨髓活检才能区别。

②慢性淋巴系白血病。包括慢性淋巴细胞白血病、慢性幼淋巴细胞白血病及毛细胞白血病，均可伴巨脾，尤其是毛细胞白血病常伴骨髓穿刺"干抽"易与原发性骨髓纤维化混淆。仔细检查血涂片是鉴别的关键，慢性淋巴细胞白血病、慢性幼淋巴细胞白血病均以淋巴细胞为主，后者还可出现幼稚淋巴细胞；毛细胞白血病可查见毛细胞，有困难时需经相差显微镜及电镜鉴别。而原发性骨髓纤维化则以幼稚粒细胞、红细胞为特点，进一步行骨髓穿刺及活检可明确区分。

（五）西医治疗

原发性骨髓纤维化是一种进展缓慢、病程漫长的疾病，许多患者不经任何治疗可长期稳定。只有出现巨脾，且引起相应症状；单项或多项血细胞数明显上升或减少；骨骼疼痛，才需要针对患者具体病情选择下列治疗措施。

1. 雄激素及蛋白同化激素　适用于以贫血为主的血细胞减少者，需长期应用，通过刺激骨髓造血祖细胞，使之生成更多的血细胞。约50%患者经3个月以上的治疗，红细胞可有不同程度的上升，或停止、减少输血，少数患者白细胞、血小板也有所升高。雄激素常用口服制剂为司坦唑醇每次2毫克，每日3次，有肝毒性，故需定期监测肝功能。蛋白同化激素达那唑每次200毫克，每日3次，也有类似的结果及不良反应。鉴于原发性骨髓纤维化，尤其是伴血细胞减少者可自行缓解；至今尚无大系列随机、对照临床试

验资料,故此类药物的确切作用还未肯定。

2. 糖皮质激素　伴溶血者,或血小板明显减少伴出血者可试用糖皮质激素。应用 1 个月无效者,可较快逐渐减量停用,以避免严重不良反应的发生。有效者宜缓慢逐渐减量,部分患者需长期应用维持量。有报道,用大剂量甲泼尼龙冲击治疗对部分患者取得较好疗效,剂量为每日 20～30 毫克/千克体重,连续 3 日静脉滴注,然后更换口服制剂逐渐减量。糖皮质激素长期应用有诸多不良反应,应设法采取相应措施避免之。

3. 细胞毒药物　适用于血细胞单项或多项明显升高者。该类药物可阻止造血细胞异常增生,其中通过抑制巨核细胞,使其产生的各种相关细胞因子减少,间接阻抑成纤维细胞增生而减轻纤维化。

常用药物有白消安、羟基脲、硫鸟嘌呤、苯丁酸氮芥,其中以羟基脲最为常用。羟基脲每日口服 0.5～1 克;或每周 2～3 次,每次 1～2 克。上述药物除降低血白细胞外,部分患者的脾大可有不同程度的缩小。但长期使用,尤其是烷化剂,可能有诱发急性白血病的危险,故主张短期、间歇应用。另有报道,羟基脲对早期患者可能有逆转骨髓纤维化作用。必须强调,不少原发性骨髓纤维化患者对化学治疗甚为敏感,可发生严重的白细胞甚至全血细胞减少,故宜谨慎使用。疗程中应定期复查血常规,及时调整剂量或停用。

4. 抗纤维化药物　此类药物通过不同环节抑制胶原合成,或促进胶原分解。1,25-二羟维生素 D_3 有抑制巨核细胞集落单位增生,从而降低成纤维细胞活性因子水平,减少胶原合成;同时促进粒单核细胞集落因子增生,使单核-巨噬细胞产生更多的胶原酶,降解胶原及减少其沉积。不良反应为伴发高钙血症。使用剂量为 1,25-二羟维生素 D_3 每日 0.5～2 克,分次口服。青霉胺是一种单胺氧化酶抑制剂,而胶原生成过程中需赖氨酸单胺氧化酶,故其有抑制胶原合成的作用。不良反应有恶心、味觉障碍、肝功能损害,以及白细胞、血小板减少,故应慎用。青霉胺每日0.3~0.6克,分次口服。秋水仙碱通过破坏细胞微小管,减少胶原前体的分泌,同时也增加胶原酶合成,加速胶原降解。其不良反应较多,包括恶心、食欲缺乏、腹胀、腹泻等胃肠道反应,以及周围神经炎和血细胞减少。秋水仙碱每日1毫克,一次服用。

抗纤维化药物目前正在临床试用之中,由于均需长期服用,难有随机对照的疗效结果,故是否确实有效尚有争论。

5. 干扰素α 干扰素α具有抗细胞增生作用,通过抑制巨核细胞增生发挥效应;干扰素α同时有降低转化因子-β活性的功效,从另一途径抑制纤维化。临床应用有效者,表现为缓解骨痛,肝、脾缩小,增高或减少的血细胞回复正常。干扰素α每日(3~5)×10^6单位,每周3次,皮下或肌内注射。干扰素α的治疗价值正在观察之中,由于需长期应用,价格又较昂贵,故难以普遍使用。此外,晚期患者肯定无效。另有报告,并用静脉注射免疫球蛋白可改善血常规及骨质硬化。

6. 放射治疗 适用于脾大伴脾周围炎或脾梗死引起剧烈疼痛者;巨脾伴明显压迫症状,但又无法耐受脾切除术者;因腹膜或胸膜髓样化生引起的腹腔积液或胸腔积液;严重的局限性骨痛;髓外纤维造血肿瘤。按不同适应证进行相应的局部放射治疗可暂时缓解症状,但作用往往短暂,平均仅维持3.5~6个月。放射治疗有时尚可加重血细胞减少,故目前应用较少。

7. 脾切除 原发性骨髓纤维化是否行脾切除,至今仍有争端。

(1)脾切除的益处与弊端

①益处。缓解与巨脾有关的症状;消除脾功能亢进所致的血细胞减少,以及门静脉血容量增加导致的稀释性贫血;缓解门静脉高压症。

②弊端。机体失去主要的代偿性髓外造血器官;与非手术治疗相比,未延长生存期;术后部分患者血小板显著升高,可能发生

血栓栓塞性并发症;部分患者可因肝内造血细胞浸润加重,造成肝进行性增大,甚至肝衰竭;手术并发症可高达 30%,包括术后出血。膈下血肿和(或)脓肿、胰尾损伤和(或)并发胰瘘,以及门静脉残端血栓形成;手术死亡率较高,有经验的术者在 10% 以下,最高可达 25%;有个别文献报道,脾切除可增加急性白血病的转化。

(2)适应证:尽管有上述争议,严格掌握手术适应证仍能为一部分患者带来裨益,尤其是改善生活质量。术前必须确定患者骨髓仍存在部分造血组织及功能,此为手术的先决条件。目前公认的手术指征:有明显症状的巨脾,或反复脾梗死;需靠输血维持生命的严重贫血,尤其是难治性溶血性贫血;顽固性血小板减少,伴明显出血倾向;明确的门静脉高压症,尤其是曾发生过大量上消化道出血者。此外,近几年出现的新化学治疗药二氯脱氧腺苷已可有效控制术后急剧进展的肝大及血小板增多症,为脾切除增加了安全性。

(3)禁忌证:血小板偏高及肝功能明显异常,特别是血白蛋白显著低下者为手术禁忌证。

(4)注意事项:必须指出,由于巨脾者的脾常与周围组织粘连,局部血管扩张和侧支循环形成和血供丰富,血小板也常明显减少,加之肝功能障碍者还伴凝血异常,故术前需备足量的成分血,手术应由经验丰富的外科医师操作,术中注意避免损伤周围器官,并尽量减少出血,以保障手术的成功。此外,由肝内梗阻或肝静脉血栓形成所致的门静脉高压患者,还应同时行分流术,如脾、肾静脉吻合术,或胃底静脉结扎术。

8. 骨髓刮除术　骨髓刮除术是通过外科手术,将骨髓腔的部分纤维组织以机械方式刮除,然后让造血组织进入此空间。20 世纪 70~80 年代,有少数病例报告及部分有效的描述,但此后未再见文献报道。这种方法操作复杂,又缺乏令人信服的理论基础,故应谨慎对待。

9. 异基因骨髓移植　已有少数成功的病例报告,且不影响供者造血干细胞的植入。一组 40 例原发性骨髓纤维化行异基因骨髓移植 3 年后存活率为 60％,4 例已存活 10 年以上。由于适合于移植的病例毕竟较少,加之供者受限,以及较高的移植物抗宿主病(慢性移植物抗宿主病)的发生率,尚难广泛开展。

10. 支持疗法　顽固性贫血者需定期输注压缩红细胞。长期反复输血者同样可因铁负荷过量而发生血色病。如同时行去铁治疗(如用去铁胺,desferrioxamine),通过铁螯合剂的促进幼红细胞转铁蛋白受体的表达,使部分患者输血量可减少。红细胞生成素对原发性骨髓纤维化的贫血无效。顽固性骨痛者,可试用二磷酸盐制剂。

(六)中医治疗

本病的本质是正虚标实,治疗应根据病程的不同时期及机体正虚邪实的状况,既要根据辨证施治,又要注意整体观念的原则,采用不同的方法。体现急则治其标,缓则治其本,或标本兼治的原则。一般在病程早期,以实证为主,正气尚未大虚,应以攻为主;中期多以标本兼顾为主;晚期则以扶正为主。关于本病的治疗古代有关文献论述有:"治积之要在知攻补之宜,而攻补之宜当于孰缓孰急中辨之,凡积聚未久而元气未损者,治不宜缓,盖缓之则养成其势,反以难治,此其所急在积,速攻可也。若积聚渐久,元气日虚,此而攻之,则积气本远,攻不易及,胃气切近,先受其伤,愈攻愈虚。"《景岳全书》曰:"治积聚者,当按初、中、末之三法焉。邪气初客,积聚未坚,宜直消之,而后和之;若积聚日久,邪盛正虚,法从中治,须以补泻相兼为用;若块消及半,便从末治,即住攻击之药,但和中养胃,导达经脉,俾荣卫流通,而块自消矣。更有虚人患疾者,必先补其虚,理其脾,增其饮食,然后用药攻其积,斯为上治,此先

十五、骨髓纤维化

补后攻之法也。"

1. 辨证治疗

（1）气滞血瘀

主症：胸胁胀闷，走窜疼痛，急躁易怒，胁下痞块，刺痛拒按，妇女可见月经闭止，或痛经，经色紫暗有块，舌质紫暗或见瘀斑，脉涩或弦紧。

治则：活血化瘀，行气止痛。

方药：膈下逐瘀汤加减。五灵脂10克，当归10克，川芎6克，桃仁10克，牡丹皮6克，赤芍10克，乌药6克，延胡索6克，甘草10克，香附6克，红花10克，枳壳6克。

用法：水煎服，每日1剂。

加减：纳差者，加焦山楂、焦神曲、焦麦芽各30克。

（2）气血两虚挟瘀

主症：肤色发黄，口唇色淡，毛发无光泽，血瘀常导致肤色口唇晦暗，皮肤毛发干燥，舌淡或暗，脉弦细或沉细。

治则：益气养血，活血化瘀。

方药：八珍汤加味。党参15克，白术12克，茯苓15克，甘草10克，当归10克，川芎10克，生地黄15克，赤芍12克，桃仁12克，红花12克，鸡血藤15克，青黛12克。

用法：水煎服，每日1剂。

加减：疼痛甚者，加延胡索10克，川楝子10克；纳差者，加焦山楂、焦神曲、焦麦芽各30克；瘀血重者，加莪术10克。

（3）脾肾阳虚

主症：身倦乏力，脘腹胀满，食少便溏，腰膝酸软，畏寒肢冷，面色㿠白，痞块日渐肿大，坚硬不移，舌质淡，苔白，脉沉细。

治则：温补脾肾，填精补血。

方药：右归丸加味。肉桂10克，制附片10克，鹿角胶15克，熟地黄12克，山茱萸12克，山药12克，菟丝子15克，枸杞子15

克,杜仲 12 克,当归 10 克,黄芪 20 克,白术 10 克。

用法:水煎服,每日 1 剂。

加减:有水肿者,加茯苓 15 克,泽泻 15 克;纳差者,加焦山楂、焦神曲、焦麦芽各 30 克。

(4)肝肾阴虚

主症:头晕目眩,目干,容易疲劳,肢体麻木,口燥咽干,失眠多梦,胁隐痛,男性遗精,腰膝酸痛,耳鸣,不孕症,女子月经量少,舌瘦小,少苔,脉细弱。

治则:滋补肝肾,益气生血。

方药:左归丸加味。熟地黄 15 克,枸杞子 15 克,山茱萸 15 克,鹿角胶 15 克,龟甲胶 15 克,菟丝子 15 克,牛膝 10 克,山药 15 克,黄芪 15 克,当归 10 克。

用法:水煎服,每日 1 剂。

加减:低热不退者,加银柴胡 10 克,地骨皮 10 克;脾巨大、疼痛者,加延胡索 12 克,三棱 12 克,莪术 12 克;盗汗明显者,加浮小麦 15 克,煅龙骨、煅牡蛎各 15 克。

2. 中成药

(1)十全大补丸每次 1～2 丸,每日 2 次,口服。具有气血双补的功效。适用于虚证为主型骨髓纤维化。

(2)河车大造丸每次 1～2 丸,每日 2 次,口服。具有滋阴补肾的功效。适用于肝肾阴虚为主型骨髓纤维化。

(3)养血饮每次 10～20 毫升,每日 3 次,口服。具有益气养血的功效。适用于气血两虚型骨髓纤维化。

3. 验方　黄芪 24 克,五味子、菟丝子、丹参、当归、山楂、炒神曲各 15 克,阿胶(烊)、白术各 10 克,茯苓、熟地黄各 12 克,泡参、白花蛇舌草各 30 克,山慈姑、半枝莲各 20 克,甘草 3 克。水煎服,每日 1 剂,14 日为 1 个疗程。有出血倾向者,加仙鹤草、藕节;脾区胀痛者,加郁金、延胡索。具有补肾养血,消瘀化积的功效。

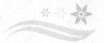

（七）预　后

　　骨髓纤维化的中数生存期，各家报道不一，1～15 年不等，多数报道为 5 年左右，5 年生存率可达 50％以上。临床存活 10 年以上者将近 20％。诊断时一般状态差、严重贫血、血小板减少和（或）伴出血倾向、肝大明显、不明原因的发热或消瘦、骨髓病理属纤维化期，以及伴染色体核型异常等，均为不良预后因素。

　　骨髓纤维化的死因包括感染、出血、血栓形成及转化为急性白血病。感染性并发症除细菌所致者外，结核病也较常见，且可加重骨髓纤维化，两者可互为因果。急性白血病的转化率为 10％～25％。但有报道，真正的转化率仅 8％。绝大多数转化为急性髓细胞性白血病，仅极少数转化为急性淋巴细胞白血病。转化为急性白血病后常对抗白血病药物耐药，治疗反应差，缓解率低，大多在 3～6 个月死亡。另有少数病例因严重贫血死于贫血性心脏病、心力衰竭。还有少数死于肾衰竭、肝衰竭的报道。

十六、过敏性紫癜

过敏性紫癜为一组由不同病因引起的血管性紫癜。基本的病理特征为小血管炎。根据国外文献报告,本病主要见于7～14岁的儿童,尤其以3～7岁者最多见,中位发病年龄约为6岁,也可累及成年人。本病常无明显的性别差异,但有多见于女性或多见于男性的个别报道,冬春季为发病的高峰期。

(一)病　因

大多数病例找不到明确的病因。可能的病因较多,如细菌感染、病毒感染,包括β血性链球菌(约占1/3)、葡萄球菌、结核杆菌、肺炎链球菌等细菌,以及水痘-带状疱疹、风疹、流感和麻疹等病毒。还有慢性丙型病毒性肝炎合并过敏性紫癜的报道。部分患者发病前1～3周可有明确的上呼吸道感染史。其他诱因还有食物过敏、昆虫叮咬、寄生虫感染,以及药物过敏,如磺胺类药、抗生素类药,氯噻嗪及碘、汞、铋等化合物。本病也有可能由血管壁的自身抗原引起。

(二)临床表现

(1)本病起病突然,以对称性皮肤紫癜、关节痛、腹痛和黑粪、血尿为特征,多以皮肤紫癜为首发症状。如首先出现不规则发热、乏力、食欲缺乏、头痛、腹痛及关节疼痛等表现,早期诊断较困难。

(2)皮肤表现初起为荨麻疹或紫癜,微痒,紫癜呈红色或紫红色,可为斑疹或丘疹,压之褪色,紫癜可融合成片,重者可为出血性疱疹、皮肤溃疡或坏死。紫癜有分批出现的倾向,每批间隔数日至数周,多呈对称性分布,以四肢(尤其是下肢)的伸侧和臀部为多见,而且常常是踝、膝和肘部的皮疹最密集。紫癜较少累及面部、掌心、足底和躯干。紫癜一般1~2周消退,不留痕迹,偶可迁延数周以上。

(3)一些患者因关节渗血、积液而致关节痛,伴关节肿胀。急性期疼痛较剧烈,可影响活动。受累关节多为大关节,最常见的是膝关节、踝关节,其次为肘关节、腕关节和指间关节。关节痛和肿胀为非对称性和非游走性,持续时间短,一般于数日后减轻或消退,无后遗症或畸形,但可反复出现。

(4)约65%的患者(大多为儿童)出现消化道症状,常见的有急性腹部绞痛,多位于脐周,呈阵发性,可伴有恶心、呕吐、黑粪或上消化道出血。据统计,约40%的患者可首先出现腹痛和关节痛,2周后才出现皮肤紫癜。腹痛的原因可能是肠壁小血管炎致血栓形成,使得肠黏膜下和浆膜下出血,肠壁水肿。男性患者可并发阴囊痛和水肿。腹部检查可发现弥漫性压痛,但一般无腹肌紧张或反跳痛,即腹痛的程度往往与体征不平行。由于腹部症状常酷似急腹症,加之可并发肠套叠(为儿童患者最常见的并发症)、肠穿孔、肠坏死、胰腺炎等,需警惕上述并发症的出现。绝大多患者的腹部症状于1周内自行消退。

(5)约30%患者出现肾脏损害,多见于男性及儿童。一般于皮肤紫癜后2~4周出现,也可出现于皮疹消退后。有些患者无可追述的皮肤紫癜史。肾脏损害的表现为肉眼或镜下血尿,伴有蛋白尿、管型尿、血压升高等。个别患者可发生短暂的肾功能不全。C4a或C4b缺乏往往预示病情严重。50%以上患者的肾脏损害可逐渐恢复,不能完全恢复者常遗留蛋白尿、高血压和肌酐升高,应长期随访,定期复查血压、尿蛋白和肾功能。

（6）中枢神经系统血管炎偶可导致短暂轻瘫、抽搐、脑神经麻痹、蛛网膜下隙出血、昏迷。

（7）肺部受累较罕见，主要表现为肺出血和间质病变。肺出血多于过敏性紫癜发病数年后出现，女性较多。患者可出现呼吸困难、胸痛和咯血等症状。有肺出血者的死亡率较高。肺间质病变通常较轻，主要是弥散功能减弱。

（8）其他少见的受累部位还有睾丸、胸膜、心脏等。

根据突出的临床表现，有学者将本病分为皮肤型（单纯紫癜型）、腹型、关节型、肾炎型，若有两种以上合并存在时称为混合型。

（三）辅助检查

一般无贫血，血小板数正常。束臂试验可阳性。常规凝血试验正常。急性期血沉加快，C反应蛋白升高。约1/3的患者出现抗"O"效价升高。约50％患者在急性期时血清IgA、IgM升高。1958年，张之南等就已经提出过敏性紫癜患者需追查尿常规和肾功能，并已注意到有些患者的肾脏受累可持续存在，还可发展为肾衰竭。肾脏受累的主要表现为血尿和蛋白尿。肾功能不全者，血清肌酐和尿素氮升高。肠道受影响者可出现粪便隐血阳性或血便。

（四）诊断与鉴别诊断

1. 诊断　本病尚无统一的诊断标准。美国风湿病学院1990年制订的诊断标准包括以下4条。

（1）皮肤紫癜高于皮面，不伴血小板减少。

（2）疾病初次发作的年龄≤20岁。

（3）肠绞痛为弥漫性腹痛，餐后加剧或肠缺血，通常伴血性腹泻。

（4）活检发现小动脉和小静脉壁有粒细胞浸润。

符合上述 4 条中 2 条或 2 条以上者可诊断本病。在这 4 条标准中,典型的紫癜最具敏感性和特异性,初发年龄次之。

2. 鉴别诊断 对于具有典型临床表现者,如典型的皮肤紫癜伴关节痛、腹痛和黑粪、血尿,诊断大多不困难。非典型者往往需要与其他疾病相鉴别,如单纯皮肤型需与免疫性血小板减少性紫癜、血栓性血小板减少性紫癜、药物性紫癜等相鉴别。仔细询问病史和诱因,结合系统的体格检查和必要的实验室检查,鉴别一般并不困难。对于未出现典型皮疹而先有消化道出血,尤其是结肠、直肠出血的患者,内镜下肠黏膜活检可能有助于诊断。肾炎型患者须与急性肾小球肾炎、IgA 肾病等相鉴别,必要时须行肾活检及免疫荧光染色检查。当以阴囊水肿、紫癜和睾丸疼痛为首发表现时,需与睾丸扭转相鉴别。女性患者须除外系统性红斑狼疮。成年患者需除外冷球蛋白血症和巨球蛋白血症等所引起的紫癜。

(五)西医治疗

对本病一般无须积极治疗,也无特效疗法。

(1)以上呼吸道感染为诱因者,可给予青霉素等抗感染治疗。如食物或药物过敏,消除过敏源能使病情缓解。糖皮质激素能减轻急性期皮肤和肠道出血及水肿,缓解腹痛及关节痛,预防儿童肠套叠。一般可给予泼尼松每日 40~60 毫克,待症状控制后逐渐减量至停用。但糖皮质激素一般不能消除皮疹,也不能减轻肾脏损害的程度,并且不能缩短病程及减少复发。

(2)对于进展性肾小球肾炎可加用免疫抑制药,如硫唑嘌呤 50 毫克,口服,每日 3 次;或环磷酰胺 100 毫克,口服,每日 1 次。有人以低剂量免疫球蛋白肌内注射治疗过敏性紫癜,初步观察有效,但有待进一步随机对照试验的证实。有报道称,大剂量丙种球蛋白对重症紫癜肾炎有效,也有待进一步观察。另有用血浆置换治疗紫癜肾伴急进性肾炎取得较好疗效的报道。

（3）非甾体类抗炎药可用于减轻关节痛，抗组胺药物和钙剂可用于控制皮疹或血管神经性水肿。此外，还可用抗血小板凝集药物，如阿司匹林每日 3～5 毫克/千克体重，或每日 25～50 毫克，每日 1 次，口服；双嘧达莫每日 3～5 毫克/千克体重，分次服用。

（4）据临床观察，雷公藤治疗过敏性紫癜与糖皮质激素相比具有收效快、复发率低、不良反应少等优点。尤其对肾型者疗效较好。临床上多采用雷公藤苷片每日 1.5 毫克/千克体重，分 2～3 次口服，疗程为 3 个月。

（六）中医治疗

本病的治疗应以祛邪为主，清热解毒祛风法是针对本病病因的基本治则，应贯穿于整个疾病治疗的始终，体现出治病必求于本的法则，然后根据病理机制再分为热伤血脉、瘀血阻络及气虚血亏辨证治疗。

1. 辨证治疗

（1）风热伤络

主症：发热，恶风，口干咽痛，舌边尖红，苔薄黄，脉浮数。

治则：清热解毒，凉血祛风。

方药：银翘散和犀角地黄汤加减。金银花 20 克，连翘 15 克，板蓝根 15 克，黄芩 12 克，水牛角 30 克，牡丹皮 12 克，生地黄 12 克，赤芍 12 克，紫草 30 克，大枣 15 枚，蝉蜕 10 克。

用法：水煎服，每日 1 剂。

加减：皮疹严重者，加茜草、仙鹤草；皮肤瘙痒者，加地肤子、白鲜皮；咽痛者，加牛蒡子；腹痛者，加白芍、甘草；胃脘不适者，加延胡索、陈皮；鼻衄者，加藕节、侧柏叶；尿血者，加大蓟、小蓟、白茅根；蛋白尿者，加益母草、白茅根。

(2)瘀血阻络

主症:自觉腹部胀满不适,但无腹部膨隆之征象,心烦意乱或傍晚自觉身热,而体温不高,可有皮肤粗糙不润,或有手足干燥皲裂,舌暗或有瘀斑瘀点,脉沉细或涩。

治则:活血化瘀,解毒祛风。

方药:桃红四物汤加味。桃仁12克,红花10克,当归15克,川芎10克,赤芍12克,生地黄15克,丹参15克,紫草30克,大枣15枚,蒲公英20克,黄芩12克。

用法:水煎服,每日1剂。

加减:关节痛者,加乳香、没药;腹痛者,加延胡索、川楝子;有蛋白尿者,加益母草。

(3)气虚血亏

主症:紫癜反复,迁延不愈,紫癜隐约散在,色较淡,劳累后加重,神疲倦怠,心悸气短,蛋白尿,舌淡红,薄白苔或少苔,脉虚细。

治则:补气养血,凉血解毒。

方药:八珍汤加味。党参15克,白术2克,茯苓15克,甘草15克,当归15克,川芎10克,生地黄15克,赤芍12克,紫草30克,大枣15枚。

用法:水煎服,每日1剂。

加减:蛋白尿明显者,加黄芪、益母草;尿血重者,加女贞子、墨旱莲。

2. 验方

(1)紫草根24~30克,每日煎服;或紫草根片4.5~6克,口服。

(2)大枣每次30克,煎服或食用。

(3)连翘每日30克,水煎服。

(4)生甘草30克,水煎后冲服云南白药,每次0.5~1克,每日2~3次。

(5)紫草根90~150克,煮水,每日1剂,分3次擦洗患处。

3. 中成药

(1)银黄口服液每次 10~20 毫升,每日 3 次,口服。具有辛凉解表,清热解毒的功效。适用于热伤血络型过敏性紫癜兼咽喉肿痛和热盛者。

(2)银翘解毒丸每次 1 丸,每日 2 次,口服。具有疏散风热,清热解毒的功效。适用于热伤血络型过敏性紫癜兼咽喉肿痛和热盛者。

(3)八珍丸每次 1 丸,每日 2 次,口服。具有补气养血的功效。适用于气虚血亏型过敏性紫癜。

(4)防风通圣丸每次 6 克,每日 2~3 次,口服。具有解表通里,清热解毒的功效。适用于热伤血络型过敏性紫癜兼发热恶寒、皮肤瘙痒、关节肿痛及大便燥结者。

(七)预 后

本病通常呈自限性,大多于 1~2 个月自行缓解,但少数患者可转为慢性。约 50% 以上缓解的患者于 2 年内出现一次或多次复发。95% 以上的患者预后良好。预后差及死亡的大多为慢性紫癜肾的患者。

十七、原发免疫性血小板减少症

　　原发免疫性血小板减少症是临床所见血小板减少最常见的原因之一。长期以来，原发免疫性血小板减少症被认为是一种原因不明的血小板减少所致的出血性疾病，因而称之为原发性或特发性血小板减少性紫癜。后来发现，原发免疫性血小板减少症患者体内存有识别自身血小板抗原的自身抗体，自身抗体与血小板抗原的结合导致血小板寿命缩短、破坏增加和血小板数量减少，说明本病是一种与免疫反应相关的出血性疾病。临床上，患者可以呈现严重血小板减少和急性淤斑等出血症状，也可以表现为无任何症状和体征的轻、中度血小板减少。根据患者的病程，在 6 个月以内或是 6 个月以上可将本病划分为急性型和慢性型。两型在发病年龄、病因和发病机制及预后方面都有所不同。估计人群中原发免疫性血小板减少症的发病率为 1/10 000 人，约占总住院患者的 0.18%。原发免疫性血小板减少症可以发生在任何年龄阶段。一般儿童原发免疫性血小板减少症多为急性型，而成人原发免疫性血小板减少症多为慢性型。儿童原发免疫性血小板减少症年发病率(约 45/10 万人)略高于成年人(年发病率约 38/10 万人)，而且儿童患者中男女比例无差异，在成年患者中则女性与男性之比为(2.6～3.0)：1，老年患者中男女发病率则又相似。

（一）病　因

　　多数原发免疫性血小板减少症患者的病因未明，急性期患者发病前 1 周常有上呼吸道感染等诱发因素，如病毒、细菌感染或预防接种史。慢性原发免疫性血小板减少症患者常起病隐匿、病因不清，但并发病毒或细菌感染时血小板减少和出血症状加重。

（二）临床表现

临床上常根据患者的病程将原发免疫性血小板减少症划分为急性型和慢性型。病程在 6 个月以内者称为急性型，在 6 个月以上者称为慢性型。有些急性原发免疫性血小板减少症可能转为慢性型。

1. 急性原发免疫性血小板减少症　一般起病急骤，出现全身性皮肤、黏膜出血。起病时常首先出现肢体皮肤淤斑，病情严重者部分淤斑可融合成片或形成血疱。口腔黏膜常发生出血或血疱，也常出现牙龈出血和鼻腔黏膜出血。少数患者有消化道和泌尿道出血或视网膜出血。据统计，急性原发免疫性血小板减少症并发颅内出血者有 3%～4%，因颅内出血死亡者占 1%。轻型病例一般仅见皮肤散在淤点和淤斑。急性原发免疫性血小板减少症多有自限性，80%～90% 的患者在病后 6 个月内恢复，其中多数在 3 周内好转。少数患者病程迁延而转为慢性原发免疫性血小板减少症。

2. 慢性原发免疫性血小板减少症　30%～40% 患者在诊断时无任何症状。一般起病缓慢或隐匿，常表现为不同程度的皮肤与黏膜出血，出血症状常呈持续性或反复发作。皮肤紫癜及淤斑可发生于全身任何部位，以四肢远端多见，尤其在搔抓皮肤或外伤后易出现皮肤紫癜和淤斑。黏膜出血程度不一，以口腔黏膜、牙龈、鼻黏膜出血和女性月经过多为多见，也可出现血尿或消化道出血。一般出血症状与血小板计数相关，当血小板计数 $<10 \times 10^9$/升时可并发较严重的出血。

原发免疫性血小板减少症患者除了出血症状和体征外，常缺乏其他体征，一般无脾大。在慢性型患者偶有（不足 3%）轻度脾脏增大者。

（三）辅助检查

1. 血常规　血小板数量减少程度不一，且可有形态异常，如体积增大、形态特殊、颗粒减少、染色过深。除非大量出血，一般无明显贫血和白细胞减少。

2. 骨髓象　巨核细胞数量增多或正常，但胞质中颗粒减少、嗜碱性较强，产板型巨核细胞减少或缺乏，胞质中出现空泡、变性。少数病程较长的难治性原发免疫性血小板减少症患者的巨核细胞数量可减少，可能与抗血小板抗体等因素对巨核细胞的抑制作用有关。

3. 出凝血检查　出血时间延长，毛细血管脆性试验阳性，血块回缩不良，凝血酶原消耗不良，血小板聚集功能及黏附功能低下。

4. 抗血小板抗体测定　PA Ig（包括 PA IgG、PA IgM）、PA C3 的测定已成为诊断原发免疫性血小板减少症的一项重要检测方法。多数患者 PA IgG 水平升高。

5. 用放射性核素标记血小板方法测定　血小板寿命明显缩短，此项检查对原发免疫性血小板减少症的诊断具有特异性，但由于目前尚缺乏简单易行的检测方法，还不能在临床上广泛应用。

（四）诊断与鉴别诊断

1. 诊断　原发免疫性血小板减少症的主要诊断依据是临床出血征象，血小板数减少、脾脏无增大、骨髓巨核细胞有质和量的改变及抗血小板抗体等。1986 年 12 月，在首届中华血液学会全国血栓止血学术会议上提出了以下原发免疫性血小板减少症的诊断标准。

（1）多次化验血小板数＜100×10^9/升。

（2）骨髓检查巨核细胞增多或正常，有成熟障碍。

（3）脾脏不大或轻度增大。

（4）下列 5 点中具备任何 1 点：泼尼松治疗有效，PAIgG 增多，PAC3 增多，切脾有效，血小板寿命测定缩短。

（5）可排除继发性血小板减少症，老年原发免疫性血小板减少症应与其他继发性血小板减少性紫癜相鉴别，如药物、感染等原因；若伴脾大，应警惕可能有引起血小板减少的其他疾病。

2. 鉴别诊断 原发免疫性血小板减少症是一种除外性诊断，常需要与其他引起血小板减少的疾病相鉴别。

（1）假性血小板减少可见于正常人或其他疾病患者，发生率在 $0.09\%\sim0.21\%$，患者无任何临床出血征象。最常见于乙二胺四乙酸抗凝药引起血小板的体外聚集（血小板之间、血小板与白细胞之间），导致细胞计数仪的错误识别。引起假性血小板减少的机制是这些个体血浆中存在一种乙二胺四乙酸依赖性凝集素（通常为 IgG），在体外抗凝情况下能够识别血小板表面抗原（如 GPⅡb/Ⅲa）和/或中性粒细胞 FcγⅢ受体，引起血小板-血小板或血小板-中性粒细胞的聚集。对于那些临床不易解释的血小板减少患者，应该以枸橼酸抗凝血在显微镜下或用血细胞自动计数仪核实血小板数量。

（2）慢性肝病等伴有脾功能亢进患者有肝脏疾病表现、脾大等可资鉴别。

（3）再生障碍性贫血尤其以血小板减少为突出表现时，多部位骨髓穿刺可以发现骨髓增生低下、有非造血细胞团等再生障碍性贫血的诊断依据。

（4）有些骨髓增生异常综合征-难治性贫血患者早期仅以血小板减少为主要表现，须与原发免疫性血小板减少症相鉴别。骨髓检查发现多系造血细胞的病态造血是主要鉴别点。

（5）慢性弥散性血管内凝血患者常存在有某种基础疾病，除了血小板减少外，还会有一些弥散性血管内凝血实验室检查（活化的部分凝血活酶时间、凝血酶原时间、纤维蛋白原、D-Dimer 等）的异常，不难与原发免疫性血小板减少症相鉴别。

（6）药物诱发的血小板减少症，如肝素、奎尼丁、解热镇痛药等有时引起急性血小板减少，也常常是由于免疫机制参与。通过仔细询问用药史和停药后血小板一般能够较快回升，可与原发免疫性血小板减少症鉴别。

（五）西医治疗

儿童原发免疫性血小板减少症多为急性自限性疾病，80%～90%在病后 6 个月内恢复；成年原发免疫性血小板减少症常属慢性型，自发缓解者少见。因此，成年原发免疫性血小板减少症的治疗尤为重要。原则上，发病时患者血小板计数在$(30～50)×10^9$/升以上时，一般不会有出血危险性，可以不予治疗，仅给予观察和随诊；如果发病时患者血小板计数严重减少（$<30×10^9$/升）并伴明显出血，则需紧急和适当处理。

1. 糖皮质激素　本药是治疗原发免疫性血小板减少症的首选药物。激素的作用机制是抑制单核-巨噬细胞的 Fc 和 C3b 受体，从而减少对被覆抗体的血小板的吞噬清除；抑制粒细胞对被覆抗体的血小板的黏附和吞噬；增强毛细血管抵抗力、减低毛细血管通透性；抑制抗血小板抗体的生成；抑制抗原-抗体反应并使结合的抗体游离。一般患者给予泼尼松每日 0.75～1 毫克/千克体重，对重症患者可给予泼尼松每日 1.5～2 毫克/千克体重，用药 1～2日后出血症状多可改善，应用 3～6 周完全缓解率可达 90%（血小板$>100×10^9$/升），持久的完全缓解率约 30%。3～6 周泼尼松逐渐减量，直至维持血小板达到安全水平的最低剂量。若减量同时伴血小板数下降,则找出最小治疗量,以维持治疗。症状严重者,可用氢化可的松或甲泼尼龙短期静脉滴注。

因为大多数儿童患者可以自愈,关于儿童原发免疫性血小板减少症发病初期是否用糖皮质激素治疗,以及能否防止颅内出血仍有争论。有研究报道,泼尼松并不能使急性原发免疫性血小板减少症转为慢性原发免疫性血小板减少症的发生率减少,也不能预防颅内出血。尽管如此,伴严重出血的儿童原发免疫性血小板减少症,激素仍为首选的应急药物。

2. 雄激素 达那唑是一种有弱雄激素作用的蛋白合成制剂。作用机制可能是免疫调节,影响单核-巨噬细胞 Fc 受体或 T4/T8 数量和比例,使抗体生成减少。其有效率可达 $10\% \sim 60\%$,对某些难治病例也可能起效。它与糖皮质激素合用有协同作用,故采取小剂量泼尼松与达那唑同时服用,常用于泼尼松治疗奏效,但减量后血小板下降的患者。对老年妇女患者的疗效比年轻患者更好些,其原因可能是年轻妇女中雌激素的分泌较多,中和了达那唑的作用,而老年妇女和男子雌激素的分泌较少,因而达那唑的作用更易显现出来。达那唑对部分难治性原发免疫性血小板减少症也有效,剂量为每次 200 毫克,每日 2~4 次,疗程 2 个月以上。其主要不良反应为肝功能受损。也可用另一种雄激素司坦唑醇替代,作用相似,剂量为每次 2 毫克,每日 3 次。

3. 其他免疫抑制药 慢性原发性免疫性血小板减少症经糖皮质激素治疗或脾切除后疗效不佳者,或不宜使用糖皮质激素而又不适于脾切除的患者,可给予免疫抑制药治疗。常用药物有长春新碱、环磷酰胺、硫唑嘌呤和环孢素。对于难治、复发的原发性免疫性血小板减少症患者还可以采用联合化学治疗方法,如给予 COP 方案治疗。

(1)长春新碱每周 1~2 毫克,静脉注射或静脉滴注 8 小时以上,一般用药后 1~2 周血小板即回升,但停药后多数复发,因此可以每周 1 次,每 3~6 周为 1 个疗程。长春新碱长期应用可并发周围神经病,故应间断或短期使用。

（2）环磷酰胺每日 2 毫克/千克体重,口服;或 400~600 毫克,静脉注射,每 1~2 周 1 次,一般需 3~6 周才能起效,可间歇给药维持。完全缓解率为 25%~40%。环磷酰胺与泼尼松也有协同作用,两者可联合应用。环磷酰胺长期应用,少数患者可诱发肿瘤,应避免之。

（3）硫唑嘌呤每日 2~4 毫克/千克体重,口服,一般需治疗数月后才见疗效。该药较为安全。可较长时间维持用药,也可与泼尼松合用。但也有引起血小板减少,甚至再生障碍性贫血的报道,应定期复查血常规。

（4）环孢素是一种作用较强的免疫抑制药,可能通过干扰 T 淋巴细胞释放的白细胞介素-2 的功能,阻断 T 淋巴细胞介导的异常免疫反应。Th 细胞是环孢素作用的主要靶细胞。剂量为每日 2.5~5 毫克/千克体重,口服,至少用药 3 个月以上。环孢素常见不良反应有胃肠道反应、乏力、肌肉和关节酸痛、震颤、感觉异常、多毛、水肿、牙龈增生、高血压、肝肾功能损害等,一般较轻微,属一过性,停药后可以逆转。其中,肾损害是主要的不良反应,应监测血药浓度及肾功能。本药一般作为难治性原发免疫性血小板减少症的后备药物,报道有效率达 80%左右。

4. 丙种球蛋白　静脉输注大剂量丙种球蛋白可作为泼尼松或脾切除无效,或脾切除术后复发,严重出血的一种急救措施。剂量为每日 0.4 克/千克体重,连用 3~5 日;也有用每日 0.05~0.15 克/千克体重,连用 5 日,以后每 1~2 周再用药 1 次,可以取得较好疗效。治疗后 80%以上患者血小板升至 >$50×10^9$/升者,并能维持数日至数十日。不良反应极少,但价格昂贵。

5. 脾切除　脾脏是产生抗血小板抗体及破坏被覆抗体的血小板的主要场所。因此,脾切除治疗被认为是仅次于糖皮质激素的主要治疗方式。脾切除适用于药物不能稳定病情、出血持续存在并威胁生命者,但 18 岁以下患者一般暂不切脾,因可发生反复感染。术前可先输注血小板或静脉输注丙种球蛋白使血小板在较为安全水平,然后进行脾切除。近年来不断有报道,用腹腔镜实施脾切除手术可明显降低手术并发症。多数患者在手术后 10 日以内血小板上升,有些患者血小板急剧升至 $1\,000\times10^{9}$/升以上,但并未增加血栓形成的危险性。脾切除的有效率约为 90%,完全缓解约为 70%,持久完全缓解率可达 45%~60%。术后约 10% 患者复发,原因可能有副脾未切除(约占 10%)、手术时部分脾组织种植、免疫系统的其他部位产生抗血小板抗体等方面。有报道,对于初次糖皮质激素或丙种球蛋白治疗有效的患者,脾切除的完全缓解率较高。有些患者脾切除后虽然疗效欠佳,但对糖皮质激素治疗仍有效且用药剂量有所减少。

6. 输注血小板　适用于患者有严重黏膜出血或有颅内出血危及生命时。输入的血小板有效作用时间为 1~3 日,为达到止血效果,必要时可 3 日输注 1 次。但多次输注不同相容抗原的血小板后,患者体内可产生相应的同种抗体发生血小板输注反应,出现畏寒、发热;输入的血小板也会迅速破坏,使治疗无效。

7. 抗 Rh(D)抗体　剂量是 50~75 微克/千克体重,单次用药或间断重复给药。对于 Rh(D)阳性患者的有效率可达 70%。其机制是诱导轻微的溶血反应,使吞噬细胞对抗体包被的血小板的破坏减少。缺点是对于 Rh(D)阴性患者无效,而且会发生轻微的异源性溶血,约 3% 患者出现头痛、恶心、寒战和发热。

8. 抗 CD20 单抗　375 毫克/平方米体表面积,静脉输注,每日 1 次,共 4 周。有报道,对于难治性原发免疫性血小板减少症的有效率 52%,但价格十分昂贵。作用机制是抑制生成抗血小板自身抗体的异常淋巴细胞。

9. 干扰素-α　近年干扰素-α 也用于治疗成年人难治性原发

免疫性血小板减少症,取得一定疗效。剂量为每次 300 万单位,每日或隔日皮下注射,有效率在 42%～84%。其作用机制不清,可能是影响 B 淋巴细胞功能,进行免疫调节。不良反应是有时可导致血小板下降而加重出血。

10. 自体造血干细胞移植 Nakamura 等报道,14 例慢性难治性原发免疫性血小板减少症患者(部分患者为 Evans 综合征)接受纯化 CD34$^+$ 细胞(去 T 淋巴细胞和 B 淋巴细胞)自体造血干细胞移植。预处理方案为环磷酰胺每日 50 毫克/千克体重,共 4 日,造血恢复时间平均 9 日。

(六)中医治疗

中医治疗原发免疫性血小板减少症具有改善出血症状明显、稳定性好、无不良反应等特点。近年来,求治于中医者越米越多,用中医药治疗原发免疫性血小板减少症应了解其治疗特点,在治疗早期能较快改善出血症状,但提升血小板作用并不显著,此期往往持续 1～2 个月,临床检测提示患者体液免疫、细胞免疫及血小板功能均有明显改善,我们称此期为平台期,再坚持治疗下去,血小板可在短时间内上升至 $(50～80)×10^9$/日的安全水平,并由急性期转慢性期。若为急性型患者,可在 6 个月内完全恢复。虽然中药治疗原发免疫性血小板减少症没有激素疗效出现快,但不易反复,且无任何不良反应,适于作为首选的治疗方法。来求治于中医的原发免疫性血小板减少症患者,凡经过泼尼松治疗无效或复发者均有一些特殊临床表现,在服用激素期间呈现一派阴虚火旺之象,随激素减量直至停用,又可出现明显脾肾阳虚之候,有些转为激素依赖性原发免疫性血小板减少症。有人结合现代医学研究成果解释这一病机时指出:动物实验证实,激素相当于很强的温阳药,长期应用可致机体阴阳失衡,出现阴虚火旺的表现。同时可反馈性抑制下丘脑-垂体-肾上腺皮质轴功能,在撤除激素后会出现肾上腺皮质功能低下。研究已显示:肾阳虚和脾阳虚患者多有肾上腺皮质功能低下,提示肾上腺皮质功能亢进是肝肾阴虚的病理基础,而肾上腺皮质功能低下是脾肾阳虚的病理基础。

1. 辨证治疗

(1)血热妄行

主症:皮肤出现青紫斑点或斑块,或伴有鼻衄,齿衄,便血,尿血或有发热,口渴,便秘,舌红,苔黄,脉弦数。

治则:凉血止血,清热解毒。

方药:犀角地黄汤加味。犀角 1.5～3 克(可用水牛角 10～15克),生地黄 24 克,白芍 12 克,牡丹皮 9 克,赤芍 9 克,生大黄(后下)6～9 克,白茅根 15 克,板蓝根 15 克,土大黄 10 克,贯众 9 克。

用法:水煎服,每日 1 剂。

加减:鼻衄者,加黄芩 9 克,牛膝 3～6 克,牡丹皮 10～20 克,清肺热以引火下行;齿衄者,加生石膏(先煎)20～30 克,黄连 6～10 克,以清胃热以止血;便血者,加槐角 10～15 克,地榆 10 克,以清热利湿止血;尿血者,加大蓟、小蓟各 20 克,藕节 30 克,以清热利尿凉血止血;剧烈头痛、呕吐、口腔大血疱,往往是脑出血先兆,为本病危症,需立即抢救,除紧急切除脾脏或输血小板、静脉滴注免疫球蛋白、大剂量激素冲击外,可酌情加服安宫牛黄丸或至宝丹或三七粉(吞服)3 克,云南白药(吞服)3 克。

(2)气血两虚

主症:以神疲乏力,气短懒言,面色淡白或萎黄,头晕目眩,唇甲色淡,心悸失眠,舌淡,脉细弱。

治则:益气健脾,养血止血。

方药:归脾汤加味。炙黄芪 30～60 克,龙眼肉、白术、茯神、酸枣仁各 30 克,木香、人参各 15 克,炙甘草 7.5 克,当归、炙远志各 3 克,生姜 10 克,大枣 6 枚,淮山药 10 克,炒白芍 10 克,阿胶(烊化冲服)10～20 克。

用法：水煎服，每日 1 剂。

加减：女性月经淋漓不尽者，可加山茱萸 10～20 克，五味子 10 克；齿衄者，加五倍子 10 克，藕节 20～30 克；肌衄者，可加仙鹤草 30 克，紫草 10 克。

（3）脾肾阳虚

主症：病程较长，起病徐缓，临床表现在气血两虚型基础上伴见畏寒怕冷，面色㿠白，舌体胖大有齿痕，脉沉迟，还可见腹胀、便溏、水肿、腰酸等阳虚表现。

治则：温补脾肾，填精补血。

方药：右归饮加减。熟地黄 30～60 克，淮山药 10 克，山茱萸 10 克，枸杞子 20 克，鹿角胶 10 克，菟丝子 20 克，杜仲 10 克，全当归 10 克，肉桂 10 克，锁阳 30 克，补骨脂 10 克，巴戟天 10 克，制附子（先煎 1 小时）10 克。

用法：水煎服，每日 1 剂。

加减：女性血崩有寒者，加艾叶 10 克，炮姜 10 克，血余炭 10 克，五味子 10 克，以温中止血；伴面色㿠白、头晕、乏力者，可加炙黄芪 10～20 克，党参 10～20 克，以加强补气健脾之力；便黑者，可加伏龙肝 30～60 克，白及粉（分冲）3 克，以收涩止血。

（4）肝肾阴虚

主症：视物昏花或夜盲，筋脉拘急、麻木、抽搐，爪甲枯脆，胁痛，眩晕耳鸣，腰膝酸软，齿摇发脱，遗精，形体消瘦，咽干口燥，五心烦热，午后潮热，颧红盗汗，虚烦不寐，尿黄便干，舌红少苔或无苔，脉沉弦而数。

治则：滋阴清热，凉血止血。

方药：知柏地黄丸合二至丸加味。熟地黄 24 克，山茱萸 12 克，山药 12 克，泽泻 9 克，茯苓 9 克，牡丹皮 9 克，知母 9 克，黄柏 9 克，女贞子 15 克，墨旱莲 15 克，当归 9 克，丹参 15 克，白芍 9 克，补骨脂6克。

用法:水煎服,每日1剂。

加减:出血严重者,可酌加白茅根20克,藕节20克,仙鹤草30克,土大黄15克;肝肾阴虚阳亢盛者,去补骨脂,加煅龙骨、煅牡蛎(先煎)各30克,川芎10克,龟甲(先煎)20克。

(5)阴阳两虚

主症:五心烦热,盗汗或自汗,四肢发凉,男性遗精,失眠多梦,舌红无苔,脉细数或舌淡苔白,脉沉迟。

治则:宁络止血,固脱收涩。塞流先治其标,血止后再澄源与复旧。

方药:塞流可用十灰散加味(大蓟、小蓟、白茅根、侧柏叶、荷叶、茜草根、棕榈皮、牡丹皮、栀子、大黄各等份,烧灰存性,藕汁或萝卜汁磨京墨调服);澄源复旧可用知柏地黄汤合十全大补丸加味(人参6克,白术9克,茯苓9克,当归10克,白芍10克,熟地黄9克,炙甘草3克,黄芪15克,生姜3克,大枣2枚,熟地黄24克,山茱萸12克,山药12克,泽泻9克,茯苓9克,牡丹皮9克,知母9克,黄柏9克)。

用法:水煎服,每日1剂。

加减:大失血出现休克表现时,急用参附汤回阳固脱;女性崩漏不止者,可加海螵蛸10~30克,艾叶炭10克收涩止血;便血不止可加伏龙肝25~30克,白及粉3~6克,三七粉3克,生大黄粉3克,以化瘀止血;咯血不止者,可加代赭石(先煎)20克,引血下行;齿衄不止者,可用五倍子10~20克,炙甘草10克,煎水200毫升,频繁漱口。

2. 中成药 仅适宜慢性期患者。

(1)人参归脾丸每次1丸,每日3次,口服。具有健脾益气,养血止血的功效。适用于气血两虚型原发免疫性血小板减少症。

(2)乌鸡白凤丸每次1丸,每日2次,口服。具有健脾益气,养血止血的功效。适用于气虚两虚型原发免疫性血小板减少症。

（3）知柏地黄丸每次 1 丸，每日 2 次，口服。具有滋阴清热，凉血止血的功效。适用于肝肾阴虚型原发免疫性血小板减少症。

（4）金匮肾气丸每服 1 丸，每日 2 次，口服。具有补肾助阳，填精补血的功效。适用于脾肾阳虚型原发免疫性血小板减少症。

（七）预　后

儿童型原发性免疫性血小板减少症大多为急性型，通常在 3 周内可以好转，少数患者持续 6 个月左右好转，个别患者迁延不愈而转为慢性型。少数患者恢复后若遇某些感染性疾病则使本病复发。死亡率约 1‰，多因颅内出血死亡。成人原发免疫性血小板减少症患者易转为慢性，但大多数仍预后良好，死亡率并不比一般人群高。难治性原发免疫性血小板减少症约占 9％，死亡的危险系数较正常人群增加 4.2 倍，出血、感染是其主要死亡原因。

十八、血栓性血小板减少性紫癜

1924 年，Moschowitz 首先报道了一例血栓性血小板减少性紫癜，故本病又称为 Moschowitz 综合征。血栓性血小板减少性紫癜是一组以抗人球蛋白试验阴性微血管性溶血性贫血、血小板减少性紫癜和神经系统症状为特征，病理变化有小血管广泛透明血栓引起小血管栓塞的综合征。溶血尿毒综合征是另外一种与血栓性血小板减少性紫癜十分相似的微血管病性溶血性贫血。过去把两者视为不同的疾病，但目前越来越多的作者认为血栓性血小板减少性紫癜和溶血尿毒综合征属于同一组疾病，两者的病理变化相同，统称为血栓性血小板减少性紫癜-溶血尿毒综合征，区别只是血栓性血小板减少性紫癜常表现较严重的神经系统异常，而溶血尿毒综合征则具有严重的肾衰竭。本文将把血栓性血小板减少性紫癜和血栓性血小板减少性紫癜-溶血尿毒综合征作为同一组疾病论述。血栓性血小板减少性紫癜-溶血尿毒综合征是一种少见疾病，据 1995 年美国一项流行病学调查显示其年发病率为3.7/10 万人，但近年似有上升趋势。本病可以发生在任何年龄阶段，女性稍多于男性，男女比例为 2∶3。

（一）病　因

由于血栓性血小板减少性紫癜-溶血尿毒综合征患者都具有相同的病理特点，提示可能存在着共同的发病机制。多数血栓性血小板减少性紫癜-溶血尿毒综合征患者的病因和发病机制尚未阐明，又称为特发性血栓性血小板减少性紫癜-溶血尿毒综

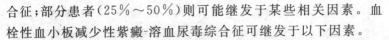

十八、血栓性血小板减少性紫癜

合征;部分患者(25%～50%)则可能继发于某些相关因素。血栓性血小板减少性紫癜-溶血尿毒综合征可继发于以下因素。

1. 家族遗传性血栓性血小板减少性紫癜 有报道,具有人类白细胞抗原-B40 和相关抗原 B60、B41 和 B47 者易发生产毒大肠埃杀菌相关性血栓性微血管病,而且确定有 2 种家族性相关性血栓性微血管病。第一种,相关性血栓性微血管病可同时发生于居住于产毒大肠埃希菌感染地带、不同年龄的家族成员,患者在出现产毒大肠埃希菌胃肠炎后发生相关性血栓性微血管病。第二种,受产毒大肠埃希菌感染的同胞发生相关性血栓性微血管病的年龄相似、但时间不同;第二种情况又分为两种类型,一种为常染色体隐性遗传,通常相关性血栓性微血管病发生于幼年,另一种为常染色体显性遗传,发病年龄不定。

2. 药物诱导的血栓性血小板减少性紫癜 环孢素、奎宁、丝裂霉素 C 和其他抗肿瘤药物等可以引起相关性血栓性微血管病,而且常常表现为溶血尿毒综合征。奎宁可以诱导抗体介导的内皮细胞损伤、血小板激活和中性粒细胞黏附。而噻氯匹定引起的血栓性血小板减少性紫癜发生率为 1/4 000～1/2 000,其中 10%～20%发生于用药后 2 周内,20%发生于第 2～3 周,30%～40%发生于第 3～4 周,80%发生于用药后 12 周内。患者年龄通常在 60 岁以上,在预防脑卒中用药的妇女中尤易发生。死亡率与早期诊断及血浆置换有关,未行血浆置换者死亡率为 50%～60%,而接受适当血浆置换者的死亡率仅为 15%～20%。

3. 骨髓移植相关血栓性血小板减少性紫癜 血栓性血小板减少性紫癜已成为骨髓移植的并发症之一,推测其机制为预处理、移植物抗宿主病(慢性移植物抗宿主病)、含环孢素的方案预防慢性移植物抗宿主病、无关的骨髓供者引起细胞介导的免疫损伤及巨细胞病毒和疱疹病毒-6 所致血管感染等造成的弥散性血管内皮细胞损伤。至 2000 年约报道有 200 例患者,在异基因移植中血栓性血小板减少性紫癜发生率为1%～2%,而在自体移植中血栓性血小板减少性紫癜发生率较低。通常,血栓性血小板减少性紫癜发生于移植后平均39日,须与慢性移植物抗宿主病、肝静脉阻塞病、感染或急性炎症性肺疾病鉴别。异基因移植患者移植后2个月内正接受环孢素治疗而出现血栓性血小板减少性紫癜,且有神经功能异常时预后较差,死亡率为80%～90%。

4. 人类免疫缺陷病毒相关性血栓性血小板减少性紫癜　自20世纪80年代以来,人类免疫缺陷病毒-1感染患者中血栓性血小板减少性紫癜的发病率明显增高,估计为正常人群的15～40倍。在有些人类免疫缺陷病毒-1感染流行人群中,约有25%患有血栓性血小板减少性紫癜。推测人类免疫缺陷病毒相关的血栓性血小板减少性紫癜与内皮细胞的人类免疫缺陷病毒感染或机会性病原体感染、细胞因子调控异常、自身免疫等有关。人类免疫缺陷病毒感染相关的血栓性血小板减少性紫癜比特发性血栓性血小板减少性紫癜的预后差。

(二)临床表现

常发病较急,10%～40%的患者在出现血栓性血小板减少性紫癜-溶血尿毒综合征的典型表现之前有上呼吸道感染或流感样症状,少数患者则可能出现乏力、发热或其他非特异性症状,抗生素或对症治疗无效。本病可以发生于任何年龄阶段。

(1)血栓性血小板减少性紫癜-溶血尿毒综合征的典型五联征:包括微血管病性溶血性贫血、血小板减少性紫癜、中枢神经系统症状、发热和肾脏病变。然而仅约40%的患者具有全部五联征,约75%的患者只同时具有微血管病性溶血性贫血、神经症状和血小板减少性紫癜三联征。有些学者认为,在临床上没有其他明确原因的情况下,患者出现微血管病性溶血性贫血和血小板减少即可诊断本病,并积极进行血浆置换治疗。

(2)微血管病性溶血:是所有血栓性血小板减少性紫癜患者的必有表现,是由于红细胞穿越微血管内微血栓或纤维蛋白网及红细胞膜氧化损伤时形成碎片所致。由此造成外周血涂片中破碎红细胞或盔形细胞的出现及血浆乳酸脱氢酶升高,多数患者还出现有核红细胞,且与网织红细胞计数不成正比,其中约42%的患者出现黄疸。96%～100%的患者有血小板减少,其中约25%血小板计数$<2×10^9$/升,约90%患者有出血并发症。出血程度可与血小板水平不一致,可为皮肤淤点和淤斑,也可发生鼻出血、消化道出血、血尿、月经过多和视网膜出血等。

(3)神经系统症状:常为突出表现,程度不一,也可间歇发作,头痛和神志模糊是常见表现。随之可出现视觉异常、抽搐、失语、癫痫、共济失调甚至昏迷等。头颅CT或MRI检查通常正常,但也可能有缺血性改变等征象。

(4)肾脏病变:约占60%,通常程度较轻,常表现为血尿、蛋白尿或轻度氮质血症。严重者出现血肌酐升高或尿毒症,即典型的血栓性血小板减少性紫癜-溶血尿毒综合征。北京协和医院诊断为血栓性血小板减少性紫癜-溶血尿毒综合征的2例患者,1例就诊时即有肾功能不全,另1例在治疗过程中发生肾功能不全。

(5)发热:过去诊断血栓性血小板减少性紫癜时,约98%患者有发热,随着对本病的认识和早期诊断率的提高及早期血浆置换治疗的应用,发热对诊断的意义已有减弱。

(6)腹部症状:本病不少患者表现有腹部症状(有报道发生率约35%),如腹痛、恶心、呕吐和腹泻,有时腹泻为血便,可能是微血管病变引起肠道缺血所致。还有作者认为,腹痛是血栓性血小板减少性紫癜-溶血尿毒综合征十分常见的症状,其意义等同于五联征或三联征中的神经系统症状和血小板减少性紫癜。血栓性血小板减少性紫癜-溶血尿毒综合征还可引起肝脾大、呼吸窘迫、心

脏传导阻滞等。

（三）辅助检查

（1）血小板数明显减少，多数在（10～50）×10^9/升。约50％患者白细胞增多，有些可超过$20×10^9$/升，有核左移现象。红细胞和血红蛋白均有不同程度下降，外周血中可出现有核红细胞，网织红细胞常升高，但极少有Coombs试验阳性者。血涂片发现大量破碎或盔形等畸形红细胞是本病的突出表现。

（2）出血时间延长，血块退缩不良，束臂试验阳性。

（3）凝血酶原时间、活化的部分凝血活酶时间和纤维蛋白原水平正常。除血小板减少外，缺乏弥散性血管内凝血的实验室检查异常。

（4）乳酸脱氢酶水平通常升高，有时升高甚为明显。Cohen等1998年分析，在急性血栓性血小板减少性紫癜患者中乳酸脱氢酶升高的主要原因是各种组织损伤，造成乳酸脱氢酶5的释放增加，而非红细胞中乳酸脱氢酶L和乳酸脱氢酶2的释放。

（5）部分患者血清胆红素增高，主要是间接胆红素增加。血中游离血红蛋白可以增多，结合珠蛋白减少。

（6）骨髓检查显示红系增生，巨核细胞数量正常或增多，但有产生血小板障碍。

（7）约90％患者尿蛋白阳性，伴有肉眼或镜下血尿。多数患者血尿素氮增高。

（8）血浆或血小板表面血管性血友病因子水平可以升高，国外已开始检测血浆血管性血友病裂解蛋白酶活性以确诊血栓性血小板减少性紫癜，而溶血尿毒综合征时其活性常正常，其他血栓性微血管病时大多也正常，故有鉴别意义。

（四）诊断与鉴别诊断

1. 诊断　　目前，血栓性血小板减少性紫癜-溶血尿毒综合征的诊断尚无统一标准。多数学者认为，根据三联征（微血管病性溶血性贫血、血小板减少性紫癜、神经症状）即可诊断血栓性血小板减少性紫癜-溶血尿毒综合征；也有学者认为，必须具备五联征（三联征加上发热和肾脏病变）才能诊断。血涂片发现破碎红细胞或畸形红细胞，血清乳酸脱氢酶升高及病理检查发现微血管内透明样血小板血栓形成等为重要的实验室诊断指标。

本病根据病程又分为急性和慢性两种类型，根据病因则可分为特发性和继发性（如妊娠、感染、系统性红斑狼疮、肿瘤、药物等诱发）血栓性血小板减少性紫癜-溶血尿毒综合征。多数患者属于急性、特发性血栓性血小板减少性紫癜-溶血尿毒综合征。

2. 鉴别诊断　　本病主要应与以下疾病相鉴别。

（1）弥散性血管内凝血引起的血小板减少：弥散性血管内凝血常发生于感染、产科意外及创伤等基础疾病患者，除血小板进行性下降外，有凝血酶原时间、活化的部分凝血活酶时间延长，纤维蛋白原减少等凝血异常和纤维蛋白样产物、D-二聚体增多等纤维蛋白溶解异常，乳酸脱氢酶和间接胆红素多不升高或仅轻度升高。

（2）败血症：包括细菌、真菌、病毒或立克次体败血症，常起病急，伴有寒战、发热、多脏器功能损害。但一般没有微血管病性溶血性贫血、血小板减少，神经病变也相对少见，且血培养等可发现病原学证据。

（3）Evans综合征：Evans综合征虽有血小板减少和溶血，但发热少见，亦无神经系统症状和肾损害，Coombs试验阳性，外周血也没有因微血管病引起的破碎红细胞和畸形红细胞等改变。

（4）抗磷脂综合征：患者血栓常发生于较大动脉或静脉、有习惯性流产或胎死宫内妊娠并发症,活化的部分凝血活酶时间延长及抗磷脂抗体或狼疮抗凝物阳性等。此外,患者常合并自身免疫性疾病。

(五)西医治疗

近 20 年来,血浆置换已成为血栓性血小板减少性紫癜-溶血尿毒综合征的首选治疗方法,预后已大大改善。尽管有报道显示,具有溶血尿毒综合征特征的患者对血浆置换的治疗反应要逊于血栓性血小板减少性紫癜患者,但多数报道认为两者的疗效并无显著性差异。

1. 血浆置换和输注血浆制品 血浆置换能清除血管性血友病因子多聚体及抗血管性血友病裂解蛋白酶抗体,方法为每日 1 次,每次置换 1～1.5 倍患者的血浆容量(40～60 毫升/千克体重),直到患者神经症状消失、血清乳酸脱氢酶降至正常、血小板数达(100～150)×10^9/升以上持续 2～3 日,然后逐渐减少血浆置换的次数。缩短置换疗程有短期内复发的危险。血浆置换后 3 周内约 90％患者获临床和实验室缓解,其中多数在 10 日内缓解。即使正规治疗,仍有约 30％患者复发,且 50％发生在初次治疗后 6 周内。新鲜冻干血浆仍是最常用的置换制品,含有活性金属蛋白酶。在治疗后 1 个月完全缓解率达到 78％,而单纯给予血浆输注时的缓解率仅为 31％。有报道,在置换的前半程以 5％白蛋白替代新鲜冻干血浆可以取得与单用新鲜冻干血浆置换相同或更好疗效。还有报道,用新鲜冻干血浆的冷沉淀上清物替代新鲜冻干血浆的疗效更好,1 个月时的缓解率可以达到 95％。推测血浆冷沉淀上清物中去除了大分子血管性血友病因子多聚体、金属蛋白酶则仍保留在上清物中,而大分子血管性血友病因子多聚体的出现和金属蛋白酶缺乏在血栓性血小板减少性紫癜发病中起重要作用。

2. 辅助治疗

（1）糖皮质激素：有报道，每日使用泼尼松 200 毫克可以使 30％轻度无神经系统症状的特发性血栓性微血管病患者缓解。但是，激素本身对血栓性血小板减少性紫癜疗效不佳，也不能提高血浆置换的效果。

（2）脾切除：在引入血浆置换之前，脾切除曾作为血栓性血小板减少性紫癜的首选治疗，当联合其他药物治疗时可使 50％患者缓解。现在，脾切除仅用于难治病例，不同报道的缓解率差别较大。有报道认为，对于初始血浆置换反应较差者，脾切除能增强对血浆置换的反应。

（3）其他：抗血小板药物（如阿司匹林 100 毫克，每晚睡前服；双嘧达莫 50 毫克，每日 3 次，口服），与血栓性血小板减少性紫癜的自然缓解率无显著区别。亦没有确凿证据表明抗血小板药可以增加血浆置换的效果，还可能会在严重血小板减少情况下增加出血危险性。因此，抗血小板药物不能作为一线用药。有学者建议，对经血浆置换后血小板快速升高的患者可用阿司匹林预防血栓。

不同报道的静脉输注丙种球蛋白的疗效也不尽相同，有效者也常常同时给予了血浆置换或其他药物，而且在血浆置换失败时静脉输注丙种球蛋白也无效。个别报道，长春新碱及其他免疫抑制药（如硫唑嘌呤、环磷酰胺和环孢素）有效。

3. 输血支持治疗　血栓性血小板减少性紫癜患者由于出血和溶血而常出现贫血，可以输注压积红细胞。除非有危及生命的出血，输注血小板是血栓性血小板减少性紫癜的禁忌证，因为输注血小板会引起重要脏器的微血栓形成，加重病情。

（六）中医治疗

本病虚实夹杂，表现不一，但临床仍可针对瘀血停滞之特点，以活血,化瘀,止血为基本治疗原则。

1. 辨证治疗

(1)热毒壅盛

主症:壮热不退,头痛较剧,面红耳赤,心烦口渴,狂躁不安,甚或神昏谵语,痉厥,失语,肌肤瘀斑密集,呕血,便血,尿血,或小便短赤,大便秘结,舌绛或紫暗有瘀斑,苔黄,脉洪数或弦数。

治则:清热解毒,活血化瘀止血。

方药:清瘟败毒饮加减。犀角(水牛角代)5克,生地黄15克,牡丹皮15克,赤芍15克,栀子12克,黄芩12克,黄连6克,生石膏30克,当归12克,玄参12克,仙鹤草20克,甘草9克,川芎10克,枳壳10克。

用法:水煎服,每日1剂。

加减:大便干结者,加大黄6克,全瓜蒌20克;出血重者,可加地榆炭15克,藕节20克。

(2)湿热血瘀

主症:发热,身黄目黄,小便黄或赤,胁下积块,鼻衄、齿衄不止,甚者呕血,尿血,肌肤瘀斑密布,色红,舌红或舌有瘀斑,苔黄厚,脉滑数。

治则:清热利湿,活血化瘀止血。

方药:犀角散加减。犀角(或水牛角粉)6克,栀子15克,黄连10克,茵陈30克,茯苓20克,白术12克,泽泻12克,猪苓15克,当归12克,桃仁12克,赤芍12克,川芎10克,甘草9克。

用法:水煎服,每日1剂。

加减:小便不利者,加木通6克,白茅根30克,车前草15克,大腹皮10克。

(3)气虚血瘀

主症:面色淡白或晦滞,身倦乏力,气少懒言,疼痛如刺,常见于胸胁,痛处不移,拒按,舌淡暗或有紫斑,脉沉涩。

治则:益气摄血,活血化瘀止血。

方药:四君子汤合血府逐瘀汤加减。人参 12 克,白术 12 克,茯苓 12 克,炙甘草 9 克,黄芪 20 克,当归 12 克,赤芍 12 克,牡丹皮 10 克,桃仁 10 克,红花 6 克。

用法:水煎服,每日 1 剂。

加减:出血重者,去桃仁、红花,加地榆 10 克,槐角 10 克,蒲黄 10 克,藕节 10 克,或十灰散冲服。

(4)阴虚火旺夹瘀

主症:低热,五心烦热,心悸失眠,盗汗,头晕耳鸣,两目干涩,视物不清,皮肤瘀斑,或有鼻衄、咯血等,舌质红,有瘀斑或瘀点,苔少,脉弦细数。

治则:滋阴清热,活血化瘀止血。

方药:杞菊地黄丸合血府逐瘀汤加减。枸杞子 15 克,菟丝子 15 克,熟地黄 15 克,山药 15 克,柴胡 10 克,山茱萸 12 克,泽泻 10 克,牡丹皮 12 克,赤芍 12 克,当归 12 克,枳壳 10 克,川芎 10 克,甘草 9 克。

用法:水煎服,每日 1 剂。

加减:火旺明显热灼血络者,加知母 15 克,黄柏 15 克,鳖甲 20 克,青蒿 10 克,地骨皮 10 克,以泻火清热止血。

2. 中成药

(1)对热毒炽盛神昏谵语者,可酌情辨证选用安宫牛黄丸、至宝丹、紫雪丹,每次 1 丸,水研,灌服,以开其窍。

(2)清开灵或醒脑净每次 30～40 毫升,5% 葡萄糖注射液 250 毫升,静脉滴注,每日 1～2 次。具有清热解毒开窍的功效。适用于热毒炽盛者。

(3)云南白药每次 1 粒,每日 3 次,口服。具有祛瘀止血的功效。适用于血瘀出血者。

(七)预　后

血栓性血小板减少性紫癜-溶血尿毒综合征患者不经治疗的死亡率极高(达 90%)。最近 30 年来，随着血浆置换等治疗措施的应用，血栓性血小板减少性紫癜-溶血尿毒综合征的预后大大改善，存活率可达到 80%～90%。尽管给予积极治疗，有些患者仍然不能改善病情或缓解后复发。死亡患者多发生于疾病早期尚未接受治疗时。

本病复发定义为血液学缓解超过 1 个月后再次出现血栓性血小板减少性紫癜-溶血尿毒综合征征象。据统计，10 年内本病的复发率约为 1/3。维持治疗似乎并不能预防复发。本病初次发作时的临床特点有时可以预测患者复发的危险性，如由于奎宁或噻氯匹定不良反应造成的血栓性血小板减少性紫癜-溶血尿毒综合征及由于大肠埃希菌 0157 引起的血栓性血小板减少性紫癜-溶血尿毒综合征，恢复后一般不会复发。某些临床征象在血栓性血小板减少性紫癜-溶血尿毒综合征患者中持续存在的发生率还不清楚。有报道，诊断为血栓性血小板减少性紫癜-溶血尿毒综合征 1 年后仍有 26% 的患者存在肾功能不全，而持续存在神经系统症状者很少见。

十九、原发性血小板增多症

原发性血小板增多症是一种以骨髓巨核细胞持续增生和血小板增多为特征的慢性骨髓增生性疾病,属于髓系克隆性疾病。除血小板计数超过 600×10^9/升(有些标准定为 $1\,000 \times 10^9$/升)外,患者有骨髓巨核细胞的高度增生、脾脏明显增大和临床出血或血栓形成。约 2/3 原发性血小板增多症患者初次诊断时并无明显症状。

目前仍不清楚原发性血小板增多症的确切发病率,估计年发病率为 0.1/10 万人。有报道,原发性血小板增多症与真性红细胞增多症发病率约为 1∶4。原发性血小板增多症主要发生于中年人群,诊断时一般年龄为 50~60 岁,年轻患者也不少见。多数报道显示,男女发病率无明显区别,也有报道在 30 岁左右女性中存在第二个发病高峰,使女性发病者多于男性(1.3∶1)。曾有过家系遗传的报道,属常染色体显性遗传,所有患者促血小板生成素受体正常,但 TPO 基因内含子 3 的接合位点存在有 G-C 倒置(点突变),引起 TPO 过度生成及血浆水平的增高。偶有儿童原发性血小板增多症的病例报道。

(一)病　因

原发性血小板增多症缘何造成血小板增多的机制还未完全弄清。患者血小板寿命正常或接近正常。血小板增多是由于巨核细胞生成血小板增加,有效血小板生成可以增加 10 倍,与巨核细胞集落、容积、核叶数目及核的倍体增多相关。

女性原发性血小板增多症患者葡萄糖-6-磷酸脱氢酶同工酶

为杂合子,对其循环血细胞的分析表明,血小板、红细胞和中性粒细胞表达单一的同工酶类型。研究表明,B淋巴细胞也与原发性血小板增多症的肿瘤性增生过程相关。因此,原发性血小板增多症是一种起源于多能造血干细胞的克隆性造血干细胞疾病。用X染色体基因限制性片段长度多态性(砒凹)方法也证实了原发性血小板增多症的克隆性起源。

(二)临床表现

(1)原发性血小板增多症患者的临床表现不一。许多患者(12%～67%)是在常规血细胞检查时发现血小板数异常增高才引起注意。诊断时大多数患者并没有临床症状,仅约1/3患者发生血栓-出血并发症。有症状的患者多表现为小或大血管血栓形成或轻微出血,严重出血发生率<10%。20%～30%患者有体重下降、盗汗、低热和瘙痒症。

(2)各种孔径的血管均可有血栓形成,尤以动脉为主,较大静脉和动脉血栓形成较常见。神经系统并发症易见,表现为头痛、感觉异常、视觉异常、眩晕、晕厥、癫痫发作,重者可并发脑梗死。累及指(趾)的小动脉阻塞也很常见,引起局部疼痛、坏疽和典型的红斑性肢痛症。红斑性肢痛症是指肢端变红色和烧灼样疼痛的症状,遇冷可以缓解症状,遇热则症状加剧,局部皮肤温度降低、肤色变为暗紫色,偶尔红斑性肢痛症的患者同时发生出血症状,患者血小板计数通常<$1\,000\times10^9$/升,给予单剂阿司匹林后疼痛可以缓解数日,这对红斑性肢痛症有诊断意义。血小板介导的动脉炎和血栓形成是红斑性肢痛症这一特殊的微血管综合征的发病机制。与动脉粥样硬化性循环阻塞相比,红斑性肢痛症患者的动脉搏动正常。在一组报道中,51%患者具有大血管血栓形成的征象,多数发生于下肢动脉(30%)、冠状动脉(18%)和肾动脉(10%),也有累

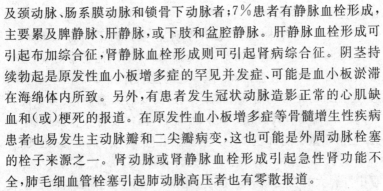

及颈动脉、肠系膜动脉和锁骨下动脉者；7％患者有静脉血栓形成，主要累及脾静脉、肝静脉，或下肢和盆腔静脉。肝静脉血栓形成可引起布加综合征，肾静脉血栓形成则可引起肾病综合征。阴茎持续勃起是原发性血小板增多症的罕见并发症、可能是血小板淤滞在海绵体内所致。另外，有患者发生冠状动脉造影正常的心肌缺血和(或)梗死的报道。在原发性血小板增多症等骨髓增生性疾病患者也易发生主动脉瓣和二尖瓣病变，这也可能是外周动脉栓塞的栓子来源之一。肾动脉或肾静脉血栓形成引起急性肾功能不全，肺毛细血管栓塞引起肺动脉高压者也有零散报道。

（3）原发性血小板增多症患者常见出血部位是消化道，至少40％患者可发生十二指肠血管血栓形成，引起十二指肠黏膜脱落和十二指肠溃疡。其他发生出血的部位有皮肤、眼、泌尿道、牙龈、关节和脑，通常出血不严重，但有时需要输注红细胞予以支持。手术后常是出血高发时期。患者发生出血时通常血小板计数超过 $1\,000\times10^9$／升，且常伴假性高钾血症。

（4）1/4～1/3 无症状的患者年龄在 40 岁以下，病程中较少发生危及生命的血栓-出血并发症，长期预后较好。年龄在 60 岁以上的患者发生血栓形成的危险性明显增加。

（5）原发性血小板增多症伴有妊娠时，自然流产发生率为43％，较正常人群的 15％明显增高。胎盘血栓形成引起胎盘梗死，从而导致胎盘发育不良、宫内发育迟缓，甚至胎儿死亡是最常见病理变化。妊娠期间血小板计数多保持不变，约 20％患者则出现血小板降低、产后又恢复以前水平。妊娠期间血小板降低的机制未明，但血小板计数降低20％以上常常预示正常妊娠。流产通常发生在妊娠的前 3 个月，既往流产史是患者以后发生习惯性流产的主要危险因素。孕妇分娩时极少发生大出血。

（6）当患者伴蛋白 S、蛋白 C、抗凝血酶Ⅲ中任何一种先天性抗凝蛋白浓度减少，或凝血因子Ⅴ缺陷所致的阿司匹林抵抗时，

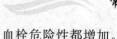

血栓危险性都增加。

（7）多数患者体检时体征并不明显，初诊时平均的 Kamofsky 评分在 90 分左右（能正常活动，无症状，100 分；能正常活动，或有轻微症状，90 分；勉强活动，有一定的症状体征，80 分；生活可自理，不能维持正常生活和工作，70 分；需要有人辅助，大多数能自理，60 分；需要有人照顾，50 分；不能自理，需要有人特殊照顾，40 分；生活严重不能自理，30 分；病重需住院，20 分；病危，贴近死亡，10 分；死亡，0 分）。40%～50%患者有脾大，20%患者有肝大。病程中肝脾大的程度似乎并无明显增加。当发生无痛性脾脏自发梗死时，可以出现脾脏萎缩和脾功能低下。外周血涂片中出现豪焦小体和靶形红细胞提示有脾脏自发梗死的发生。

（三）辅助检查

（1）持续性血小板增多（血小板计数 $>600 \times 10^9$/升），甚至血小板可 $>1\,000 \times 10^9$/升。白细胞计数和中性粒细胞也常常增多。约 25%的患者外周血中可见有幼稚的髓系前体细胞（中幼粒细胞和晚幼粒细胞）和有核红细胞。部分患者嗜酸性粒细胞和嗜碱性粒细胞轻度增多。

最常见的形态学异常是红细胞大小、形态异常和出现巨大血小板。平均中性粒细胞碱性磷酸酶活性积分为 79%～90%患者骨髓增生明显活跃。约 2/3 患者巨核细胞增多，出现多形核巨核细胞。骨髓活检病理显示，巨大的多分叶核巨核细胞，以及沿血窦分布形成巨核细胞集落是原发性血小板增多症的特点。约 25%患者伴网状纤维增多。70%～80%患者骨髓铁储存减少，血清铁蛋白正常。10%～20%患者的出血时间延长，血小板聚集试验异常，多数对肾上腺素、胶原诱导的聚集降低，而对花生四烯酸和瑞斯托霉素反应正常。另有 25%患者血尿酸或维生素 B_{12} 增多。

（2）原发性血小板增多症患者可以伴发获得性巨球蛋白血症，因子Ⅷ凝血活性和血管性血友病因子抗原水平正常，但血管性血友病因子多聚体减少或缺乏、血管性血友病因子瑞斯托霉素辅助因子活性和胶原结合活性降低，类似于Ⅱ型血管性血友病因子缺乏症。

（3）骨髓染色体检查大多正常，仅有 5.3％ 出现染色体异常。费城染色体阴性有助于除外慢性髓细胞白血病。

（四）诊断与鉴别诊断

1. 诊断

（1）临床表现：可有出血、脾大、血栓形成引起的症状和体征。

（2）实验室检查

①血小板计数＞$1\,000\times10^9$/升。

②血片中血小板成堆，有巨大血小板。

③骨髓增生活跃或巨核细胞增多、体大、胞质丰富。

④白细胞计数和中性粒细胞增加。

⑤血小板肾上腺素和胶原的聚集反应可减低。

凡临床符合血小板计数＞$1\,000\times10^9$/升，可除外其他骨髓增生性疾病和继发性、反应性血小板增多症者，即可诊断为原发性血小板增多症。在骨髓增生性疾病中，原发性血小板增多症的发病率列于慢性髓细胞白血病之后，排在第二位（约 30％）。

2. 鉴别诊断　原发性血小板增多症是一种除外性诊断，应与下述疾病相鉴别。

（1）真性红细胞增多症、慢性髓细胞白血病及骨髓纤维化：均属于骨髓增生性疾病，都可能伴有血小板增多。但真性红细胞增多症以红细胞和血红蛋白持续增多为突出表现；慢性髓细胞白血病以粒细胞系改变为主，血中白细胞显著增多，可能出现各阶段幼稚粒细胞及伴嗜碱性粒细胞和嗜酸性粒细胞增多,中性粒细胞碱性磷酸酶积分明显降低,骨髓象以粒细胞系增生为主,费城染色体多阳性;骨髓纤维化的外周血中泪滴状红细胞增多,可见幼红细胞和幼粒细胞,骨髓穿刺不易抽出骨髓或"干抽",晚期造血细胞增生低下,骨髓活检纤维组织明显增生。

(2)继发性或反应性血小板增多症:其原因有多种,远比原发性血小板增多症常见。按发生率顺序引起继发性血小板增多症的原因有感染、脾切除术后、恶性肿瘤、创伤、非感染性炎症、溶血性贫血、急性失血、肾脏疾病等。常为暂时性血小板增多,出血或血栓形成很少见,脾大也少见,骨髓巨核细胞可轻度增多,随原发病痊愈或缓解,血小板随之逐渐降至正常。

(五)西医治疗

1. 化学药物治疗　既往应用白消安、美法仑等烷化剂,可使血小板数降至正常或接近正常,但由于存在继发肿瘤的可能性,近年来已较少应用。羟基脲为抗代谢药,引起继发性肿瘤的可能性相对较小,目前应用较多。开始剂量为每日 40～50 毫克/千克体重(每日总量 2～4 克),一般在 3～5 日血小板开始下降,在 3 周左右血小板数可降至正常或接近正常,而后逐渐减为维持量,使血小板数维持在正常范围一段时间后停药。若复发,可重新使用。

2. 血小板去除术　对于血小板过高伴有危及生命的出血或血栓并发症者,作为紧急治疗措施,可以应用血细胞分离机去除血小板;同时给予羟基脲等化学药物治疗,可迅速降低血小板。一般在 3～4 小时连续分离相当于患者 2 倍的血容量,可以使患者的血小板快速降低到 $500×10^9$/升。不提倡长期用血细胞分离机降低血小板,继续降低血小板或维持血小板在正常范围仍以羟基脲等药物为主。

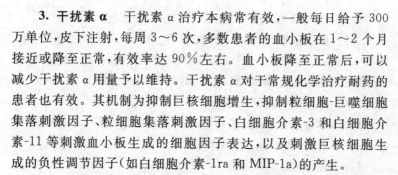

3. 干扰素α 干扰素α治疗本病常有效，一般每日给予300万单位，皮下注射，每周3～6次，多数患者的血小板在1～2个月接近或降至正常，有效率达90%左右。血小板降至正常后，可以减少干扰素α用量予以维持。干扰素α对于常规化学治疗耐药的患者也有效。其机制为抑制巨核细胞增生，抑制粒细胞-巨噬细胞集落刺激因子、粒细胞集落刺激因子、白细胞介素-3和白细胞介素-11等刺激血小板生成的细胞因子表达，以及刺激巨核细胞生成的负性调节因子(如白细胞介素-1ra和MIP-1a)的产生。

4. 血小板抑制药 当血小板过高并有可能或已经发生血栓时，可口服小剂量阿司匹林(每日100毫克)或噻氯匹定(每日250毫克)。

5. 其他治疗

(1)尽管^{32}P有引起肿瘤的可能性，对于老年患者^{32}P仍是一种方便、有效的治疗，剂量为2.3毫居里/平方米体表面积，静脉注射。疗效仅能持续数月或数年，复发后再用仍有效。

(2)对于转变为骨髓增生异常综合征、急性白血病或骨髓纤维化患者，可以考虑进行异基因造血干细胞移植，有报道完全缓解率达50%，但移植相关死亡发生率亦较高。

(3)脾切除可能使原发性血小板增多症患者病情恶化，故属禁忌。

(六)中医治疗

本病的治疗当注意攻、补的适宜。本病初期多属实证，后期则为虚实夹杂证。病初以攻为主，后期则当攻补兼施。

1. 辨证治疗

(1)气滞血瘀

主症：头痛头晕，胸闷胁痛，痛有定处，胁下痞块，舌质暗紫，瘀点瘀斑，苔薄，脉弦。

治则：理气活血，化瘀消积。

方药：膈下逐瘀汤加减。柴胡 10 克，当归 15 克，白芍 15 克，赤芍 12 克，川芎 10 克，桃仁 12 克，五灵脂 12 克，香附 12 克，莪术 10 克，土鳖虫 10 克，鳖甲 15 克，生牡蛎 30 克，龙葵 15 克。

用法：水煎服，每日 1 剂。

加减：体倦乏力、脘闷纳差者，加党参、白术、云茯苓；齿衄、鼻衄者，加牡丹皮、墨旱莲，重用赤芍。

（2）肝郁血瘀

主症：两胁胀痛，烦躁易怒，面色晦暗，腹胀嗳气，肌肤甲错，苔薄白，舌质暗紫，瘀点瘀斑，脉弦。

治则：疏肝解郁，理气活血。

方药：柴胡疏肝散加减。柴胡 12 克，枳壳 12 克，香附 12 克，川芎 10 克，当归 15 克，白芍 15 克，郁金 12 克，青皮 12 克，甘草 6 克。

用法：水煎服，每日 1 剂。

加减：两胁胀痛甚者，加川楝子 10 克，延胡索 12 克；脾虚者，加党参 15 克，炒白术 10 克，云茯苓 15 克；痛点固定者，加三棱 10 克。

（3）阴虚血瘀

主症：头晕耳鸣，疲乏无力，手足心热，低热，出血明显，口干舌燥，盗汗便干，腰膝酸软，舌红，少苔，有瘀点瘀斑，脉细数。

方药：通幽汤加减。熟地黄 15 克，当归 10 克，桃仁 10 克，红花 10 克，甘草 10 克，枸杞子 15 克，玄参 15 克，女贞子 15 克，墨旱莲 15 克，丹参 15 克，牡丹皮 15 克，川芎 10 克，赤芍 10 克，三棱 10 克，水蛭 6 克。

用法：水煎服，每日 1 剂。

加减：出血重者，可加仙鹤草 30 克；有栓塞症状者，加地龙 10 克，炮甲珠 6 克。

(4)邪热温毒夹瘀

主症:壮热不已,口渴引饮,齿衄,鼻衄,肝大,脾大,淋巴结肿大,脉数,苔黄有瘀斑、瘀点。

治则:清热解毒,凉血活血。

方药:清瘟败毒饮、桃红四物汤合犀角地黄汤加减。生石膏20克,生地黄15克,水牛角30克,川黄连10克,栀子12克,黄芩12克,知母10克,赤芍10克,玄参15克,连翘12克,甘草10克,牡丹皮15克,当归10克,川芎10克,青黛10克等。

用法:水煎服,每日1剂。

(5)寒凝血瘀

主症:身疲乏力,畏寒肢冷,手足麻木、疼痛,遇寒加剧,舌质暗红或暗紫,舌苔薄,脉沉迟或细弱。

治则:温阳散寒,活血化瘀。

方药:右归饮加减。菟丝子15克,肉桂6克,山茱萸10克,熟地黄15克,巴戟天15克,肉苁蓉10克,补骨脂10克,丹参15克,鸡血藤15克。

加减:出血者,去肉桂,加三七粉(分冲)3~6克,墨旱莲12克,女贞子12克。

用法:水煎服,每日1剂。

2. 中成药

(1)靛玉红每次50毫克,每日3次,口服;直至血小板明显下降,可改用维持量每次50毫克,每日1次。持续治疗至血小板恢复正常。

(2)牛黄解毒片每日8片,分2次口服。

(3)大黄䗪虫丸每次1丸,每日3次,口服。

(4)当归芦荟丸每次4.5~9克,每日3次,口服。

(5)青黄散每次1.5~3克,每日3次,口服。

3. 验方

(1)消瘤化瘀汤:丹参 30 克,赤芍 10 克,桃仁 10 克,红花 10 克,当归 10 克,鳖甲 30 克,三棱 10 克,莪术 10 克,大黄 5 克,青皮 10 克,泽兰 10 克,黄芪 15 克,青蒿 15 克。水煎服,每日 1 剂。具有消瘀散结,祛瘀生新,益气清热的功效。主治原发性血小板增多症。便血好转者,减大黄 3 克。为加强清热散结软坚之力,加连翘 30 克,玄参 30 克,黄药子 10 克,水蛭 10 克。补虚者,加党参 15 克,熟地黄 30 克,鱼鳔胶 30 克。

(2)降板汤:忍冬藤 25 克,连翘 20 克,柴胡 15 克,牡丹皮 5 克,夏枯草 15 克,当归 10 克,川芎 7.5 克,生地黄 30 克,白芍 15 克,地骨皮 15 克,知母 15 克,甘草 5 克,鳖甲 20 克。水煎服,每日 1 剂。另用犀角末 1.5 克单煎。具有滋阴清肝,祛瘀通络的功效。主治原发性血小板增多症。

(3)平肝解毒汤:柴胡、黄芩、生地黄各 15 克,白芍 10 克,生牡蛎(先煎)30 克,红花、桃仁各 10 克,黄药子 30 克,土茯苓 30 克。水煎服,每日 1 剂。具有平肝,解毒,活血的功效。主治真性红细胞增多症、原发性血小板增多症、骨髓纤维化等骨髓增生性疾病。

(4)滋肾活血方:生地黄、玄参各 30 克,川芎、赤芍、红花各 15 克,三棱、桃仁各 9 克,水蛭 6 克。水煎服,每日 1 剂。具有滋养肾阴,活血化瘀的功效。主治原发性血小板增多症。湿热重者,加茵陈 30 克,黄芪、栀子各 12 克,川厚朴 6 克,金银花 30 克;阴虚火旺者,加知母、黄柏各 9~12 克,牡丹皮 12~18 克;为加强活血化瘀,可加丹参 30~60 克,益母草 18 克,紫草 12~18 克;口干者,加葛根 9~12 克;胸闷者,加降香 12~15 克;四肢酸软者,加伸筋草 18~30 克,桑枝 15~30 克。

（七）预 后

患者大多可以生存数年，10年生存率64％～80％。中位生存期略短于或接近于正常相应年龄组人群的中位生存期。血小板计数和血小板功能测定都不能预测血栓形成或出血的发生，如果血板计数超过 2000×10^9/升，则危险性增加。少数病例可转变为真性红细胞增多症、慢性髓细胞白血病，或转为骨髓增生异常综合征、急性髓细胞性白血病、急性淋巴细胞性白血病或混合系列白血病而致死。白血病的总转化率为3％～10％，转变为急性白血病者只是极少数，而且有些可能与化学治疗药物的应用有关。约有6％患者可转变为骨髓纤维化，有些报道的发生率更高。重要脏器的血栓形成或出血及向白血病转化等为本病的主要死亡原因。

二十、血友病

　　血友病是先天性遗传性凝血因子缺乏而导致凝血功能障碍的出血性疾病，根据缺乏凝血因子的不同分为血友病 A 和血友病 B。其中，血友病 A 为经典的血友病，又称遗传性抗血友病球蛋白缺乏症或遗传性因子Ⅷ缺乏症；血友病 B 又称遗传性因子Ⅸ缺乏症，血浆凝血活酶成分缺乏症或 Christmas 病。血友病的发病没有种族和地域差异，其中血友病 A 最常见，约占血友病的 85%，发病率在男性中为 1/10 000～1/5 000，而血友病 B 的发病率在男性中为 1/30 000～1/25 000。血友病是一种性染色体隐性遗传性疾病，致病基因位于 X 染色体，由于男性只有一条 X 染色体，拥有病变染色体的男性均为表现型患者，而具有致病基因的女性临床上一般无症状，称为携带者。血友病患者与正常女性结婚所生的男孩均正常，女孩均为携带者。女性携带者与正常男性结婚所生的男孩为正常人或患者的可能性各为 50%，所生女孩为正常人或携带者的可能性各为 50%。

（一）病　因

　　因子Ⅷ和血管性血友病因子共同组成因子Ⅷ复合物存在于血浆中，是内源性凝血系统中因子Ⅸ激活的辅助因子。血友病 A 患者由于缺乏因子Ⅷ，引起凝血酶生成障碍，最终导致凝血缺陷性出血。因子Ⅷ的相对分子量为 330 000，由 2 351 个氨基酸残基组成，在血浆中以异二聚体的形式存在，由分子量为 80 000 的羧基端轻链和分子量为 90 000～200 000 的氨基端重链以非共价键连接而成。因子Ⅷ基因位于 X 染色体长臂末端（Xq28），基因长度为 186kb，包含 26 个外显子和 25 个内含子。因子Ⅷ的基因缺陷影响因子Ⅷ的合成。血友病 A 的基因突变有着高度的异质性，包括基因缺失、异常基因片段的插入、基因片段重排、点突变等。目前发现大约 70% 的血友病 A 家族有不同的基因突变，其中在轻、中型患者家族中基因突变的检出率较高，占 90%，而在重型患者家族中的检出率为 50%～60%。

因子Ⅸ在血浆中以酶原形式存在，被激活后通过酶解作用激活因子 X。因子Ⅸ为一种依赖维生素 K 的凝血因子，合成于肝脏，为 415 个氨基酸残基组成的单链糖蛋白，分子量为 56 000，含糖量为 17%。因子Ⅸ基因位于 X 染色体长臂（Xq27），长度为 34kb，有 8 个外显子和 7 个内含子。基因突变、基因缺失、异常基因片段插入等基因异常都可能引起因子Ⅸ的结构异常或含量减低而致血友病 B。目前已经发现的基因异常已超过 400 种。约 30% 的基因异常表现为交叉反应物质阳性，即血浆中因子Ⅸ抗原正常，而活性低下。

（二）临床表现

血友病 A 和血友病 B 从临床表现难以区分，主要临床表现是反复发生的异常出血。出血多为迟缓而持续的渗血，常见的出血部位有关节腔、肌肉、皮肤、消化道、泌尿系统等，其中关节腔出血最具特点。出血可以早在新生儿或婴儿学步后开始出现，其诱因可为轻微的外伤、小手术及静脉穿刺等，也可为自发性出血。

1. 关节腔出血　关节腔出血是血友病患者致残的主要原因。关节腔出血在重型血友病患者中的发生率为 70%～80%，受累关节依次为膝、肘、踝、肩、腕、髋等关节，小关节较少出血。常于自发或外伤后出现关节滑膜血管出血。急性关节炎期表现为关节不适或疼痛、肿胀,局部皮温升高及活动受限。急性期若及时治疗,症状可于 6~8 小时开始减轻,12~24 小时得到缓解。反复关节腔出血可造成滑膜增生,引起慢性滑膜炎,导致慢性关节肿胀、功能障碍或屈曲畸形。此时疼痛可能较急性期减轻,但更易反复出现关节腔出血,形成出血-滑膜炎-再出血的恶性循环,进一步加重关节病变。慢性炎症可刺激未成年人的骨骺,使骨骼过度增生,引起关节增大变形或肢体长短不一。如果得不到及时治疗,慢性滑膜炎可能持续数月到数年。一旦炎症持续存在超过 6 个月,就可引起关节的退行性改变,关节软骨及骨结构呈进行性破坏,引起关节腔狭窄、关节囊纤维增生、关节周围肌肉萎缩,晚期出现关节畸形、骨性增生、关节强直等,最终进展为慢性血友病关节炎而致残。

2. 肌肉出血和血肿形成　肌肉是常见的出血部位之一,为血友病患者特征性表现之一。肌肉出血引起的血肿约发生于 75%的重型血友病患者。血肿形成有快速和向周围多方向发展的趋势。常见受累肌肉依次为腓肠肌、股四头肌、臀肌、前臂肌、腰大肌等。其临床表现取决于所涉及的肌肉、血肿的大小、筋膜的范围及凝血因子缺乏的程度。出血常引起肌肉肿痛,甚至剧烈疼痛,有时可迅速引起保护性痉挛、相连关节屈曲及活动受限。大的血肿可压迫周围血管、神经及邻近的组织、器官,引起相应的压迫症状。颈部、咽喉部的血肿可压迫气道,引起窒息。

3. 皮肤、黏膜出血　皮肤、黏膜出血是血友病患者常见的临床表现,多出现于轻微创伤或拔牙等小手术后,常见部位有皮下、牙龈、舌、口腔及鼻黏膜。严重时可表现为持续且顽固的渗血不止。拔牙后延迟出血是血友病的另一特征性表现,即拔牙后当时无明显出血,数十分钟,甚至数小时后出血不止。

4. 内脏出血　在历史上曾经常见的消化道出血随着治疗的进步已较少发生。但在服用影响血小板功能的阿司匹林等非甾体

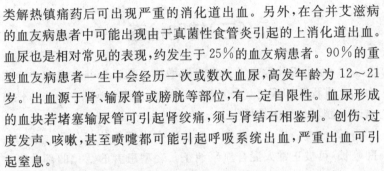

类解热镇痛药后可出现严重的消化道出血。另外,在合并艾滋病的血友病患者中可能出现由于真菌性食管炎引起的上消化道出血。血尿也是相对常见的表现,约发生于 25% 的血友病患者。90% 的重型血友病患者一生中会经历一次或数次血尿,高发年龄为 12～21 岁。出血源于肾、输尿管或膀胱等部位,有一定自限性。血尿形成的血块若堵塞输尿管可引起肾绞痛,须与肾结石相鉴别。创伤、过度发声、咳嗽,甚至喷嚏都可能引起呼吸系统出血,严重出血可引起窒息。

5. 中枢神经系统出血 虽然有现代的治疗方法,颅内出血仍然是血友病患者的主要致残和致死原因。历史上其死亡率高达 75%,目前已降至 30%～40%。存活的成年患者约 50% 遗留神经系统异常,儿童患者的预后相对较好。约 50% 的患者无明确的外伤史。常见的出血部位有硬膜下、硬膜外、蛛网膜下隙、脑实质等。脊髓出血很少见,但一旦出现则可能引起截瘫。当血友病患者出现癫痫发作、持续头痛或其他不能解释的神经症状时要考虑中枢神经系统出血的可能。

6. 血友病性假瘤 反复大量肌肉出血引起包裹肌肉的软组织囊性肿胀形成假瘤,发生率低,但很危险,通常表现为无痛性肿块。随着其体积逐渐增大,可引起压迫症状,也可继发感染、败血症,甚至导致患者死亡。为避免出血和感染,不宜行局部穿刺。

虽然阳性家族史有助于诊断,但根据国内外的调查,无家族史的血友病患者可高达 50% 以上。因此,无家族史不能排除诊断。以往认为,无家族史的患者主要是由于个体的基因突变而患病;但现在认为,相当一部分所谓家族史阴性是由于家族中其他患者出血症状不明显和检测有误等原因造成的。实际上,因自发突变的血友病患者只有 15% 左右。

（三）辅助检查

（1）血小板计数通常正常或略增加。是否合并贫血取决于出血的严重程度和频度。严重出血时可合并粒细胞减少。失血性贫血时骨髓可呈反应性增生。

（2）血友病患者实验室检查的特点为活化的部分凝血活酶时间延长，可被正常人混合血浆纠正。轻型患者的活化的部分凝血活酶时间也可以正常。重型患者凝血时间（试管法）延长，轻型、中型患者可正常。凝血酶原时间、出血时间正常。血管性血友病因子抗原正常。正常人钡吸附血浆可纠正血友病 A 患者延长的活化的部分凝血活酶时间，但不能纠正血友病 B 患者的活化的部分凝血活酶时间，也不能纠正血浆中存在因子Ⅷ抗体的血友病 A 患者的活化的部分凝血活酶时间。正常人血清能够纠正血友病 B 患者的活化的部分凝血活酶时间，但不能纠正血友病 A 患者的活化的部分凝血活酶时间。通过此组检查可区分血友病 A 和血友病 B，但此组检查不敏感，易漏诊及误诊。

（3）因子Ⅷ或因子Ⅸ抗原及活性测定是诊断血友病的可靠依据，并借此分型。正常人血浆因子Ⅷ或因子Ⅸ的活性波动范围较大（50%～150%）。血友病患者的因子活性＜50%。抗原含量测定可区分 CRM$^+$ 或 CRM$^-$，前者为因子抗原正常，但活性降低，后者为抗原及活性均降低。

（四）诊　断

1986 年，首届中华血液学会全国血栓与止血学术会议修订的国内诊断标准如下。

二十、血友病

1. 血友病 A

(1)临床表现:男性患者,有或无家族史,有家族史者符合性联隐性遗传规律。女性纯合子型可发病,极少见。关节、肌肉、深部组织出血,可自发,一般有行走过久、活动用力过强、手术(包括拔牙等小手术)史,关节反复出血引起关节畸形,深部组织反复出血引起假肿瘤(血囊肿)。

(2)实验室检查

①凝血时间(试管法)重型延长,中型可正常,轻型、亚临床型正常。

②活化的部分凝血活酶时间,重型明显延长,能被正常新鲜及吸附血浆纠正,轻型稍延长或正常,亚临床型正常。

③血小板计数、出血时间、血块收缩正常。

④凝血酶原时间正常。

⑤因子Ⅷ促凝活性(FⅧ:C)减少或极少。

⑥血管性血友病因子抗原(vWF:Ag)正常,Ⅷ:C/vWF:Ag明显降低。

2. 血友病 B

(1)临床表现:同血友病 A。

(2)实验室检查

①凝血时间、血小板计数、出血时间、血块收缩及凝血酶原时间同血友病 A。

②活化的部分凝血活酶时间延长,能被正常血清纠正,但不能被吸附血浆纠正,轻型可正常,亚临床型也正常。

③血浆因子Ⅸ C 测定减少或缺乏。

●中、重型血友病患者的诊断一般比较容易,轻型或亚临床型患者出血倾向较轻或没有出血,活化的部分凝血活酶时间仅轻度延长或正常,容易漏诊。不应仅凭活化的部分凝血活酶时间及纠正试验诊断血友病,而应根据凝血因子活性测定。有条件的地方,还应同时测定凝血因子抗原。

● 国外文献中有血友病与抗活化的蛋白 C 症并存的报道,后者使机体呈高凝倾向。当遇到凝血因子活性较低而出血倾向不明显的血友病患者时,应注意除外是否合并抗凝机制的先天性缺陷。

● 血友病携带者的相应因子活性通常在 50% 左右,但其活性水平与正常低水平者之间有明显重叠,且受生理状态、妊娠及药物等因素的影响。因此,根据凝血因子活性来推断携带者的方法很不可靠,误诊率较高。有研究表明,如果取一份血同时测定因子Ⅷ抗原和活性抗原并计算两者的比值,可明显缩小携带者和正常人因子活性之间的重叠。正常人的比值在 0.74~2.2,而血友病携带者比值在 0.18~0.9。用此方法可识别出 90% 左右的血友病 A 携带者,但仍有漏诊和误诊。随着分子生物学技术的进步,应用 DNA 印迹法及基因限制性片段长度多态性等基因诊断技术可大大提高血友病携带者诊断的准确性,准确率几乎可达 100%。

● 血友病的产前诊断对于优生优育有重要的指导意义,有血友病家族史的女性在妊娠前有必要行相关的检查。妊娠后,可在孕 10~12 周进行绒毛膜取样,孕 15 周进行羊膜腔穿刺羊水取样,或 18~20 周取胎儿脐带血,进行染色体分析、基因多态性分析及胎儿血凝血因子活性测定,以判断胎儿的性别及是否为患者或携带者。绒毛膜取样和羊膜腔穿刺引起母婴并发症的发生率分别为 1%~2% 和 0.5%~1.0%。胎儿血取样相对困难,流产的发生率为 1%~6%。

(五)鉴别诊断

1. 其他遗传性凝血因子缺乏症 应与血友病相鉴别的其他遗传性凝血因子缺乏症有因子 Ⅴ、Ⅶ、Ⅺ、Ⅹ 缺乏症等。后者的遗传方式不同,活化的部分凝血活酶时间、凝血酶原时间及其纠正试验有助于鉴别，但确诊依赖于凝血因子的测定。

2. 血管性血友病 为常染色体隐性或显性遗传性疾病。在血液循环中，血管性血友病因子与因子Ⅷ结合成复合物，血管性血友病因子起着稳定因子Ⅷ的作用。血管性血友病时，由于血管性血友病因子的减少，因子Ⅷ：C也相应降低，但程度不如血友病A。因此，临床上常常需要与血友病A鉴别。血管性血友病患者的出血时间延长、阿司匹林耐量试验阳性、瑞斯托霉素诱导的血小板聚集异常、血管性血友病因子抗原减低或正常等，有助于两者的鉴别。

3. 病理性抗凝物质 尤其应与自发性获得性因子Ⅷ抑制物相鉴别。后者的出血表现与血友病相似，但关节出血发生关节畸形者少见；男女均可发病；初次发作的年龄较大，多数在70岁以上；常伴发于结缔组织病、过敏性疾病、恶性肿瘤等疾病。血友病患者在诊断不明时出现的深部血肿容易被误认为是脓肿、腹腔内出血、溃疡穿孔等情况。腰大肌的出血尤其位置偏右及输尿管血块堵塞引起肾绞痛时要与阑尾炎等急腹症或肾结石相鉴别。

（六）西医治疗

1. 替代疗法 这是目前血友病最有效的治疗和预防出血的方法。出血时及时输入足够的因子Ⅷ或因子Ⅸ制剂，使患者血浆凝血因子达到止血水平，可有效地减少出血和减轻相关组织的损伤，可预防出血的发生。

目前，国内用于治疗血友病A的制剂主要包括新鲜血浆或新鲜冷冻血浆、冷沉淀物和因子Ⅷ浓缩剂。治疗血友病B的制剂有新鲜血浆或新鲜冷冻血浆、冷沉淀物、凝血酶原复合物等。国外还有基因重组的凝血因子制剂供临床使用。替代治疗的药物选择及剂量取决于疾病的严重程度、出血的部位及程度、是否有因子抗体的存在等。此外,选择制剂时还需要考虑制剂的安全性、有效性和纯度及患者的经济承受能力等因素。就替代性治疗而言,通常情况下轻度出血者应用体内因子Ⅷ：C或因子Ⅸ：C的水平达到正常的25%～30%,严重出血时至少要达到50%,大手术或危及生命的出血需要达到75%～100%。对于血友病A,每输入1单位/千克体重的因子Ⅷ可使血浆因子Ⅷ：C水平提高2%,可据此计算所需因子的剂量。根据因子Ⅷ的半衰期,为使因子水平维持在目标值以上,每天需要输注2～3次。血友病B与血友病A类似,每输入1单位/千克体重的因子Ⅸ可以提高血浆因子Ⅸ：C水平1%。国内目前通常采用凝血酶原复合物补充因子Ⅸ。由于在制备凝血酶原复合物的过程中部分凝血因子已活化,为避免血栓并发症,输注时不宜过快。因子Ⅸ的半衰期约为24小时,故可间隔18～24小时输注1次。疗程取决于受累关节疼痛缓解的速度、关节活动度恢复的情况和血肿吸收的程度。大手术患者,替代治疗通常需维持至少10～14日,以确保伤口愈合。

规律、定期行预防性替代治疗虽然费用高昂,但能防止关节、肌肉等部位出血,避免或减少血友病关节炎的发生,改善患者的生活质量,因而是值得的。发达国家已将预防性替代治疗列入常规治疗。我国由于受经济发展水平的限制,目前还难以普遍进行预防性替代治疗。

2. 药物治疗

(1)1-脱氨基-8 右旋-精氨酸加压素：能刺激血浆因子Ⅷ水平暂时性提高,其机制不明。可能与该药促使内皮细胞释放血管性血友病因子,增加因子Ⅷ的稳定性有关。轻型血友病A患者且出血不重时可作为有效的治疗选择。重型血友病患者一般无效。常用剂量为0.3微克/千克体重,溶于30～50毫升生理盐水中,静脉滴注15～20分钟以上。给药后30～60分钟血中的药物浓度达峰值。用于治疗或预防出血时,可以每12～24小时重复给药,但重复给药的疗效降低。给药的主要不良反应为颜面潮红、头痛、低钠血症。少见的不良反应有血栓形成等。

（2）抗纤维蛋白溶解药物：常用药物有氨甲环酸，每次 1 克，静脉滴注。主要作为血友病患者的辅助治疗，常用于黏膜出血的治疗，尤其是口咽部出血或拔牙等引起的出血。但血尿时禁用，以免血块阻塞尿路，引起肾功能不全。由于血栓形成的潜在危险，应尽量避免与凝血酶原复合物同用。

（3）其他：糖皮质激素用于降低出血频率无明显效果，但对于慢性血友病关节炎可起到缓解疼痛、加速血肿吸收等减轻炎症反应的作用。但应避免长期应用。

3. 家庭治疗　血友病的治疗为终生性治疗，因此指导患者本人或其家属学会自己注射凝血因子有着重要意义。这样可使关节腔出血或血肿得到及时治疗，降低血友病患者的致残率和死亡率，改善生活质量。

4. 血友病并发症的治疗　关节腔反复出血可导致慢性滑膜炎并逐步进展为血友病关节炎，最终引起关节残疾，这是血友病最常见和最主要的并发症。为延缓慢性滑膜炎向关节炎的进展，提高患者的生活质量，关键是控制出血次数和出血量，以及治疗慢性滑膜炎。治疗血友病慢性滑膜炎的方法有手术、关节镜、药物等。手术切除滑膜的有效率高，但手术费用较大，手术前后需输注凝血因子，术后关节活动度受到明显影响，需长时间的功能恢复锻炼，这些缺点限制了其临床应用。经关节镜切除滑膜也是一种有效的治疗方法，同手术相比前述不良反应较少。药物滑膜切除术包括化学性或放射性核素两种方法，其中化学性滑膜切除术简单安全，但有效率低于放射性核素治疗，且术中、术后疼痛不适，常伴关节功能受累。放射性核素滑膜切除术是一种简单有效、痛苦小、费用低廉、可门诊治疗的方法，是多数国家治疗血友病慢性滑膜炎的首选方法。北京协和医院采用^{32}P胶体滑膜切除术治疗13例慢性血友病滑膜炎,有效率与国外相近(为85%)。由于放射性核素滑膜切除治疗前后可不进行替代治疗,尤其适用于产生了凝血因子抗体的患者。对于已出现关节活动障碍的患者,在有经验的医师指导下进行有计划的理疗及功能康复训练,能有效维持或改善关节活动度。已有关节强直、畸形等表现的患者,可考虑在替代治疗下行关节置换或成形术。

5. 替代疗法并发症的治疗 替代治疗会带来输注血液制品常见的一些并发症,尤其是感染乙型肝炎病毒、丙型肝炎病毒和人类免疫缺陷病毒。据国外的统计资料,从1979—1985年约80%的患者感染了乙型肝炎病毒,60%~95%的患者感染了丙型肝炎病毒,约55%的患者感染了人类免疫缺陷病毒,给患者的生活质量和生存期造成不利的影响。随着病毒灭活方法的改进、亲和层析法提纯浓缩制剂的使用及基因重组制剂的临床应用,通过输注凝血因子而感染上述病毒的危险性已大大降低。20世纪90年代末,由于英国等地疯牛病的流行,凝血因子是否可传播变异型克-雅病的疑问骤起,至今尚无定论。

肝炎病毒和人类免疫缺陷病毒除了导致肝硬化或免疫缺陷外,还使血友病患者成为肿瘤高发人群。国外统计表明,在受人类免疫缺陷病毒感染的血友病患者中,Kaposi肉瘤的发生率比正常人高200倍,淋巴瘤的发生率比正常人高29倍。丙型肝炎病毒和乙型肝炎病毒感染的血友病患者,其肝癌发生率比一般人群高30倍。

血友病替代疗法的另一严重并发症是产生凝血因子抑制物,即产生异质性的多克隆抗体。中、重型血友病A患者的治疗过程中凝血因子抗体的发生率为20%~33%,而在血友病B患者中的发生率只有1%~4%。

6. 基因治疗 基因治疗是将无缺陷的凝血因子基因通过载体转入患者体内,使其表达相应的凝血因子,纠正患者的凝血异

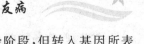

常。虽然目前基因治疗已进入到临床试验阶段,但转入基因所表达的凝血因子的量大多较低且持续时间较短,病毒载体的安全性受到质疑。因此,在短期内基因治疗还难以取得突破性进展。

(七)中医治疗

本病为遗传性疾病。中医学认为,肾为先天之本,故治肾应贯穿本病治疗的始终,调节肾之阴阳平衡为本病的基本治则。

1. 辨证治疗

(1)热郁血分,迫血妄行

主症:出血量多,颜色鲜红,烦躁不安,小便黄赤,大便干结,舌质红,苔薄黄,脉弦数。

治则:清热解毒,凉血止血。

方药:犀角地黄汤加减。细生地黄 15 克,赤芍 10 克,牡丹皮 15 克,金银花 15 克,连翘 12 克,生侧柏 10 克,水牛角 15 克。

用法:水煎服,每日 1 剂。

(2)阴虚内热,迫血妄行

主症:出血较严重,出血量多且色鲜,伴有潮热,心烦,口渴不欲饮,手足心热,腰部酸软,舌质红,苔净,脉细数。

治则:滋阴清热,凉血止血。

方药:茜根散加减。茜草根 15 克,生地黄 15 克,阿胶 12 克,侧柏叶 10 克,白芍 15 克,黄芪 15 克,当归 10 克,女贞子 15 克,墨旱莲 15 克。

用法:水煎服,每日 1 剂。

(3)气虚不摄,血不循经。

主症:反复出血,绵绵不断,血色淡,头晕目眩,面色苍白,唇甲不华,神疲体倦,食欲缺乏,心悸,动则气短,多汗,舌质淡,脉细弱。

治则:益气健脾摄血。

方药:归脾汤加减。黄芪 15 克,党参 15 克,白术 10 克,茯苓 15 克,当归 10 克,阿胶 12 克,龙眼肉 15 克,木香 6 克,远志 10 克,艾叶 10 克,炙甘草 10 克。

用法:水煎服,每日 1 剂。

(4)瘀血阻络,血不循经

主症:出血色紫暗,关节肿痛,痛有定处,舌质暗,或有瘀点,苔薄白,脉细涩。

治则:活血通络,佐以止血。

方药:四物汤加减。当归 10 克,生地黄、熟地黄各 15 克,川芎 10 克,赤芍 10 克,丹参 15 克,鸡血藤 15 克,茜草 15 克,仙鹤草 30 克,大蓟、小蓟各 10 克。

用法:水煎服,每日 1 剂。

2. 验方

(1)熟地黄 15 克,天冬 15 克,当归、赤芍、知母各 10 克,川芎、阿胶、牡丹皮、石斛各 5 克,三七粉 3 克。水煎服,每日 1 剂。

(2)生地黄、熟地黄、鳖甲、玄参、生石膏各 15 克,夏枯草、太子参、白芍、钩藤、天冬、地龙、槐花甘草各 9 克,犀角(代)5 克。水煎服,每日 1 剂。

(3)冬虫夏草 5 克,西洋参 6 克,白茅根 30 克,牡丹皮 12 克,当归 10 克,鳖甲 15 克,龟甲 15 克,茜草 15 克,紫珠 30 克,黄芪 30 克,白及 12 克,白芍 10 克,栀子 15 克,知母 15 克,石斛 15 克,黄芩 15 克,仙鹤草 20 克,黄连 10 克,紫草 15 克,生地黄 30 克,三七 8 克,阿胶珠 10 克,藕节 5 节,牛黄 0.3 克,黑大黄 8 克。将上药共为细末,加工成绿豆粒大小,每次服 10 克,每日 3 次。适用于血友病出血和出血后的康复治疗。

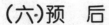

(六)预 后

血友病的预后取决于出血严重性和是否进行替代治疗。严重出血和残疾是血友病患者早亡的主要原因。近年来,随着各种治疗方法的进步,血友病患者的预后得到了明显改善。在替代治疗下,患者血友病可以享有与正常人一样的寿命,致残率和病死率逐步下降,生活质量大大提高。重型血友病 B 患者可能在多次输注后产生抑制物,从而使治疗的难度加大。

二十一、弥散性血管内凝血

　　弥散性血管内凝血是许多疾病发展过程中的一种临床病理综合征,并不是一个独立的疾病。弥散性血管内凝血是由于循环血液内凝血机制被外源性或诱生性促凝物质弥散性地激活,超过了体内天然抗凝机制的制约能力,促发了微小血管内广泛性纤维蛋白沉着(弥散微血栓形成),导致器官血流灌注障碍,功能衰竭。另一方面,由于消耗性凝血因子减少,降解加速,促凝蛋白合成减少,以及血小板消耗性减少,导致全身性出血倾向。继发性纤维蛋白溶解产物有抗凝作用,能加重出血。弥散性血管内凝血的发生发展过程中凝血酶和纤维蛋白溶解酶同时存在并构成临床表现的特点,包括出血、休克、血栓引起广泛的器官功能不全和微血管病性溶血等症状。弥散性血管内凝血使许多疾病演进过程复杂化,以创伤或围术期患者尤为严重。血栓形成与出血可以同时存在,常使临床医师面临两难境地。

(一)病　因

　　1. 感染性疾病　为导致弥散性血管内凝血的最常见病因之一。细菌感染、病毒感染、寄生虫病及深部真菌感染等都可诱发弥散性血管内凝血。

　　2. 产科意外　羊水栓塞、胎盘早剥。

　　3. 肿瘤与白血病　实体瘤、骨髓增生性疾病、淋巴增生性疾病、早幼粒细胞白血病。

　　4. 外伤　多发性创伤、神经系统外伤、脂肪栓塞,以及骨折、大面积烧伤、毒虫咬伤等。

5. 其他 严重肝衰竭、海绵状血管瘤、急性心肌梗死、免疫反应、输血反应、排异反应、溶血、休克、心脏停搏等。

（二）临床表现

临床表现与基础疾病有关。最常见的表现有出血倾向、休克、血栓引起的器官功能障碍和微血管病性溶血等。发生弥散性血管内凝血时，凝血与纤维蛋白溶解何种过程占优势将在很大程度上决定临床特点及实验室检查结果，并能影响临床治疗方案的选择和预后。以凝血为主者可仅表现为血栓栓塞性损伤，以纤维蛋白溶解为主者可发展成急性消耗性出血。在上述之间，呈现一种广谱的、涉及不同类型的弥散性血管内凝血。上述弥散性血管内凝血各种临床表现中以出血为最多见，器官损害（休克、肝、肾、肺及中枢神经系统衰竭）在不同诱发因素中的发生率有很大差异。

1. 出血 多部位出血常预示急性弥散性血管内凝血。以皮肤紫癜、淤斑及穿刺部位、导管注射部位渗血多见，黏膜出血也多见。出血有时可威胁生命，如消化道、肺、颅内出血。慢性弥散性血管内凝血患者只有轻度皮肤黏膜出血。

2. 血栓栓塞 微循环血栓或动静脉血栓栓塞可引起广泛器官功能障碍。皮肤末端小动脉阻塞时可发生出血性大疱或出血性坏死斑。暴发型则表现为手指或足趾坏疽，动静脉血栓或肺栓塞虽少见，但也可发生。慢性弥散性血管内凝血患者的非细菌性心内膜炎可引起脑栓塞。

3. 休克 弥散性血管内凝血的基础疾病和弥散性血管内凝血本身都可诱发休克。例如，败血症或外伤的过度失血，产科并发症本身可引起休克。弥散性血管内凝血恶化也可能是休克的原因，在弥散性血管内凝血的微血栓形成阶段，F$\mathbb{XII}$活化过程中激肽原转化成激肽,促使血管扩张而致低血压。

4. 肾功能障碍 肾小球微血栓形成和(或)急性肾小管坏死,以及弥散性血管内凝血相关性低血压均可引起肾皮质缺血。肾皮质缺血或坏死产生血尿、少尿,甚至尿闭,即肾衰竭。$25\%\sim67\%$的弥散性血管内凝血患者肾受累及。

5. 肝功能障碍 $22\%\sim57\%$弥散性血管内凝血患者因肝小血管血栓形成并发肝细胞功能障碍,伴有黄疸。严重感染和持续性低血压也可引起肝功能障碍。

6. 中枢神经系统功能障碍 微栓子、大栓子栓塞和脑出血等,能引起非特异性神经症状。弥散性血管内凝血患者的神经症状包括昏迷、谵妄、短暂的灶性神经症状或脑膜炎样脑膜刺激征。排除弥散性血管内凝血之外的病因十分重要。

7. 肺功能障碍 肺血管血栓形成可产生不同程度的短暂性低氧血症,重症患者则伴有肺间质出血。肺出血是弥散性血管内凝血的一种特殊症状,对呼吸功能的影响表现近似急性呼吸窘迫综合征。此外,尚有咯血、胸痛。听诊可闻及干性啰音、湿性啰音、喘鸣音,偶有胸膜摩擦音。X线片显示弥散性肺内浸润征象。肺泡内过多出血的临床特点为呼吸急促、有呼吸音消失、肺毛细血管嵌顿压正常及X片呈现白肺。急性呼吸窘迫综合征是弥散性血管内凝血导致肺血管内皮损伤、通透性增加,使血液成分渗入肺间质和肺泡,继而使肺泡内透明膜形成致呼吸衰竭。急性呼吸窘迫综合征也常见于无弥散性血管内凝血的感染性休克、严重创伤、脂肪栓塞、羊水栓塞和恶性发热。弥散性血管内凝血和急性呼吸窘迫综合征同时激发,相互影响,病死率极高。急性呼吸窘迫综合征是弥散性血管内凝血极为严重的并发症。

（三）辅助检查

弥散性血管内凝血的检查项目繁多,但缺乏特异性、敏感性高而又简便、快速的方法。有些试验比较精确,但费时间,难以适应急症诊断的要求。由于弥散性血管内凝血病情发展快、变化大,化验结果必须及时正确,必要时还要反复检查,动态观察,因为在弥散性血管内凝血的不同阶段检验的结果不尽相同,由于机体代偿功能强弱不同所致。当检验结果与临床表现不一致时,要恰当评价检验结果的意义。有时临床表现可能比阳性的检验结果更为重要。弥散性血管内凝血的实验室检查主要有以下几种。

1. 消耗性凝血障碍

（1）血小板减少:约 95% 病例有血小板减少,一般 $<10\times10^9$/升。如在动态观察中发现血小板持续下降,诊断的意义较大。如弥散性血管内凝血未经彻底治疗,虽经输鲜血或血小板,血小板计数仍不增加。反之,如血小板在 15×10^9/升以上,表示弥散性血管内凝血的可能性不大。有些肝病或白血病患者血小板在弥散性血管内凝血发生前已有明显降低,因此血小板计数无助于弥散性血管内凝血的诊断。

（2）凝血酶原时间延长:当外源系统因子Ⅱ、Ⅴ、Ⅶ、Ⅹ大量消耗,血浆中纤维蛋白原降解产物及抗凝物质增多,凝血酶原时间即明显延长,阳性率可达 90% 以上。除非在弥散性血管内凝血发生的极早期,凝血酶原时间测定正常,一般不支持弥散性血管内凝血的诊断。正常凝血酶原时间为 (12.0 ± 0.1) 秒,延长 3 秒以上则有意义。

（3）纤维蛋白原减少:70% 左右的弥散性血管内凝血病例纤维蛋白原 <2 克/升。在原有较高纤维蛋白水平或弥散性血管内凝血的早期阶段,纤维蛋白原降低不显著,定量测定正常,动态观察

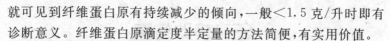

就可见到纤维蛋白原有持续减少的倾向,一般<1.5克/升时即有诊断意义。纤维蛋白原滴定度半定量的方法简便,有实用价值。

(4)其他:如出血时间延长、凝血时间延长、血块退缩不良、部分凝血时间延长,对诊断也有参考意义,有助于弥散性血管内凝血的诊断。

2. 纤维蛋白溶解亢进

(1)凝血酶时间延长:纤维蛋白原明显减少或纤维蛋白(原)降解产物增多时,均使凝血酶时间延长,但测定的结果可受到肝素治疗的影响。采用连续凝血酶时间是诊断纤维蛋白(原)降解产物的一项较敏感的指标。

(2)血浆蛇毒致凝时间:用从蛇毒中提取的酶代替凝血酶进行凝血酶时间测定。当纤维蛋白(原)降解产物增多时,凝血时间延长,该方法的优点是不受肝素的影响。

(3)纤维蛋白降解产物的检查:正常人血清中仅有微量纤维蛋白(原)降解产物。如纤维蛋白(原)降解产物明显增多,即表示有纤维蛋白溶解亢进,间接地反映出弥散性血管内凝血。测定的方法很多,包括免疫法 Fi 试验(即乳胶颗粒凝集试验,正常滴度<1∶8),纤维蛋白(原)降解产物絮状试验,放射免疫扩散法,葡萄球菌猬集试验[正常纤维蛋白(原)降解产物值为(0.57 ± 0.1)微克/100毫升,弥散性血管内凝血时可高达 60 微克/100 毫升],鞣酸比红细胞间接血凝抑制试验[正常血清纤维蛋白(原)降解产物值<10 微克/100 毫升,弥散性血管内凝血时超过 20 微克/100 毫升],酶膜免疫吸附技术等。如果纤维蛋白(原)降解产物增多,表示有急性弥散性血管内凝血的可能。

(4)血浆鱼精蛋白副凝固试验(简称 3P 试验)及乙醇胶试验:这是反映血浆内可溶性纤维蛋白复合体的一种试验。当血管内凝血时,纤维蛋白(原)降解产物与纤维蛋白的单体结合形成可溶性复合物,不能被凝血酶凝固。鱼精蛋白可使复合物分离,重新析出纤维蛋白单体。结果发生纤维蛋白单体及纤维蛋白（原）降解产物的自我聚合，形成肉眼可见的絮状沉淀，称为副凝固试验。乙醇胶试验与 3P 试验的原理相同，国内资料显示，3P 试验阳性率为72.6%～88.2%，乙醇胶的阳性率低。两种方法均可有假阳性或假阴性结果。相比之下，乙醇胶试验敏感性差，但较可靠；而 3P 特异性差，假阳性多，如纤维蛋白（原）降解产物裂片分子量较小时，3P 试验也可为阴性。最好能把两者相互参考比较，意义就更大。

（5）优球蛋白溶解时间：优球蛋白是血浆在酸性环境中析出的蛋白成分，其中含纤维蛋白原、纤维蛋白溶解原及其活化素，但不含纤维蛋白溶解抑制物，可用以测定纤维蛋白溶酶原激活物是否增加。正常值应超过 2 小时。如在 2 小时内溶解，表示纤维蛋白溶解亢进。纤维蛋白溶解亢进时，纤维蛋白溶解酶原减少，纤维蛋白溶解酶增多，优球蛋白被大量纤维蛋白溶解酶加速溶解。国内资料显示阳性率为 25%～42.9%。

3. 微血管病性的溶血　在血清中可见到畸形红细胞，如碎裂细胞、盔甲细胞等。血片检查见破碎及变形的红细胞比例超过 2% 时，对弥散性血管内凝血的诊断有参考价值。

4. 其他

（1）弥散性血管内凝血中，抗凝血酶大量消耗，早期即有明显减少，测定结果不受纤维蛋白（原）降解产物的影响，其测定方法有凝血活性及琼脂扩散法免疫活性两种方法。

（2）用 ^{51}Cr 标记血小板或用 ^{125}I 标记纤维蛋白原测定血小板寿命是否缩短。

（3）血小板聚集时，血小板 β 球蛋白及血小板第 4 因子可被释放至血液循环中。增高反映血管内血小板功能亢进，消耗时则见降低。

（4）当血管内有凝血及凝血酶活性增高时，纤维蛋白原的分解增加，纤维蛋白肽 A 增加。可用放射免疫法测定。在色谱分析中可发现有纤维蛋白单体、双体及多聚体增加。

（四）诊　断

1. 弥散性血管内凝血一般诊断标准

（1）存在易致弥散性血管内凝血的基础疾病，如感染、恶性肿瘤、病理产科、大型手术及创伤等。

（2）有下例两项以上的临床表现。

①严重或多发性出血倾向。

②不能用原发病解释的微循环障碍或休克。

③广泛性皮肤及黏膜栓塞、灶性缺血性坏死、脱落及溃疡形成，或不明原因的肺、肾、脑等脏器功能衰竭。

④抗凝治疗有效。

（3）实验检查符合下列条件，同时有下列 3 项以上检验异常。

①血小板计数$<100\times10^9$/升或呈进行性下降白血病，肝病时应$<50\times10^9$/升；或下列两项以上血小板活化分子标志物血浆水平增高：β-血小板球蛋白，血小板第 4 因子，血栓素 B_2，血小板颗粒膜蛋白-140。

②血浆纤维蛋白原含量<1.5 克/升（肝病时应<1 克/升，白血病时应<1.8 克/升）或>4 克/升，或呈进行性下降。

③3P 试验阳性，或血浆纤维蛋白（原）降解产物>0.02 克/升（肝病时应>0.06 克/升）或血浆 D-二聚体水平高。

④凝血酶原时间延长或缩短 3 秒以上（肝病时应>5 秒）。

⑤抗凝血酶Ⅲ活性$<60\%$（不适用于肝病）或蛋白 C 活性降低。

⑥血浆纤维蛋白溶解酶原<0.3 克/升。

⑦因子Ⅷ C 活性$<50\%$。

⑧血浆内皮素-1 含量>80 皮克/毫升，或凝血酶调节蛋白增高。

（4）疑难或特殊病例应有下列两项以上异常。

二十一、弥散性血管内凝血

①血浆凝血酶原碎片 1＋2、凝血酶-抗凝血酶复合物或纤维蛋白肽 A 含量增高。

②血浆组织因子含量增高(阳性)或组织因子途径抑制物水平下降。

③血浆可溶性纤维蛋白单体含量增高。

④血浆纤维蛋白溶解酶-抗纤维蛋白溶解酶复合物水平升高。

国际上,几种弥散性血管内凝血评分诊断法可用于判断弥散性血管内凝血的临床严重程度。结果常与器官受累和止血损害的严重程度及病死率相关。国际血栓止血学会弥散性血管内凝血分会 2001 年推荐的评分诊断法:若评分＞5,可以诊断为弥散性血管内凝血。若临床疑诊而评分＜5,则 2 日后重复测定。使用该评分规则的前提条件是必须存在诱发弥散性血管内凝血的基础疾病。具体标准为血小板计数下降＞100×10^9/升,血小板计数($150 \sim 100$)$\times 10^9$/升,血小板计数＜50×10^9/升分别为 0、1、2 分;纤维蛋白相关产物及 D-二聚体元增多,轻、中、重度增多分别为 0、1、2、3 分;凝血酶原时间延长 0 秒、$3 \sim 6$ 秒、＞6 秒分别为 0、1、2 分,纤维蛋白原水平下降＞1 克/升、＜1 克/升分别为 0、1 分。值得注意的是,纤维蛋白原水平仍不失为弥散性血管内凝血诊断及临床处理的有用指标。

2. 慢性弥散性血管内凝血 慢性弥散性血管内凝血病程可长达数月,症状较轻,可见于转移癌、死胎综合征或巨大血管瘤患者。由于持续及低度的血管内凝血启动,体内调节机制能充分代偿,以致不产生严重临床症状。凝血活性能被充分中和,以及被消耗的止血成分的合成增加,相应的弥散性血管内凝血实验室指标只显示轻度异常。例如,血小板计数轻度减少,纤维蛋白原水平、凝血酶原时间、活化的部分凝血活酶时间等可正常。另一方面,纤维蛋白(原)降解产物和 D-二聚体水平常有增加。弥散性血管内凝血时外周血涂片中显易见红细胞碎片,但数量较少。

3. 弥散性血管内凝血伴有原发性纤维蛋白溶解 弥散性血管内凝血伴有原发性纤维蛋白溶解时，凝血和纤维蛋白溶解系同时被激活，即凝血酶和纤维蛋白溶解酶各自独立地生成。然而，弥散性血管内凝血伴有原发性纤维蛋白溶解和弥散性血管内凝血时的继发性纤维蛋白溶解，两者尚难确切区分。在上述两种情况下都可呈现血小板计数减少、血浆 D-二聚体水平升高、全血块溶解时间缩短、优球蛋白溶解时间缩短，以及纤维蛋白(原)降解产物水平显著增高等。原发性纤维蛋白溶解并发弥散性血管内凝血多见于急性早幼粒细胞白血病、恶性高热、前列腺癌转移和羊水栓塞。

4. 原发性纤维蛋白溶解 原发性纤维蛋白溶解患者纤维蛋白溶解酶生成过盛，缺乏弥散性血管内凝血的诊断依据。原发纤维蛋白溶解可见于重症肝病、前列腺癌、原因不明的患者。原发性纤维蛋白溶解也可由纤维蛋白溶解药物治疗所引发，多数情况下发病属于医源性。原发性纤维蛋白溶解与弥散性血管内凝血的区别：全血块溶解迅速、优球蛋白溶解时间缩短、纤维蛋白(原)降解产物极度升高，但血小板计数正常、D-二聚体水平正常。但接受溶栓药物治疗的原发性纤维蛋白溶解患者 D-二聚体水平升高。

(五)西医治疗

由于弥散性血管内凝血的诱发因素及临床表现的严重程度各不相同，故难以进行药物的随机对照临床试验。治疗决策应注意个体化。

1. 基础疾病的治疗 加强基础疾病治疗是削减弥散性血管内凝血促发因素，增加患者存活的首要措施。例如，革兰阴性细菌感染者加强抗生素治疗，胎盘早剥者进行子宫内清除，主动脉瘤患者行瘤体切除术，组织挤压伤者行清创术等。另一方面，基础疾病本身也能影响患者的器官功能而进一步加重弥散性血管内凝血。

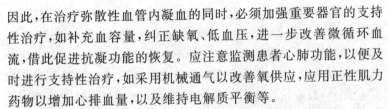

二十一、弥散性血管内凝血

因此,在治疗弥散性血管内凝血的同时,必须加强重要器官的支持性治疗,如补充血容量,纠正缺氧、低血压,进一步改善微循环血流,借此促进抗凝功能的恢复。应注意监测患者心肺功能,以便及时进行支持性治疗,如采用机械通气以改善氧供应,应用正性肌力药物以增加心排血量,以及维持电解质平衡等。

2. 血液制品的应用 弥散性血管内凝血患者通常缺乏止血因子及凝血抑制物。应用血液制品实际上是一种替代性治疗,输注血液制品有可能使弥散性血管内凝血"火上加油"的假设从未被证实。当弥散性血管内凝血患者已有明显的出血表现或准备急诊手术时,需立即输成分血。弥散性血管内凝血伴血小板减少者,手术前输注 6~10 单位浓缩血小板,将血小板计数提高到 50×10^9/升以上为妥。纤维蛋白原<100 毫克/100 毫升者,需输注 8~10 单位冷沉淀物。凝血因子消耗者,可输注 1~2 单位新鲜冷冻血浆。血小板计数、活化部分凝血活酶时间、凝血酶原时间、纤维蛋白原水平等,应每 8 小时测定 1 次,并监测血流动力学变化,以便根据消耗严重度调整血液制品的输注量。此外,肾功能障碍患者,纤维蛋白(原)降解产物和 D-二聚体的清除被延迟,库存血或血浆输注可使纤维蛋白(原)降解产物指标升高。因此,纤维蛋白(原)降解产物和 D-二聚体作为弥散性血管内凝血治疗的监测指标并不可靠。当止血因子回复正常水平时,应停止输注血液制品。凝血酶原复合物有促栓效应,弥散性血管内凝血时应慎用。

3. 肝素 在多数情况下,弥散性血管内凝血诊断时临床表现已经很明显,此时加用肝素治疗常无法降低弥散性血管内凝血病死率。肝素治疗至多提高凝血因子水平,但有加重出血的危险。应特别注意肝肾功能障碍,或创伤、严重出血伴有消耗性止血功能衰竭的患者,应用肝素将增加创伤部位的出血。弥散性血管内凝血患者肝素抗凝效果不佳的主要原因在于:抗凝血酶Ⅲ已经耗尽,且纤维蛋白单体反而增多,其能保护凝血酶使之免受抗凝血酶Ⅲ-

肝素复合物的灭活。

肝素治疗可使某些慢性弥散性血管内凝血者受益,如转移癌、暴发性紫癜、死胎综合征、主动脉瘤(切除前)。肝素亦适用于大血管血栓栓塞性并发症及慢性弥散性血管内凝血患者的外科手术前。此外,肝素治疗常用于急性弥散性血管内凝血患者经积极成分输血或替代治疗后,广泛出血未能改善者;血栓栓塞可能导致不可逆性的组织损伤,如急性肾皮质坏死、指端坏疽等,即使在上述情况下应用肝素也需十分审慎。慢性弥散性血管内凝血,肝素每小时 500～700 单位,持续输注,不需冲击剂量;24 小时无反应者,逐步增加剂量。至于严重的急性弥散性血管内凝血病例,如不匹配的输血反应、羊水栓塞、感染性流产、暴发性紫癜等,有的作者主张静脉肝素首剂负荷量 5 000～10 000 单位,必须同时替代血液制品,继之以每小时 500～1 000 单位持续输注,直到基础疾病的治疗见效。不少作者不主张首剂肝素冲击给药。

4. 抗凝血酶Ⅲ浓缩药 治疗弥散性血管内凝血可以单独应用抗凝血酶Ⅲ浓缩药,或与肝素联合应用。大剂量抗凝血酶Ⅲ浓缩药治疗感染性休克并发弥散性血管内凝血患者的双盲对照临床试验,结果显示弥散性血管内凝血持续时间缩短,病死率虽有所下降,但无统计学意义。因文献报道的病例数较少,目前尚不足以推荐应用于临床。

5. 纤维蛋白溶解抑制药 鉴于纤维蛋白溶解抑制药可以阻断继发性纤维蛋白溶解,曾推测可能有助于维持组织灌注。实际上弥散性血管内凝血伴有继发性纤维蛋白溶解的患者应用纤维蛋白溶解抑制药将加重血栓形成。所以,弥散性血管内凝血时原则上不采用抗纤维蛋白溶解药物治疗。

至于弥散性血管内凝血伴有原发性纤维蛋白溶解的患者则另当别论。例如,某些早幼粒细胞白血病、巨大血管瘤、恶性高热、羊水栓塞、某些肝脏疾病和前列腺癌转移者,在出现下列情况时可考虑抗纤维蛋白溶解治疗：大量出血患者对成分输血等替代性治疗反应不佳；血凝块迅速溶解，或优球蛋白溶解时间明显缩短，显示纤维蛋白溶解过度。应用抗纤维蛋白溶解药之前，应该首先进行血液制品替代性治疗，同时维持肝素持续输注。

（六）中医治疗

本病的治疗应以祛邪补虚为原则，活血化瘀法是针对本病病机的基本治则，应贯穿于疾病治疗的始终，以体现"治病必求于本"的法则。古代医家积累了丰富的活血化瘀的经验且论述较多，故凡血证，总以祛瘀为要，且既有血瘀之证，医者按证治之；宜行血不宜止血；行血则血循经络，不止自至；血有蓄而结者，宜破之逐之；血有虚而滞者，宜补之活之。本病根据病理机制可分为血瘀热毒、血瘀气虚、血瘀阴虚及血瘀阳虚来辨证治疗。

1. 辨证治疗

（1）血瘀热毒

主症：壮热不退，心烦口渴，甚或神昏谵语，肌肤呈大片紫斑，甚或呕血、衄血、便血，小便短赤，大便秘结，舌绛或紫暗，有瘀斑，苔黄，脉弦数。

治则：化瘀凉血，清热解毒。

方药：桃红四物汤合清瘟败毒饮加减。桃仁 12 克，红花 10 克，当归 15 克，川芎 10 克，赤芍 12 克，生地黄 15 克，黄连 10 克，黄芩 12 克，栀子 10 克，石膏 30 克，知母 12 克，牡丹皮 12 克，白茅根 30 克，犀角粉 3 克（或水牛角粉 30 克代），仙鹤草 30 克。

用法：水煎服，每日 1 剂。

加减：若腑热重、大便秘结、腹部胀满、舌生芒刺、脉实者，加大黄、芒硝，以泄热通腑；高热神昏者，加紫雪丹或安宫牛黄丸，以清热开窍。

(2)血瘀气虚

主症:面色淡白或晦滞,身倦乏力,气少懒言,疼痛如刺,常见于胸胁,痛处不移,拒按,舌淡暗或有紫斑,脉沉涩。

治则:活血化瘀,补气摄血。

方药:桃红四物汤合归脾汤加减。桃仁12克,红花10克,当归15克,川芎10克,赤芍12克,黄芪20克,党参20克,白术10克,茯苓15克,仙鹤草30克,墨旱莲20克,广木香6克,茜草20克。

用法:水煎服,每日1剂。

加减:心悸不眠者,加远志、酸枣仁以养心安神。

(3)血瘀阴虚

主症:心烦易怒,失眠多梦,头晕眼花,腰膝酸软,小便次数多、量少,心率偏快,夜间盗汗,手足心发热,耳鸣,五心烦热或午后潮热,颧红,消瘦,舌红少苔。

治则:活血化瘀,滋阴养血,凉血止血。

方药:桃红四物汤合杞菊地黄汤加减。桃仁12克,红花10克,当归15克,川芎10克,赤芍12克,生地黄15克,枸杞子12克,菊花10克,熟地黄15克,牡丹皮12克,女贞子15克,玄参10克,墨旱莲20克,仙鹤草30克,白茅根30克。

用法:水煎服,每日1剂。

加减:伴低热者,加银柴胡、鳖甲、地骨皮,以养阴清热。

(4)血瘀阳虚

主症:眩晕,倦怠或头重如蒙,胸闷或呕痰涎,舌胖苔腻或白厚,脉滑或弦滑。

治则:活血化瘀,回阳益气。

方药:桃红四物汤合参附汤加减。桃仁12克,红花10克,当归15克,川芎10克,赤芍12克,生地黄15克,人参10克,制附片10克,仙鹤草30克,白茅根30克,墨旱莲20克,茜草15克。

用法:水煎服,每日1剂。

加减：神志不清者，可用苏合香丸，以开窍醒神。出血严重者，可用藕节、地榆、大蓟、小蓟、紫珠草等。

2. 其他疗法　有报道，用丹参注射液治疗暴发型流行性脑脊髓膜炎并发弥散性血管内凝血。所用丹参注射液每支 2 毫升，含生药 4 克。5 岁以下每次 8 克；5～12 岁每次 12～16 克；12 岁以上每次 32 克，加入 5％葡萄糖注射液 200 毫升中，静脉滴注，按病情 7～12 小时使用 3 次，第 2～3 日重复。重症病例首剂滴注，继以每 4 小时 1 次，好转后改服血府逐瘀汤。

3. 中成药　患者出现神志不清，热扰神明时，可选用安宫牛黄丸、紫雪散，每次 1 丸，温开水送服。具有清热开窍的功效。

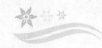

二十二、多发性骨髓瘤

多发性骨髓瘤是恶性浆细胞病中最常见的一种类型,又称骨髓瘤、浆细胞骨髓瘤或 Kahler 病。虽然早在 1844 年对此病已有描述,但直到 1889 年经 KaHLer 详细报告病例后,才普遍为人们所注意,多发生于中老年人。其主要特征是骨髓中出现恶变浆细胞,血和尿中有单克隆免疫球蛋白及广泛的骨质疏松或溶骨性病变。化学治疗是本病的基本疗法,可改善症状、延长生存期,但不能治愈本病。异基因造血干细胞移植虽有可能治愈本病,但移植相关的死亡率较高。本病的发病率在不同国家、种族之间有所不同。英、美等国白种人男性发病率为 2.0~3.1/10 万,女性发病率 2.0~2.5/10 万;黑种人男性发病率为 4.8~7.4/10 万,女性发病率为 4.3~4.7/10 万。本病在亚洲人种的发病率较低,如在日本男性的发病率为 0.9~1.1/10 万,女性为 0.6~0.8/10 万;新加坡男性发病率为 0.8/10 万,女性为 0.7/10 万。本病在我国的确切发病率尚待调查。多发性骨髓瘤约占全部恶性肿瘤的 1%,约占造血系统恶性肿瘤的 10%。

(一)病　因

多发性骨髓瘤的病因迄今尚未完全明确。临床观察、流行病学调查和动物实验提示,电离辐射、慢性抗原刺激、遗传因素、病毒感染、基因突变可能与多发性骨髓瘤的发病有关。多发性骨髓瘤在遭受原子弹爆炸影响的人群和在职业性接受或治疗性接受放射线人群的发病率显著高于正常人。接受射线剂量愈高,发病率也愈高,提示电离辐射可诱发本病,但潜伏期较长,有时长达 15 年以上。据报道,化学物质,如石棉、砷、杀虫剂、石油、化学产品、塑料及橡胶类的长期接触可能诱发本病,但此类报道大都比较零散,尚缺乏足够令人信服的证据。临床观察到,患有慢性骨髓炎、胆囊炎、脓皮病等慢性炎症的患者较易发生多发性骨髓瘤。动物实验(向小鼠腹腔注射矿物油或包埋塑料)证明,慢性炎症刺激可诱发腹腔浆细胞瘤。多发性骨髓瘤除在某些种族(如黑色人种)的发病率高于其他种族外,居住在同一地区的不同种族的发病率也有不同,以及某些家族的发病率显著高于正常人群,均提示多发性骨髓瘤的发病可能与遗传因素有关。病毒与多发性骨髓瘤发病有关已在多种动物实验中得到证实,早先有报告 EB 病毒与人多发性骨髓瘤发病有关,近年来又报道人类疱疹病毒-8 与多发性骨髓瘤发病有关,但是否偶合尚待进一步澄清。多发性骨髓瘤可能有多种染色体畸变及癌基因激活,但未发现特异的标志性的染色体异常。多发性骨髓瘤的染色体畸变发生率与病情及预后有关,如运用常规核型分析方法检测,在临床Ⅰ期患者染色体畸变率约为 20%,临床Ⅲ期为 50%,有髓外侵犯者则高达 80% 以上。染色体畸变是否是多发性骨髓瘤发病的始动因素尚待研究证实。恶性肿瘤是多因素、多基因、多步骤改变导致的疾病,多发性骨髓瘤也不例外。

(二)临床表现

多发性骨髓瘤临床表现多种多样,有时患者的首发症状并不使人直接考虑到本病的可能,则易发生误诊或漏诊。

1. 骨痛　骨痛是本病的主要症状之一。疼痛程度轻重不一,早期常是轻度的、暂时的,随着病程进展可以变为持续而严重。疼痛剧烈或突然加剧常提示发生了病理性骨折。少数患者有肩关节或四肢关节痛。绝大多数(90%～93%)患者在全病程中都会有不同程度的骨痛症状,但确有少数患者始终无骨痛。除骨痛、病理骨折外,还可出现骨骼肿物,瘤细胞白骨髓向外浸润,侵及骨质、骨膜及邻近组织,形成肿块。这种骨骼肿块常为多发性,常见部位是胸肋骨、锁骨、头颅骨、鼻骨、下颌骨及其他部位。与孤立性浆细胞瘤不同的是,其病变不仅是多发的,而且骨髓早已受侵犯,并有大量单克隆免疫球蛋白的分泌。

2. 贫血及出血倾向

(1)贫血:贫血是本病另一常见临床表现。绝大多数(90％)患者都在病程中出现程度不一的贫血,其中部分(10.4％)患者是以贫血症状为主诉而就诊。贫血程度不一,一般病程早期较轻,晚期较重,血红蛋白可降到 50 克/升以下。造成贫血的主要原因是骨髓中瘤细胞恶性增生、浸润,抑制了造血组织。此外,肾功能不全、反复感染、营养不良等因素也会造成或加重贫血。

(2)出血倾向:出血倾向在本病也不少见,约 9.2％是以出血为首发症状而就医,而在病程中出现出血倾向者可达 10％～25％。出血程度一般不严重,多表现为黏膜渗血和皮肤紫癜,常见部位为鼻腔、牙龈、皮肤,晚期可发生内脏出血及颅内出血。导致出血的原因是血小板减少和凝血障碍。血小板减少是因骨髓造血功能受抑,凝血障碍则因大量单克隆免疫球蛋白覆盖于血小板表面及凝血因子(纤维蛋白原、凝血酶原、因子Ⅴ、Ⅶ、Ⅷ等)表面,影响其功能。免疫球蛋白异常增多使血液黏滞性增加,血流缓慢不畅,损害毛细血管,也可造成或加重出血。

3. 反复感染 本病患者易发生感染,尤以肺炎球菌性肺炎多见,其次是泌尿系感染和败血症。病毒感染中以带状疱疹、全身性水痘为多见。以发热、感染为主诉而就医者占 17.0％,其中多数系肺部感染。部分患者因反复发生肺炎住院,进一步检查方确诊为多发性骨髓瘤并发肺炎。对晚期多发性骨髓瘤患者而言,感染是重要致死原因之一。本病易有感染的原因是正常多克隆 B 细胞-浆细胞的增生、分化、成熟受到抑制,正常多克隆免疫球蛋白生成减少,而异常单克隆免疫球蛋白缺乏免疫活性,使机体免疫力减低,致病菌乘虚而入。此外,T 细胞和 B 细胞数量及功能异常,以及化学治疗药物和糖皮质激素的应用,也增加了感染的机会。

4. 肾脏损害 肾脏病变是本病比较常见而又具特征性的临床表现。10.6%是以泌尿系统症状或尿检查异常为初诊时的主要问题。由于异常单克隆免疫球蛋白过量生成和重链与轻链的合成失去平衡,过多的轻链生成,分子量仅有 23kD 的轻链可自肾小球滤过,被肾小管重吸收,过多的轻链重吸收造成肾小管损害。此外,高钙血症、高尿酸血症、高黏滞综合征、淀粉样变性及肿瘤细胞浸润,均可造成肾脏损害。患者可有蛋白尿、本-周蛋白尿、镜下血尿,易被误诊为"肾炎",最终发展为肾功能不全。肾衰竭是多发性骨髓瘤的致死原因之一。在大多数情况下,肾衰竭是慢性、渐进性的,但少数情况下可发生急性肾衰竭,主要诱因是高钙血症和脱水,若处理及时得当,尚可逆转。

5. 高钙血症 血钙升高是由于骨质破坏使血钙逸入血中,肾小管排泌钙减少及单克隆免疫球蛋白与钙结合的结果。增多的血钙主要是结合钙而非离子钙,血钙>2.58 毫摩/升,即为高钙血症。高钙血症的发生率报道不一,欧美国家多发性骨髓瘤患者在诊断时高钙血症的发生率为 10%~30%,当病情进展时可达30%~60%。高钙血症可引起头痛、呕吐、多尿、便秘,重者可致心律失常、昏迷,甚至死亡。钙沉积在肾脏造成肾脏损害,重者可引起急性肾衰竭,威胁生命,故需紧急处理。

6. 高黏滞综合征 血中单克隆免疫球蛋白异常增多,一则包裹红细胞,减低红细胞表面负电荷之间的排斥力而导致红细胞发生聚集;二则使血液黏滞度尤其是血清黏滞度增加,血流不畅,造成微循环障碍,引起一系列临床表现称为高黏滞综合征。常见症状有头晕、头痛、视力障碍、肢体麻木、肾功能不全,严重影响脑血流循环时可导致意识障碍、癫痫样发作,甚至昏迷。眼底检查可见视网膜静脉扩张呈结袋状"香肠",伴有渗血、出血。在老年患者,血液黏滞度增加、贫血、血容量扩增可导致充血性心力衰竭,雷诺现象也可发生。

高黏滞血症的发生既与血中免疫球蛋白浓度有关,也与免疫球蛋白类型有关。当血液黏滞度(血浆或血清黏滞度)超过正常3倍以上,血中单克隆免疫球蛋白浓度超过30克/升时,易发生高黏滞血症。在各种免疫球蛋白类型中,IgM分子量大、形状不对称并有聚集倾向,故最易引起高黏滞血综合征。其次,IgA和IgG3易形成多聚体,也较易引起高黏滞综合征。

7. 高尿酸血症 血尿酸升高＞327微摩/升者在多发性骨髓瘤常见。多发性骨髓瘤中67%有高尿酸血症。血尿酸升高是由于瘤细胞分解产生尿酸增多和肾脏排泄尿酸减少的结果。血尿酸升高虽然很少引起明显临床症状,但可造成肾脏损害,应予以预防和处理。

8. 神经系统损害 瘤细胞浸润、瘤块压迫、高钙血征、高黏滞综合征、淀粉样变性,以及病理性骨折造成的机械性压迫均可成为神经系统病变和症状的原因。神经系统症状多种多样,既可表现为周围神经病和神经根综合征,也可表现为中枢神经系统症状。胸椎、腰椎的压缩性病理性骨折可造成截瘫。

9. 淀粉样变性 免疫球蛋白的轻链与多糖的复合物沉淀于组织器官中即造成本病的淀粉样变性。受累的组织器官常较广泛,舌、腮腺、皮肤、心肌、胃肠道、周围神经、肝、脾、肾、肾上腺、肺等均可被累及,可引起舌肥大、腮腺肿大、皮肤肿块或苔藓病、心肌肥厚、心脏扩大、腹泻或便秘、外周神经病、肝脾大、肾功能不全等。淀粉样变性的诊断依赖于组织活检病理学检查,包括形态学、刚果红染色及免疫荧光检查。

10. 肝脾大及其他 瘤细胞浸润、淀粉样变性导致肝大,见于

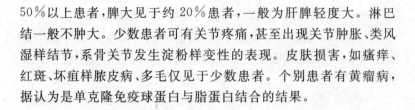

50％以上患者,脾大见于约 20％患者,一般为肝脾轻度大。淋巴结一般不肿大。少数患者可有关节疼痛,甚至出现关节肿胀、类风湿样结节,系骨关节发生淀粉样变性的表现。皮肤损害,如瘙痒、红斑、坏疽样脓皮病、多毛仅见于少数患者。个别患者有黄瘤病,据认为是单克隆免疫球蛋白与脂蛋白结合的结果。

（三）辅助检查

1. 血常规 贫血见于绝大多数患者,随病情进展而加重。一般属正细胞正色素性贫血,但可有大细胞性贫血伴骨髓幼红细胞类巨幼变,也可因有失血而表现小细胞低色素性贫血。红细胞常呈缗钱状排列,血沉也明显加快,常达 80～100 毫米/小时,此因异常球蛋白包裹红细胞表面使红细胞表面负电荷之间排斥力下降而相互凝集的结果。红细胞凝集现象可能给红细胞计数、血型检查造成困难。

白细胞计数正常或减低。白细胞减少与骨髓造血功能受损及白细胞凝集素的存在有关。白细胞分类计数常显示淋巴细胞相对增多至 40％～55％。外周血涂片偶可见到个别瘤细胞,若出现大量瘤细胞应考虑为浆细胞白血病。

血小板计数正常或减少。血小板减少的原因是骨髓造血功能受抑和血小板凝集素存在的缘故。当血小板表面被异常球蛋白覆盖时,其功能受到影响,也可成为出血的原因之一。

2. 骨髓象 骨髓瘤细胞的出现是多发性骨髓瘤的主要特征。瘤细胞数量多少不等,一般都占有核细胞 5％以上,多者可达 95％以上。骨髓一般呈增生性骨髓象,各系统比例与瘤细胞数量有关。当瘤细胞所占比例较小时,粒细胞和红细胞系比例可大致正常,巨核细胞数也可在正常范围;当瘤细胞数量较多,所占比例较大时,粒细胞系、红细胞系及巨核细胞均可明显减少。值得提出的是,在部分患者,特别在病程早期,骨髓瘤细胞可呈灶性分布,单个部位骨髓穿刺不一定检出骨髓瘤细胞,此时应做多部位骨髓穿刺或骨髓活检,方可发现瘤细胞。瘤细胞易位于涂片尾部,应注意仔细查找。

骨髓瘤细胞形态呈多样性。分化良好者与正常成熟浆细胞形态相似,分化不良者呈典型骨髓瘤细胞形态,而多数瘤细胞形态似幼浆细胞或原浆细胞形态。同一患者的骨髓中可出现形态不一的骨髓瘤细胞。典型骨髓瘤细胞较成熟浆细胞大,直径为 30～50 微米,外形不规则,可有伪足,胞质蓝染,核旁空晕消失或不明显,胞质中可见泡壁含核糖核酸、泡内含中性核蛋白的空泡,也可见到含本-周蛋白的类棒状小体,以及外层含免疫球蛋白而内含糖蛋白的嗜酸小体(Rusell 小体),核较大,核染色质细致,有 1～2 个核仁。少数瘤细胞具有双核或多核,但核分裂并不常见。IgA 型骨髓瘤细胞质经瑞氏染色可呈火焰状,此因嗜碱性糖蛋白被嗜酸性糖蛋白取代的缘故。据观察,瘤细胞形态近似成熟浆细胞者病程进展较慢,瘤细胞形态呈分化不良者病程进展较快。

应用抗免疫球蛋白的重链抗体和抗免疫球蛋白轻链抗体进行免疫荧光法检查,可发现骨髓瘤细胞呈阳性,但仅含有 1 种重链和 1 种轻链,与其血清中 M 蛋白的重链、轻链类型一致。

3. 血清异常单克隆免疫球蛋白　异常单克隆免疫球蛋白增多引起的高球蛋白血症是本病的重要特征之一。血清人血白蛋白减少或正常,白蛋白/球蛋白比例常倒置。异常单克隆免疫球蛋白大量增多的同时,正常免疫球蛋白常明显减少。检测血清异常单克隆免疫球蛋白的方法有下述几种。

(1)血清蛋白醋酸纤维薄膜电泳:异常增多的单克隆免疫球蛋白表现为一浓集的窄带,经密度扫描仪绘出的图像表现为一窄底高峰,其峰高度至少较峰底宽度大 2 倍以上,即"M"成分,这是单克隆免疫球蛋白量大而且完全一致之故。M 成分可出现在 γ 区

（IgG、IgM）、β 或 α_2 区（IgA），这取决于单克隆免疫球蛋白的类型。当 M 成分显著增多时，其他免疫球蛋白及血清人血白蛋白常明显减少。

（2）免疫电泳：单克隆免疫球蛋白在免疫电泳上表现为异常沉淀弧，在出现一种异常重链沉淀弧和一种异常轻链沉淀弧的同时，另一种轻链和其他类型重链常明显减少。根据免疫电泳结果可以确定单克隆免疫球蛋白类型，从而对多发性骨髓瘤进行分型，即 IgG 型、IgA 型、IgD 型、IgM、IgE 型、轻链型、双克隆或多克隆型、不分泌型。

（3）聚合酶链反应：近几年来，采用聚合酶链反应技术检测免疫球蛋白重链基因重排作为单克隆 B 细胞-浆细胞恶性增生的标志，用于本病的诊断及与良性反应性免疫球蛋白增多的鉴别诊断。用上述方法检出单克隆免疫球蛋白后，尚需进行定量，目前多采用速率散射比浊法确定免疫球蛋白浓度。

4. 尿液　常规检查常发现有蛋白尿、镜下血尿，但管型少见，有时可见到浆（瘤）细胞。具有诊断意义的是尿中出现本-周蛋白，又称凝溶蛋白，该蛋白在酸化的尿液中加热至 $50\%\sim60\%$ 时发生凝固，但进一步加热则又溶解。本-周蛋白就是自肾脏排出的免疫球蛋白轻链。在多发性骨髓瘤，重链与轻链的合成比例失调，往往有过多轻链生成，故血中轻链浓度明显升高。轻链的分子量仅 23kD，可通过肾小球基底膜而排出，故出现本-周蛋白尿。由于单克隆浆（瘤）细胞仅能合成一种轻链（κ 或 λ 链），故本-周蛋白仅为一种轻链。应用免疫电泳可确定本-周蛋白为何种轻链。近年来，采用速率散射比浊法定量测定尿中轻链含量，显著提高了尿液轻链检测的敏感度和精确度。既往用酸加热法检测本-周蛋白的阳性率为 $30\%\sim60\%$，且有假阳性；而采用尿液轻链定量法的阳性率几近 100%，且不出现假阳性。正常人尿中有 κ 和 λ 两种轻链，含量均低。尿中出现大量单一轻链，而另一种轻链含量减低，甚至

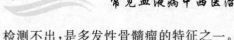

检测不出,是多发性骨髓瘤的特征之一。

5. 肾功能　肾功能常受损,尤多见于病程中期、晚期。血肌酐、尿素氮、内生肌酐清除率测定、酚红排泄试验、放射性核素肾图等检查可确定肾功能是否受损及受损程度。晚期可发生尿毒症,成为死因之一。当患者有大量本-周蛋白尿时,应避免进行静脉肾盂造影,因造影剂可能与本-周蛋白发生反应而导致急性肾衰竭。

6. 血液生化异常　血钙常升高,国外报道高钙血症在多发性骨髓瘤的发生率为 $30\%\sim60\%$,国内报道发生率为 $15\%\sim20\%$。血磷一般正常,肾功能不全时磷排出减少可引起血磷升高。胆固醇可正常、升高或降低,高胆固醇血症多见于 IgA 型骨髓瘤,低胆固醇血症多见于 IgG 型骨髓瘤。碱性磷酸酶可正常、降低或升高,既往曾认为本病有骨质破坏而无成骨过程,故碱性磷酸酶不升高,并以此作为本病与甲状旁腺功能亢进、骨转移癌的鉴别点之一。但近年来国内外均有研究证明,并非所有多发性骨髓瘤患者均无成骨活动,部分患者的碱性磷酸酶水平可高于正常,故不可根据碱性磷酸酶水平升高而排除本病。高尿酸血症在本病常见,可并发泌尿道结石。

7. X 线及其他影像学检查

(1)X 线检查:在本病诊断上具有重要意义。

①弥漫性骨质疏松。瘤细胞浸润及瘤细胞分泌激活破骨细胞的因子(白细胞介素-1)、淋巴细胞毒素、肿瘤坏死因子引起普遍性骨质疏松。脊椎骨、肋骨、盆骨、颅骨常表现明显,也可见于四肢长骨。

②溶骨性病变。骨质疏松病变的进一步发展即造成溶骨性病变。多发性圆形或卵圆形、边缘清晰锐利似穿凿样溶骨性病变是本病的典型 X 线征象,常见于颅骨、盆骨、肋骨、脊椎骨,偶见于四肢骨骼。

③病理性骨折。骨折在骨质破坏的基础上发生,最常见于下

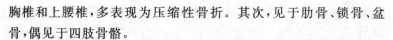

胸椎和上腰椎,多表现为压缩性骨折。其次,见于肋骨、锁骨、盆骨,偶见于四肢骨骼。

④骨质硬化。此种病变少见,一般表现为局限性骨质硬化,出现在溶骨性病变周围。弥漫性骨质硬化罕见。IgD 型骨髓瘤较易并发骨质硬化。

(2)γ-骨显像:是近年来用于检查骨质异常的手段之一。在本病,溶骨性病变表现为病变部位有放射线浓集。此法可一次显示全身骨骼,且较 X 线敏感。X 线仅在骨骼脱钙达 30% 以上时才能显示出病变,而 γ-骨显像在病变早期即可出现放射线浓集征象,γ-骨显像可早于 X 线 3 个月出现异常征象。但应该指出的是,γ-骨显像虽然敏感性较高,但特异性却不高,任何原因引起的骨质代谢增高均可导致射线浓集征象,故应注意鉴别。

(3)CT 和 MRI:用于本病的诊断性检查,特别当骨髓瘤侵犯中枢神经系统或脊椎骨压缩性骨折损伤脊髓、神经根时,CT 和(或)MRI 检查可为诊断提供重要信息。

(四)骨髓瘤分型

根据血清中 M 成分的特点,可将多发性骨髓瘤分为下述 8 种类型。各型既具有基本的共同点,又各具一定的特点。

1. IgG 型 此型是最多见的类型,占全部多发性骨髓瘤的 40%～50%。本型具有前述多发性骨髓瘤的典型临床表现。

2. IgA 型 此型占 15%～20%。除具有与 IgG 型相似的临床表现外,尚有 M 成分出现在 α_2 区、骨髓中有火焰状瘤细胞、高胆固醇血症和髓外骨髓瘤较多见等特点。

3. 轻链型 此型占 15%～20%。瘤细胞仅合成和分泌单克隆轻链,不合成相应的重链。由于轻链分子量远小于白蛋白,故在血清蛋白电泳上不出现 M 成分,而在尿中排出大量轻链。此型瘤细胞常分化较差,增生迅速,骨骼破坏及肾功能损害较重,预后较差。

4. IgD 型 既往曾认为此型少见,国外报道 IgD 型仅占多发性骨髓瘤的 1%。但随着 IgD 型抗血清的逐渐广泛应用,提高了 IgD 型的检出率,近年来报道的 IgD 型多发性骨髓瘤较前明显增多。据国内资料统计,IgD 型占全部骨髓瘤的 8%~10%。此型除具有多发性骨髓瘤的一般表现外,尚有下述特点:患者较年轻,常见于 50 岁以下男性;由于 IgD 正常含量很少,即便当 IgD 含量升高至正常水平的 200 倍(约每日 600 毫克),血清蛋白电泳上也常不显现出明显的 M 成分,因此诊断 IgD 型多发性骨髓瘤需依赖 IgD 定量和免疫电泳,而不是依赖于蛋白电泳;髓外骨髓瘤和髓外浸润多见;本-周蛋白尿多见,常为 λ 链,λ 与 κ 之比为 6∶1;骨质硬化相对较多见。

5. IgE 型 此型罕见,至今国际上仅有少数病例报告,国内尚未见报道。血清中单克隆 IgE 含量很高(45~60 克/升),轻链多为 λ 链。溶骨性病变少见。外周血中浆细胞增多,可呈现浆细胞白血病图像。

6. 双克隆或多克隆型 此型少见,约占 1%。双克隆常为 IgM 与 IgG 联合,或 IgM 与 IgA 联合。双克隆免疫球蛋白的轻链多属于同一类型即 κ 或 λ 链,但可偶为两种轻链即既有 κ 又有 λ 链。双克隆轻链型多发性骨髓瘤也有病例报道。多克隆(三或四克隆)者罕见。双克隆既可来自单一克隆浆(瘤)细胞的分泌,也可来自两个克隆浆(瘤)细胞的分泌。

7. IgM 型 此型在国内少见。除具有多发性骨髓瘤的一般临床表现外,由于其分子量巨大故易引起高黏滞综合征,是此型的特点。需注意与巨球蛋白血症的鉴别。

8. 不分泌型 此型占 1%~2%。此型具有多发性骨髓瘤的典型表现,但血清中无 M 蛋白,尿中无本-周蛋白,因为瘤细胞不分泌免疫球蛋白。应用免疫荧光法可将此型进一步分为不合成型和不分泌型，前者瘤细胞内无免疫球蛋白合成，后者瘤细胞内有免疫球蛋白合成但不能分泌出来。

（五）诊断与鉴别诊断

1. 诊断　本病是容易被误诊的疾病之一。据报道，本病的误诊率可高达 60％以上，易被误为慢性肾炎、营养性贫血、再生障碍性贫血、老年性肺炎、慢性肝病、转移癌、甲状旁腺功能亢进、腰肌劳损、颈椎病、组织细胞增生症、反应性浆细胞增多及良性单克隆免疫球蛋白血症等。究其原因，除部分病例的临床表现不典型给诊断造成困难外，主要原因还是临诊医生对本病的认识和警惕不足。因此，应强调对不明原因的血沉增快、贫血、反复感染（反复肺炎）、骨痛、蛋白尿的中年以上患者进行鉴别诊断时，需考虑到本病的可能性，进行必要的检查（免疫球蛋白、骨髓穿刺、骨骼 X 线检查等）。凡具备前述 3 项诊断指标中 2 项以上者，即可诊断为本病；如不具备前述 3 项诊断指标者，即可排除本病。

2. 鉴别诊断

（1）本病须与其他恶性浆细胞病相鉴别：巨球蛋白血症虽然血中有大量单克隆 IgM，但骨髓中淋巴样浆细胞增多而非骨髓瘤细胞增多，且少有溶骨性损害或肾功能不全；重链病血清中仅出现单克隆重链，轻链缺如，无本-周蛋白尿，多无骨骼破坏；原发性淀粉样变性可有血清 M 蛋白和本-周蛋白尿，但骨髓中无骨髓瘤细胞，也不出现溶骨损害，可资鉴别。

（2）本病与良性浆细胞病（原发性和继发性单克隆免疫球蛋白血症）的鉴别，本病与反应性浆细胞增多的鉴别一般不困难。反应性浆细胞增多见于病毒感染，细菌感染（结核病、伤寒、感染性心内膜炎、链球菌感染等），疫苗接种，血清病，巨球蛋白血症，结节病

等,患者不仅有其原发病的临床特点,而且骨髓中浆细胞一般不超过 10%并为正常成熟浆细胞,免疫球蛋白增多有限且系多克隆性,而非单克隆 M 蛋白,也无骨骼损害。

(六)西医治疗

1. 支持治疗　支持治疗在本病的治疗上占有重要地位,不容忽视。

(1)长期卧床患者容易发生骨骼脱钙、高钙血症、肾功能不全,鼓励患者进行适当的经常性活动有助于改善上述状况。若骨痛限制活动,可给予镇痛药或局部放射治疗达到镇痛效果。

(2)胸肋骨或胸腰椎有病变者,应配用轻便矫正性支架加以保护,既可减轻疼痛,又可防止病理性骨折。

(3)对已有严重胸和(或)腰椎压缩性骨折并有可能损及脊髓而截瘫患者,需限制活动。胸椎、腰椎有溶骨性病变患者应睡铺有软垫的木板硬床,防止脊柱弯曲过度引起骨折而损伤脊髓。

(4)贫血应输红细胞,使血红蛋白浓度维持在 80 克/升以上,以改善患者一般情况,使之能够耐受化学治疗。促红细胞生成素皮下或静脉注射有助于改善贫血。

(5)血小板减少引起出血时,可输浓缩血小板悬液。

(6)当高黏滞综合征严重时,可采用血浆交换法,迅速去除大量异常免疫球蛋白,降低血浆黏滞度,缓解症状。

(7)高钙血症用静脉注射降钙素每日 5～10 单位/千克体重,静脉滴注帕米膦酸二钠每日 60～90 毫克,口服泼尼松每日 60 毫克可有效降低血钙。

(8)高尿酸血症者,口服别嘌醇每日 300～600 毫克,可有效降低血尿酸水平。

(9)脱水是尿钙增多引起多尿、肾小管功能不全引起多尿及高钙血症引起呕吐等因素所造成,治疗上一方面给予补液,使每日尿量达到1 500~2 000毫升,另一方面及时处理高钙血症。

(10)对肾功能不全患者,按肾功能不全治疗原则处理。

(11)本病患者易并发感染,应注意预防感冒,保持口腔卫生。一旦发生感染,应针对病原菌选用有效抗生素,力求早期控制感染。肌内注射丙种球蛋白难以达到有效预防感染作用。静脉输注大剂量丙种球蛋白在本病预防和治疗感染的作用尚在研究之中。

2. 化学治疗 化学治疗是本病的主要治疗手段。新化学治疗药物的应用和用药方法的改进是近年来本病疗效提高的关键因素。

(1)单药治疗:美法仑、环磷酰胺、丙卡巴肼、卡莫司汀、氯乙环己基亚硝脲、长春新碱、多柔比星、依托泊苷等均有疗效。

①应用最久的药物是美法仑加泼尼松(MP)。美法仑8毫克/平方米体表面积,口服,第1~4天;或4毫克/平方米体表面积,口服,第1~7天;泼尼松60~80毫克,口服,第1~7天,4周为1个疗程。MP的有效率约为50%,一般生存期24~30个月,80%患者在5年内死亡。鉴于MP方案虽然有效,但效果不够满意,所以自20世纪80年代起,改为应用多药联合化学治疗治疗本病。

②应用较多的联合化学治疗方案有 M_2 方案。卡莫司汀0.5毫克/千克体重,静脉注射,第1天;环磷酰胺10毫克/千克体重,静脉注射,第1天;美法仑0.25毫克/千克体重,口服,第1~4天;泼尼松1毫克/千克体重,口服,第1~7天,0.5毫克/千克体重,口服,第8~14天;长春新碱0.03毫克/千克体重,静脉注射,第21天,5周为1个疗程。

③VBMCP方案。长春新碱1.2毫克/平方米,静脉注射,第1天;卡莫司汀20毫克/平方米体表面积,静脉注射,第1天;美法仑8毫克/平方米体表面积,口服,第1~4天;环磷酰胺400毫克/平方米体表面积,静脉注射,第1天;泼尼松40毫克/平方米体表面

积,口服,第 1～7 天,20 毫克/平方米体表面积,口服,第 8～14 天,5 周为 1 个疗程。

④VMCP/VBAP 方案。长春新碱 1 毫克/平方米体表面积,静脉注射,第 1 天;美法仑 6 毫克/平方米体表面积,口服,第 1～4 天;环磷酰胺 125 毫克/平方米体表面积,口服,第 1～4 天;泼尼松 60 毫克/平方米体表面积,口服,第 1～4 天,3 周为 1 个疗程;长春新碱 1 毫克/平方米体表面积,静脉注射,第 1 天;卡莫司汀 30 毫克/平方米体表面积,静脉注射,第 1 天;多柔比星 30 毫克/平方米体表面积,静脉注射,第 1 天;泼尼松 60 毫克/平方米体表面积,口服,第 1～4 天,3 周为 1 个疗程。

两个方案(VBMCP、VMCP/VBAP)交替使用。虽有报道指出联合方案优于 MP,但也有研究结果不能确定在缓解率、缓解期、生存期方面联合化学治疗优于 MP。

(2)难治性病例:是指上述 MP 或 VBMCP 方案治疗 2 个疗程无效的病例。初治病例无效者称"原发性难治性骨髓瘤";初治有效而复发后再治无效者称"继发性难治性骨髓瘤"。近年的研究发现,导致骨髓瘤细胞发生耐药的主要原因是多药耐药基因的过度表达,该基因编码的分子量为 170kD 的膜糖蛋白,可将药物泵出细胞外,使化学治疗失败。除多药耐药基因外,瘤细胞还可通过改变药物代谢方式、变换药物靶子及增强自身修复能力等多种途径产生耐药性。针对一种耐药机制的治疗,难以克服瘤细胞的耐药性。一旦发生多药耐药,多柔比星、长春新碱、鬼臼毒素类将难以奏效。目前,对难治性病例多采用 VAD 方案或大剂量美法仑方案治疗。

①VAD 方案。长春新碱每日 0.4 毫克,持续静脉滴入,共 4 天;多柔比星每日 10 毫克/平方米体表面积,持续静脉滴入,共 4 天;地塞米松每日 40 毫克,口服,第 1～4 天、第 9～12 天、第 17～20 天,25 天为 1 个疗程。此方案对难治性病例的有效率为 45%～

66％，一般生存期 11～16 个月，主要不良反应是大剂量地塞米松导致的继发性感染。

②化疗加多药耐药基因逆转剂。对证实有多药耐药基因高表达的难治性病例，可在化学治疗的同时加用多药耐药基因逆转剂，即维拉帕米 40～80 毫克，口服，每日 3 次；或环孢素 4 毫克/千克体重，静脉注射，每日 2 次，第 1～3 天，2.5 毫克/千克体重，静脉注射，每日 2 次，第 4～5 天；也可每日口服环孢素 5 毫克/千克体重。

③大剂量美法仑方案。美法仑 50～100 毫克/平方米体表面积，静脉注射，第 1 天。此方案的有效率约 40％，主要不良反应是骨髓抑制，需加以注意。

④其他。除上述 VAD、VAD 加多药耐药基因逆转剂和 HDM 方案外，对难治性病例尚可选择 CBV（环磷酰胺、卡莫司汀、依托泊苷）方案或 EDAP（依托泊苷、地塞米松、多柔比星、顺铂）方案，两者的有效率均约 40％。有报道大环内酯类抗生素克拉霉素 500 毫克，每日 2 次对本病有效，甚至对化学治疗耐药的病例也可能奏效。口服沙利度胺由每日 200 毫克逐渐增至每日 400～800 毫克，用药 6 周以上，此药通过阻止血管生成而抑制肿瘤生长，有效率约为 30％，不良反应有嗜睡、便秘、乏力、周围神经病等。

3. 维持治疗 在 20 世纪 70 年代末期和 80 年代，曾采用 MP 或联合用药方案间歇治疗作为化学治疗取得完全缓解后的长期维持治疗，但均未能取得明显延长缓解期的肯定效果。这是由于残留瘤细胞多系耐药细胞，故化学治疗难以奏效。近年来研究免疫治疗，如将患者瘤细胞与其树突状细胞在体外融合，制成瘤苗接种于缓解期患者，期望激活患者免疫效应细胞，杀伤残留的多发性骨髓瘤细胞。

4. 干扰素及其他生物反应调节剂 干扰素是具有抗病毒，影响（抑制或刺激）细胞生长，调节免疫等多种功能的细胞因子。干扰素对细胞（包括肿瘤细胞）生长的影响多表现为抑制作用，同时干扰素也有激活自然杀伤细胞、激活细胞毒性 T 细胞、刺激 B 细胞合成免疫球蛋白等调节免疫作用,因此被用于肿瘤包括本病的治疗。应用 α-干扰素 $(3\sim5)\times10^6$ 单位,皮下注射,每周 3 次,至少 6 周以上,单药治疗本病初治患者的有效率为 $10\%\sim20\%$,多为部分缓解。若与化学治疗合并使用,是否优于单用化学治疗尚有争论,虽然较多报道肯定化学治疗合并 α-干扰素可提高缓解率和延长缓解期,但部分报道认为加用 α-干扰素对疗效并无影响。至于难治性病例,各家报道均认为 α-干扰素很难奏效。对于化学治疗取得完全缓解后患者的维持治疗,虽然部分研究报告持否定态度,但是多数研究肯定应用 α-干扰素 $(3\sim5)\times10^6$ 单位皮下注射,每周 3 次,长期注射,作为维持治疗,可以获得延长缓解期的效果。此一争论尚待进一步研究澄清。

细胞因子和骨髓基质对多发性骨髓瘤细胞的生存、增生起着重要作用,把有关细胞因子和基质细胞作为治疗靶向是近年来的研究热点。白细胞介素-6 是诱导 B 细胞分化和刺激 B 细胞-浆细胞生长的重要细胞因子。人骨髓瘤细胞体外培养需要白细胞介素-6,骨髓瘤患者骨髓中及血清中白细胞介素-6 水平也显著升高,这些都提示白细胞介素-6 在本病的发病机制中起着重要作用,因此有研究应用抗白细胞介素-6 单克隆抗体治疗本病,初步报告有一定疗效。肿瘤坏死因子有刺激多发性骨髓瘤细胞增生及分泌白细胞介素-6 作用,砷剂(三氧化二砷)抑制肿瘤坏死因子,故对多发性骨髓瘤有一定疗效。反应停主要通过抑制血管内皮生长因子而起治疗作用。PS-341 是一种蛋白酶抑制剂,通过直接抑制多发性骨髓瘤细胞和阻止基质细胞旁分泌细胞因子发挥疗效,目前已进入临床Ⅱ期试验。有研究报告,维 A 酸通过对白细胞介素-6 受体的负调控,抑制骨髓瘤细胞生长而取得一定疗效。对血清白细胞介素-6 水平升高患者口服维 A 酸治疗的研究仍在进行之中。

骨痛是本病的主要症状之一,帕米膦酸二钠通过抑制羟磷

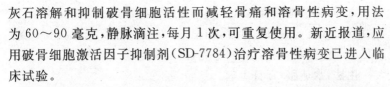

灰石溶解和抑制破骨细胞活性而减轻骨痛和溶骨性病变,用法为 60～90 毫克,静脉滴注,每月 1 次,可重复使用。新近报道,应用破骨细胞激活因子抑制剂(SD-7784)治疗溶骨性病变已进入临床试验。

5. 放射治疗 放射治疗适用于不宜手术切除的孤立性骨浆细胞瘤和髓外浆细胞瘤,同时也是减轻局部剧烈骨痛的有效治疗手段。此外,对于化学治疗无效的复发性或耐药性患者采用半身放射治疗或半身放射治疗加联合化学治疗,有效率约为 50％。放射剂量一般为上半身 625 戈瑞,或下半身 850 戈瑞。近年来,由于骨髓移植的进展,全身放射治疗多作为移植前预处理措施之一,而不再单独使用。

6. 手术治疗 当胸椎或腰椎发生溶骨性病变使患者卧床不起并可能因此发生压缩性骨折而导致截瘫时,可以进行病椎切除、人工椎体置换固定术。成功的手术将使患者避免发生截瘫,在一定程度上恢复活动能力,提高生命质量。

7. 造血干细胞移植 化学治疗虽在本病取得了显著疗效,但未能治愈,故自 20 世纪 80 年代起试用骨髓移植配合超剂量化学治疗和全身放射治疗以图根治本病。同基因、异基因、自身骨髓(包括外周血干细胞)移植均已应用于本病的临床治疗。

(七)中医治疗

1. 辨证治疗

(1)阴虚夹瘀

主症:头晕耳鸣,胸胁腰痛,骨痛剧烈,固定不移,肢体伸屈不利,低热盗汗,五心烦热,口渴咽干,舌暗红或有瘀斑,苔少,脉细数。

治则:滋补肝肾,活血化瘀。

方药:杞菊地黄合桃红四物汤加减。熟地黄 12 克,山茱萸 12克,山药 12 克,牡丹皮 10 克,枸杞子 12 克,龟甲 5 克,菊花 10 克,桃仁 10 克,红花 6 克,当归 12 克,川芎 6 克。

用法:水煎服,每日 1 剂。

加减:肾阴虚明显者,可酌加女贞子、墨旱莲;低热盗汗明显者,加鳖甲 15 克,地骨皮 12 克;骨痛剧烈者,可适当加用乳香;有出血者,熟地黄改为生地黄,去桃仁、红花、川芎,加仙鹤草 30 克,茜草 20 克,白茅根 20 克。

(2)阳虚痰阻

主症:纳呆腹胀,倦怠无力,腰膝酸软,形寒肢冷,肢体麻木,抬举无力,骨痛有包块,面色萎黄、水肿,舌淡胖,苔薄白,脉沉滑细。

治则:温补脾肾,化痰通络。

方药:阳和汤和消瘰丸加减。熟地黄 10 克,鹿角 15 克,肉桂6 克,炮姜 6 克,白芥子 12 克,麻黄 3 克,生甘草 6 克,玄参 10 克,贝母 12 克,牡蛎 5 克。

用法:水煎服,每日 1 剂。

加减:可适当加入昆布、夏枯草、南星、山慈姑等,以增强散结之功效。纳呆腹胀明显者,去生甘草,加木香 6 克,砂仁 6 克,白术12 克;面色苍白者,加黄芪 30 克,当归 12 克。

(3)气血两虚

主症:心悸,失眠,头晕,目眩,脱发,面色苍白,爪甲不华,肌肤干清枯裂,形体消瘦,大便难解,妇女月经量少或经闭,舌质淡白,脉象细小。

治则:益气养血,佐以滋肾填精。

方药:六味地黄丸合当归补血汤加减。熟地黄 20 克,山茱萸12 克,山药 12 克,茯苓 12 克,黄芪 30 克,当归 15 克,太子参 20克,黄精 12 克,何首乌 12 克。

用法:水煎服,每日 1 剂。

加减：胺膝酸软明显者，加杜仲 12 克，川续断 10 克；纳差者，加焦山楂、焦神曲、焦麦芽各 30 克，鸡内金 10 克。

(4)热毒炽盛

主症：除骨痛及贫血症状外，还伴有高热，口干气促，或咳吐黄痰；甚则出血发斑，神昏谵语，躁动不安，舌淡红起芒刺，舌苔黄燥，脉虚大而数。

治则：清热解毒，凉血救阴。

方药：清瘟败毒饮加减。生石膏 45 克，知母 12 克，金银花 15 克，连翘 12 克，水牛角 15 克，生地黄 12 克，牡丹皮 12 克，玄参 12 克，黄连 6 克，黄芩 12 克，栀子 10 克。

用法：水煎服，每日 1 剂。

加减：皮肤疖肿者，加蒲公英 20 克，野菊花 15 克，紫花地丁 15 克；腹泻者，加白头翁 20 克；咳黄痰者，加败酱草 20 克，鱼腥草 30 克。尿痛者，加黄柏 12 克，白茅根 20 克；出血明显者，加仙鹤草 30 克，茜草 20 克。

2. 中成药

(1)杞菊地黄口服液每次 1 支，每日 2～3 次，口服。滋肾养肝。适用于肝肾阴虚头晕明显者。

(2)金匮肾气丸每次 1 丸，每日 2～3 次，口服。温补肾阳。适用于肾阳虚腰膝冷痛明显者。

(3)乳必消每次 5～6 片，每日 3 次，口服。适用于软组织及骨肿块者。

(八)预　后

1. 与本病预后有关的因素　临床分期(包括肾功能)、免疫球蛋白分型、浆(瘤)细胞分化程度、血清 β_2-微球蛋白水平、血清乳酸脱氢酶水平及浆细胞标记指数。

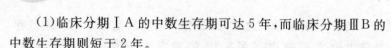

(1)临床分期ⅠA的中数生存期可达5年,而临床分期ⅢB的中数生存期则短于2年。

(2)免疫球蛋白类型对预后也有影响,轻链型预后较差,IgA型预后也逊于IgG型。

(3)浆(瘤)细胞分化不良者预后劣于浆(瘤)细胞分化较好者。

(4)β_2-微球蛋白系低分子量蛋白,是人类白细胞抗原-A、B、C组织相容性抗原复合物的轻链部分,正常血清β_2-微球蛋白含量<2.7微克/毫升,几乎全部由肾脏排出,近端肾小管以胞饮形式摄取,在肾小管细胞溶酶体降解为氨基酸。在本病由于瘤细胞增生及分泌、细胞周转加速及肾功能损害而导致血、尿β_2-微球蛋白水平升高。目前公认,β_2-微球蛋白是本病的重要预后因素,血清β_2-微球蛋白明显升高为高危因素之一。

(5)血清乳酸脱氢酶水平升高由组织坏死释放引起,见于多种炎症、溶血、组织或肿瘤坏死,虽不具特异性,但乳酸脱氢酶明显升高是本病的另一高危因素。

(6)浆细胞标记指数代表浆(瘤)细胞合成DNA状况,反映骨髓瘤进展状态。浆细胞标记指数<1,属低危组;浆细胞标记指数>3,表示骨髓瘤处进展状态,属高危组。

(7)此外,对于C反应蛋白和胸苷激酶是否为独立的具有预后意义的因素,目前存在不同意见,尚无定论。

2. 分组 本病的病程在不同患者之间有很大差异。按上述预后因素分析,可将本病患者分为低危组、中危组和高危组。目前尚无公认的、统一的划分标准,下述划分标准仅作为参考。

(1)低危组:在诊断时临床分期为ⅠA、β_2-微球蛋白<2.7微克/毫升、浆细胞标记指数<1%,中数生存期>5年。

(2)中危组:在诊断时临床分期为Ⅱ期,β_2-微球蛋白>2.7微克/毫升或浆细胞标记指数>1%,中数生存期约为3年。

(3)高危组:在诊断时临床分期为Ⅲ期,β_2-微球蛋白≥2.7毫

微克/毫升,同时浆细胞标记指数≥1‰,一般生存期约为1年半。

就本病总体而言,在目前以化学治疗为主的条件下,患者的一般生存期为30～36个月。导致患者死亡的主要原因是感染、肾衰竭、骨髓瘤进展所致全身衰竭或多器官衰竭,少数患者因胃肠道或颅内出血而死亡。约有5‰患者转变为急性白血病,多为急性浆细胞白血病,但也可为急性单核细胞白血病、急性粒-单核细胞白细胞或急性粒细胞白血病。

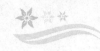

二十三、巨球蛋白血症

血液中出现异常球蛋白增多(免疫球蛋白 M、丙种球蛋白 M)即称为巨球蛋白血症。增多的 IgM 多为单克隆性,但也可为多克隆性。因水分子量较大(950kD)且常形成五聚体,故名为巨球蛋白血症。本病的特点是老年患者,血中出现大量单克隆 IgM,并伴有贫血,出血,高黏滞综合征等一系列临床表现。因本病首先被瑞典学者 Waldenström 发现,故冠其名。本病患者约占巨球蛋白血症全部患者的 25%。属恶性浆细胞病范畴。

(一)病　因

如同其他恶性浆细胞病一样,病因尚不完全明了,引起巨球蛋白血症的疾病可分为以下几类:良性单克隆巨球蛋白血症(属良性单克隆高免疫球蛋白血症的一种)及冷凝集素综合征;浆细胞病即 Waldenström 巨球蛋白血症、IgM 型多发性骨髓瘤及髓外浆细胞瘤;B 淋巴细胞肿瘤即慢性淋巴细胞白血病、弥散型恶性淋巴瘤。

(二)临床表现

本病多见于老年人,欧美国家中位发病年龄为 63 岁,男性多于女性。40 岁以下患者罕见。

病程进展较缓慢,常有贫血、淋巴结肿大及肝脾大,故临床表现类似慢性淋巴细胞白血病或淋巴瘤。本病很少有溶骨性病变,这是与 IgM 型多发性骨髓瘤的重要鉴别点之一。

二十三、巨球蛋白血症

1. 贫血 贫血是最常见的临床表现，80％患者在诊断时已有贫血，当病程进展到后期时，血红蛋白浓度可降至50克/升以下。引起贫血的原因是多方面的，包括造血功能抑制、红细胞破坏加速、失血、血浆容量增加使血液稀释等。

2. 出血倾向 多表现为鼻腔黏膜出血、口腔黏膜出血、皮肤紫癜，晚期可发生内脏或脑出血。出血倾向是由于单克隆IgM与多种凝血因子（Ⅰ、Ⅲ、Ⅴ、Ⅷ等）形成复合体，影响凝血因子功能；IgM覆盖血小板表面，影响血小板功能；血小板数量减少，以及高黏滞血症损害微血管等多种因素引起。

3. 高黏滞综合征及雷诺现象 当血中单克隆IgM大量增多（>30克/升），血浆黏滞性升高至正常的3倍以上时，血浆黏稠性显著增高使血流迟缓，造成微循环障碍，可引起高黏滞综合征，表现如下。

（1）神经系统症状：头痛系神经系统早期症状，可能因血容量增加使颅内压增高引起；脑血循环不良引起头晕、共济失调，重者导致意识障碍，甚至昏迷；可出现周围神经损害或中枢神经损害症状。

（2）出血倾向：视网膜血管扩张呈结节状（"腊肠样"变化），伴渗出、出血、视盘水肿。血容量增加及血液黏滞度增高导致充血性心力衰竭。单克隆IgM可以是冷球蛋白，遇冷发生沉淀，故而引起雷诺现象。

4. 神经系统症状 神经系统症状多种多样，既可有周围神经病，又可有局限性中枢神经系统损害，甚至弥漫性脑功能障碍。其中以周围神经病最为常见，四肢感觉和运动障碍呈对称性，感觉障碍常重于运动障碍，下肢症状常首先出现，且常重于上肢。造成神经系统损害的因素有高黏滞综合征、淀粉样变性、浆细胞样淋巴细胞浸润。此外，部分患者的单克隆IgM可特异地与神经髓鞘磷脂相关糖蛋白结合或与神经糖脂结合，推测此种自身免疫反应导致了脱髓鞘病变。但是并非所有患者的单克隆 IgM 均具有此特性。

5. 肾功能损害及蛋白尿 本病的肾功能不全发生率显著低于多发性骨髓瘤。本-周蛋白尿也较少见，在多发性骨髓瘤，大量轻链自肾脏排出、肾小管损害及管型形成是其肾脏损害特点，而在本病，大分子量 IgM 沉淀于肾小球引起肾小球损害为其特点。此外，高黏滞综合征、淀粉样变性及浆细胞样淋巴细胞的间质浸润也都可成为肾功能损害的因素。

6. 淀粉样变性 见于部分患者，舌、心肌、胃肠道、肝、脾、神经系统、皮肤及其他组织器官均可被累及。

7. 感染、溶骨性病变及其他 本病患者易继发感染，特别是肺炎，但本病的免疫缺陷不如多发性骨髓瘤严重。溶骨性病变在本病少，少数患者有类风湿关节炎样关节改变。

(三)辅助检查

1. 血常规检查 常呈贫血，也可有白细胞及血小板减少。外周血涂片中可出现少量浆细胞样淋巴细胞，红细胞常呈缗钱状排列，血沉明显增快。骨髓象显示浆细胞样淋巴细胞弥漫性增生，常伴有淋巴细胞、浆细胞、组织嗜碱细胞增多。

2. 血清蛋白电泳 显示 γ 区出现 M 成分。应用免疫电泳可进一步鉴定此 M 成分为单克隆 IgM，免疫球蛋白定量法可测定单克隆 IgM 含量，当患者出现临床表现时，单克隆 IgM 含量常＞30 克/升（正常值 0.6～2 克/升）。约 1/3 的 IgM 为冷沉淀球蛋白，在 4℃左右沉淀，这种沉淀是可逆的。偶有 IgM 系热沉淀球蛋白，加热到 50℃～60℃时沉淀，这种沉淀是不可逆的。

3. 其他 由于 IgM 增多，患者可有阳性絮状反应、假阳性梅毒血清反应、类风湿因子阳性。部分患者有补体水平降低，随着血清 IgM 增多，患者血容量增加，血液黏滞度升高，主要是血浆黏滞度显著增加。

(四)诊断与鉴别诊断

1. 诊断　本病的诊断依据是老年发病、血清中出现单克隆 IgM＞30 克/升及骨髓中有淋巴样浆细胞浸润。须与 IgM 型多发性骨髓瘤、慢性淋巴细胞白血病、恶性淋巴瘤及良性单克隆免疫球蛋白血症等相鉴别。

2. 鉴别诊断

(1)与 IgM 型多发性骨髓瘤的主要鉴别点：本病骨髓象特征是浆细胞样淋巴细胞浸润,而多发性骨髓瘤骨髓象特征是骨髓瘤细胞浸润；本病少有溶骨性病变,而多发性骨髓瘤则有典型的多发性穿凿样溶骨性损害。

(2)与原发性(良性)单克隆巨球蛋白血症的主要鉴别点：本病有多种临床症状,而良性单克隆巨球蛋白血症无临床症状；本病常有肝脾大及淋巴结肿大,而良性单克隆巨球蛋白血症者无阳性体征；本病常有贫血及高黏滞血症,而良性单克隆巨球蛋白血症者无贫血,血液黏滞度也常在正常范围；本病的单克隆 IgM＞30 克/升且逐渐增多,而良性单克隆巨球蛋白血症者单克隆 IgM＜30 克/升且长期稳定。

(五)西医治疗

(1)当患者无贫血、出血倾向、高黏滞综合征、肾功能不全或神经系统症状时,不宜进行化学治疗。

(2)患者有上述临床表现,烷化剂是治疗本病的主要化学治疗药物,其中苯丁酸氮芥是应用最多的一种,通常每日 6～12 毫克,口服,2～4 周病情缓解后,改为维持剂量每日 2～4 毫克,维持剂量及维持治疗期长短酌情而定。其他烷化剂,如美法仑、环磷酰胺、卡莫司汀及依托泊苷也对本病有效。联合化学治疗,如卡莫司汀、长春新碱、环磷酰胺、美法仑和泼尼松组成的 M2 方案或环磷酰胺、长春新碱、多柔比星、泼尼松组成的 CHOP 方案可用于疾病进展期。近年来,应用核苷类似物氟达拉滨(每日 25 毫克/平方米体表面积×5 日),氯脱氧腺苷(每日 0.1～0.3 毫克/千克体重,5～7 日)治疗本病获得较好效果。

(3)当发生严重高黏滞综合征而引起视力障碍、严重出血倾向或昏迷时,应采取放血法。一般至少放血浆 500 毫升,必要时可重复放血。有条件者应采用血细胞分离机进行血浆交换,可迅速部分去除患者含有异常增多的 IgM 血浆,而代之以正常血浆或血浆代用品,缓解病情。必要时可重复血浆交换治疗。

(4)完全缓解标准是血清 M 蛋白成分消失、IgM 定量正常、血常规及骨髓象正常及体格检查无异常发现,血浆黏滞度降至正常。部分缓解标准是 IgM 减少 50％以上,淋巴结缩小 50％以上,血浆黏滞度降低 50％以上。达不到上述标准者称为未缓解。

(六)中医治疗

1. 辨证治疗

(1)气血双亏

主症:神疲乏力,气短,头晕心慌,面色萎黄或㿠白,皮肤紫癜,或呕血绵绵,色暗淡,舌淡,脉细数。

治则:健脾益气养血。

方药:八珍汤加减。人参 12 克,白术 12 克,茯苓 15 克,炙甘草 9 克,当归 12 克,白芍 10 克,熟地黄 15 克,黄芪 30 克,山药 15 克,桃仁 12 克,红花 10 克。

用法:水煎服,每日 1 剂。

加减：出血属气不摄血者，加大黄芪用量，减桃仁、红花；亦加太子参 20 克，黄精 20 克，何首乌 12 克，以增强补气生血之功。

（2）痰湿瘀血

主症：胁下积块坚硬，或有黄疸，消瘦形脱，饮食大减，面色萎黄，甚则黧黑，舌质淡紫或有瘀斑，无苔，脉细数或弦数。

治则：化痰降湿，活血化瘀。

方药：二陈汤合膈下逐瘀汤加减。陈皮 12 克，半夏 10 克，云茯苓 15 克，当归 12 克，赤芍 12 克，川芎 10 克，延胡索 12 克，五灵脂 10 克，牡丹皮 12 克，乌药 10 克，香附 12 克，车前草 30 克，连翘 15 克，甘草 6 克。

用法：水煎服，每日 1 剂。

加减：瘀血阻络致出血者，加鸡血藤 30 克，以祛瘀通络止血；积块明显者，加黄药子 12 克，山慈姑 12 克，三棱 10 克，莪术 10 克，以破瘀散结除积。

（3）肝肾阴虚夹痰瘀

主症：胁下积块，皮肤斑块时发时止，鼻出血，牙宣出血，神疲乏力，头晕，耳聋目眩，面色紫滞，黏唇紫，口燥心烦，手足心热，或有潮热盗汗，舌质红绛少津，脉弦细数。

治则：滋养肝肾，活血化痰。

方药：六味地黄汤合膈下逐瘀汤加减。熟地黄 15 克，山茱萸 12 克，云茯苓 15 克，牡丹皮 12 克，赤芍 15 克，当归 12 克，川芎 10 克，桃仁 12 克，红花 10 克，鳖甲 10 克，延胡索 12 克，乌药 6 克，香附 10 克，山慈姑 12 克，苦参 10 克，卷柏 10 克，甘草 6 克。

用法：水煎服，每日 1 剂。

加减：出血明显者，去桃仁、红花、川芎，加生地黄 15 克，茜草 20 克，仙鹤草 30 克等，以凉血止血；肾阴虚明显者，适当加女贞子 15 克，龟甲胶（烊化）15 克，以滋补肾阴；低热盗汗明显者，加地骨皮 10 克，以清退虚热。

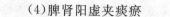

(4)脾肾阳虚夹痰瘀

主症:神疲体寒肢冷,遇冷皮肤紫斑,面色苍黄或㿠白,脘闷纳呆,胁下或见积块,舌质胖淡紫,脉沉弦。

治则:滋补脾肾,活血化瘀,化痰消积。

方药:金匮肾气丸合膈下逐瘀汤加减。肉桂 3 克,附子 10 克,山药 15 克,山茱萸 15 克,云茯苓 15 克,泽泻 10 克,牡丹皮 12 克,当归 12 克,川芎 10 克,桃仁 12 克,红花 10 克,香附 12 克,鳖甲 15 克,赤芍 12 克,甘草 6 克,山慈姑 10 克,半夏 10 克,夏枯草 10 克。

用法:水煎服,每日 1 剂。

加减:出血明显者,去肉桂、附子、桃仁、红花、川芎,加仙鹤草 30 克,茜草 20 克,以止血;腹胀者,加砂仁 6 克,枳壳 12 克,以健脾行气消胀;便溏者,去桃仁,加薏苡仁 20 克,莲子肉 12 克,以健脾利湿止泻。

2. 中成药

(1)人参归脾丸每次 1 丸,每日 2～3 次。补养气血。适用于气血双亏证。

(2)大黄䗪虫丸每次 1～2 袋,每日 2～3 次。活血化瘀。适用于瘀血积块明显者。

(3)云南白药每次 1 粒,每日 3 次。祛瘀止血。适用于瘀血出血者。

(4)金匮肾气丸每次 1 丸,每日 3 次。温补肾阳。适用于脾肾阳虚型。

(七)预 后

本病系慢性进展性疾患,患者的病程长短不一,中位生存期 5 年,部分患者可生存 10 年以上。骨髓造血功能衰竭、感染、栓塞、心衰竭是常见的死亡原因。

二十四、恶性组织细胞病

恶性组织细胞病是一种病理上以组织细胞异常增生，临床上以持续发热、进行性衰竭、肝大、脾大、淋巴结肿大、血细胞先后或同时减少，并侵及多系统为特点的高度恶性疾病。

1939 年，Scott 和 Robb-Smith 报道一种迅速致死的疾病，临床有肝大、脾大、淋巴结肿大、黄疸、难治性贫血、白细胞减少，命名为组织细胞性髓性网状细胞增多症。1951 年，Israels 扩充了组织细胞性髓性网状细胞增多症的临床和组织病理学描述，并提出临床分型意见，改称为巨细胞性网状细胞增多症。1957 年，田鸿生报道国内首例组织细胞性髓性网状细胞增多症。1959 年，郁知非总结国内 18 例，强调骨髓检查是重要的诊断依据。1964 年，全国第一次血液学学术会将组织细胞性髓性网状细胞增多症改称为恶性网状细胞病，并制定了诊断标准。1966 年，Rappaport 提出组织细胞性髓性网状细胞增多症是一种侵袭性、进行性、肿瘤性组织细胞增生疾病，改名为恶性组织细胞病，并被国际公认。20 世纪 70年代后，国内学者也采用恶性组织细胞病替代恶性网状细胞病。20 世纪 80 年代，随着细胞免疫表型检测技术的迅速发展，对恶性组织细胞病的细胞来源提出了不同的看法和争议。下面简单介绍几种不同意见及其理由。

早年恶性组织细胞病较罕见，1936—1962 国外医学期刊仅报道 28 例，国内报道 19 例。20 世纪 60 年代后报道的病例逐渐增多，国外文献至 1978 年报道近 200 例，国内至 1983 年已报道约800 例。至 20 世纪 90 年代中期文献报道已超过 2 000 例。近几年报道的病例数已明显减少，可能与不少病例已按 T 细胞淋巴瘤

统计有关。恶性组织细胞病均为散发,见于各年龄组,但 40～60 岁组居多。男性多于女性(2～3):1。

(一)病 因

恶性组织细胞病的病因尚未明确,曾提出以下几种可能。

1. 病毒 部分恶性组织细胞病患者血清中 EB 病毒抗体效价增高;1984 年,国内梁平等报道 2 例恶性组织细胞病患者的组织细胞,在电镜下观察到内含病毒感染的形态学标志,即Ⅳ型核小体。

2. 细胞遗传及分子生物学异常 国内、外均有家族中 2 人或 2 人以上均患恶性组织细胞病的报道;部分恶性组织细胞病病例存在克隆性染色体异常,即 t(2;5)(p23;q35)。另有报道 17 号染色体短臂断裂,而抑癌基因 p53 即定位于 17 号染色体。是否由于 p53 突变致恶性组织细胞病的发生已引起关注。还有报道恶性组织细胞病患者伴 1 号染色体 3 体和短臂断裂。此外,尚有报道部分恶性组织细胞病患者组织细胞中检出癌基因 N-ras 第 12 密码子突变,此种突变也见于其他实体瘤。

3. 免疫异常 尸检中部分病例有肥大细胞增生,推测可能为某种抗原刺激致自身免疫的结果。近年国内学者发现,恶性组织细胞病尸检中全身淋巴组织萎缩,可能导致免疫功能缺陷而促发组织细胞恶性增生,但尚不能排除淋巴组织萎缩是肿瘤生长的结果。

(二)临床表现

(1)大多急性起病,95％以上均有发热,热型不甚规律,以高热为主,且常持续不退。发热绝大多数由恶性组织细胞病本身所致,部分患者的发热也可因白细胞减少,继发感染引起。患者常伴乏力、虚弱、消瘦、盗汗等表现,病程后期常呈进行性衰竭。

（2）查体常有肝大、脾大及浅表淋巴结肿大，以轻至中度肿大多见，少数患者脾大显著，达脐下。部分患者热退时肿大的肝、脾、淋巴结有不同程度的回缩。国内病例 70％～80％有肝大、脾大，50％有淋巴结肿大。

（3）胃肠道受侵者常有腹痛、消化道出血、腹泻，少数病例可扪及腹部肿块。晚期常伴腹腔积液，少数因肠穿孔致急腹症及休克。

（4）肺部受侵者出现咳嗽、胸痛、气短、肺部啰音，X线胸片示间质浸润，呈粟粒状或小结节状阴影，也可有胸腔积液及纵隔、肺门淋巴结肿大。

（5）皮肤损害，以结节或肿块多见，可伴溃疡形成，活检显示异常组织细胞浸润。亦可表现为非特异性皮疹，如斑丘疹、红斑、紫癜等。

（6）中枢神经系统受侵者，可出现头痛、脑神经麻痹、抽搐、截瘫等征象，文献中还有合并尿崩症的个案报告。

（7）肾受损大多发生在晚期，2/3 患者有蛋白尿，部分患者血尿素氮和肌酐急剧升高。

（8）心脏受累可出现心律失常及传导阻滞。

（9）晚期因血小板明显减少致多部位出血，严重者可伴颅内出血而迅速致死。黄疸也为晚期表现，血清转氨酶常显著升高，均为肝严重受损的信号。

（三）辅助检查

1. 血常规 大多有程度不一的一系或多系血细胞减少，诊断时血常规正常者仅占 10％。病程早期部分患者外周血白细胞数可正常或升高。随病程进展，血细胞大多呈进行性减少，展现典型的全血细胞减少。国内病例诊断时全血细胞减少者占 48.4％。血涂片中，一般无异常的组织细胞，但周围血离心后取沉渣涂片，有时可发现异常组织细胞。

2. 骨髓象 增生活跃者占 2/3 以上,另近 1/3 则增生低下。骨髓涂片可出现数量不一的异常组织细胞,体积较大,直径 30~50 微米,呈圆形、椭圆形、不规则形,有时呈裙边状。胞质丰富,染色常不均,呈深蓝或浅蓝色,含数量不一的细小或粗大嗜苯胺蓝颗粒,有时胞质内出现空泡。胞核不规则,染色质细微或呈网状,核仁隐显不一,有时可见 1~2 个。异常组织细胞的特点为大小、外形、核形及成熟程度很不一致,即呈多形性。部分患者出现多核、巨细胞,体积巨大,直径达 50~90 微米,含 3~6 个核,或呈分叶核,核仁大而清晰,有 1 个或数个。有时可见分化良好的组织细胞噬各种血细胞,或其碎片。此外,骨髓中尚有淋巴样或单核样组织细胞。畸形组织细胞和多核巨细胞有较特异的诊断价值。至于出现多少异常组织细胞才可诊断恶性组织细胞病,尚无一致意见,综合文献报道,77%的病例均<20%。以往认为吞噬性组织细胞是诊断恶性组织细胞病的重要依据,但经多年的临床实践证明,其在恶性组织细胞病时并不常见,且无特异性诊断价值。组织化学染色,恶性组织细胞酸性磷酸酶染色阳性,能被酒石酸抑制。非特异性酯酶染色阳性,能被氟化钠抑制。溶菌酶染色也阳性,而过氧化物酶、碱性磷酸酶、氯醋酸酯酶染色阴性。上述各种组化染色对恶性组织细胞病均不具特异性,故应选用多种组化染色,综合判断。免疫表型检测,反映单核-巨噬细胞系的 CD11b、CD11c、CD14、CD15、CD33、CD68 可呈阳性反应。

3. 组织病理学 骨髓活检最常应用,部分骨髓穿刺涂片检查阴性的病例也可获阳性结果。淋巴结、皮肤软组织肿块或结节活检,肝穿刺活检也常可获有价值的病理结果。所有病理诊断的关键是出现异常组织细胞浸润。为证实是组织细胞,可进行 CD68、α_1-抗胰蛋白酶、α_1-抗糜蛋白酶及溶菌酶等的免疫组化染色检测。

(四)诊断与鉴别诊断

1. 诊断 临床出现持续高热、肝大、脾大、淋巴结肿大、血细胞或全血细胞减少、一般情况逐渐恶化及肝功能异常等征象,应高度怀疑恶性组织细胞病。骨髓穿刺涂片细胞学检查是诊断的第一选择,文献报道近 80% 的病例是依据骨髓细胞学检查而确诊,但经一次骨髓穿刺即确诊者仅 50%。所以,获阴性结果,而临床仍考虑为恶性组织细胞病者,应在短期内反复更换部位再行骨髓穿刺,也可同时做骨髓活检,以提高阳性率。少数患者往往在临终前数天才经骨髓涂片证实,另有约 15% 的病例于死后尸检才获诊断。皮肤、软组织肿块、肝活检的阳性率可高达 70%～80%。脾穿刺涂片细胞学检查也常可获阳性结果,但由于患者血小板常明显减少,或胆红素升高,限制了肝、脾穿刺的应用。大组文献报道,经骨髓、淋巴结、皮肤等活检诊断者占 9.8%,经剖腹探查诊断者占 4.3%。

2. 鉴别诊断 恶性组织细胞病的临床表现无特异性,病理学改变也与其他疾病有类似之处,初诊的误诊率高达 70%,故应仔细鉴别。

(1)反应性组织细胞增多症:各种严重感染(病毒、细菌、真菌、原虫等),药物变态反应(以苯妥英钠最多见),肿瘤,风湿性疾病等均可伴组织细胞增生,其临床表现及细胞、病理学都易与恶性组织细胞病混淆。鉴别要点如下:

①反应性组织细胞增多症者均有原发病,组织细胞增生随原发病好转而逐渐减少和消失,临床征象也如此。而恶性组织细胞病呈进行性恶化(肝功能、肾功能、血常规、脾大、全身状况)对激素的非特异退热作用差。

②恶性组织细胞病为异常组织细胞增生,噬血现象轻而少,反

应性组织细胞增多症者则为正常或基本正常的组织细胞增生,不出现及极少出现多核巨细胞,噬血现象常明显。

必须强调:诊断每一例恶性组织细胞病时,应首先排除反应性组织细胞增多症,是诊断恶性组织细胞病的基本原则。

(2)白血病:急性白血病与恶性组织细胞病的临床表现十分相似,如均有发热、肝大、脾大、淋巴结肿大、出血、贫血等征象;骨髓中均有较多原始或幼稚细胞。鉴别点为两者异常细胞的形态学不同,急性白血病的原始或幼稚细胞形态十分均一,而恶性组织细胞病的异常组织细胞常呈显著的不均一性;急性白血病的骨髓原始、幼稚细胞恒定超过 30%,而恶性组织细胞病的异常组织细胞仅少数患者>30%。鉴别困难者可行细胞组化染色或免疫表型检查区别之。少数多毛细胞白血病的临床相可酷似恶性组织细胞病,即呈高热、脾大及全血细胞减少,但两者细胞形态学不同,毛细胞有短绒毛,电镜下或相差显微镜下观察更为清晰。此外,毛细胞酸性磷酸酶染色阳性,而不被酒石酸抑制,而恶性组织细胞虽也阳性,但被酒石酸抑制。毛细胞在电镜下可见板层复合体,是标志性特征,在鉴别困难的病例可以此鉴别。

(3)恶性淋巴瘤:恶性组织细胞病与恶性淋巴瘤的临床表现有许多相似之处,但恶性淋巴瘤以瘤块形成为主要特点,病变相对较为局限,而恶性组织细胞病则以弥散浸润为主,瘤块少见;血细胞减少为恶性组织细胞病的一种主要实验室异常,病程初期即可展现,而恶性淋巴瘤发生血细胞减少远少于恶性组织细胞病,且大多在晚期出现,全血细胞减少更少见;恶性淋巴瘤晚期侵及骨髓,可出现肿瘤细胞,但其形态明显不同于异常组织细胞。霍奇金淋巴瘤时的 R-S 巨细胞有时与恶性组织细胞病的多核巨细胞难以区分,应结合其他病理改变及临床表现加以区分。此外,如免疫组化染色不表达 T 细胞、B 细胞抗原,免疫表型检测 CD30 阴性及分子生物学检测无 IgH 或 TCR 基因重排,也支持恶性组织细胞病的

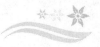

诊断。

(4)朗格罕斯组织细胞增多症中的勒-雪病：恶性组织细胞病与勒-雪病临床表现极为相似，但勒-雪病主要见于婴儿，皮损以湿疹样或脂溢性皮炎为特征；骨髓中组织细胞缺如或仅少量，且形态正常及一致，多核巨细胞罕见；鉴别困难时电镜检查勒-雪病的组织细胞有 Birbedk 小体，组织化学染色 ATP 酶、α-D 甘露糖苷酶、S-100 蛋白及神经元一特异性烯醇酶阳性。免疫表型检测 CDla 及花生植物血凝集素阳性。有学者认为，勒-雪病在晚期可转化为恶性组织细胞病，或勒-雪病即为婴儿恶性组织细胞病，但未获公认。

(5)其他：以肠道浸润为主的恶性组织细胞病须与肠结核、肠道肿瘤，尤其是小肠淋巴瘤相鉴别；以肝损害为主的恶性组织细胞病应与重症肝病，尤其是自家免疫性肝炎、暴发性病毒性肝炎区分；以神经系统损害为主的恶性组织细胞病要与中枢神经系感染性疾病，包括重症细菌性或病毒性脑膜炎相鉴别。

（五）西医治疗

目前，西医对恶性组织细胞病尚无满意的治疗措施，大多数学者仍以治疗恶性淋巴瘤的联合化学治疗方案应用于恶性组织细胞病，如 CHOP（环磷酰胺、多柔比星、长春新碱、泼尼松）、COPP（环磷酰胺、长春新碱、丙卡巴肼、泼尼松）方案。完全缓解者少见，部分缓解加完全缓解<5%。即使获完全缓解，缓解期也短暂，通常<6个月。虽然文献中有获长期完全缓解的病例报道，但均为个案报道，例数甚少。国内报告的疗效更差。

近几年报道，依托泊苷或替尼泊苷及阿糖胞苷联合治疗恶性组织细胞病有效，确切疗效还需积累更多病例后才能定论。异体骨髓移植治疗恶性组织细胞病获长期生存已有少数病例报道，也许将为恶性组织细胞病的预后改善带来曙光。

(六)中医治疗

本病的治疗宜分清虚实。初期以祛邪为主,针对热毒炽盛,瘀血内结,采用清热解毒,滋阴凉血及活血化瘀,消积散结为治则。本病常因实致虚,迫血动血成为气阴两虚之证,因此病程中后期化学治疗之后最宜固护正气,治则宜益气养阴补血为主。病程中常致严重的出血症状,除凉血止血等治则外,宜补气固脱,即有形之血不能速生,无形之气首当急固。

1. 辨证治疗

(1)热入营血型

主症:眩晕,头胀,烦躁不安,口干,口苦,面红目赤,便秘溲赤,舌红苔黄,脉弦滑数。

治则:清热解毒,滋阴凉血。

方药:犀角地黄汤加味。水牛角 30 克,生地黄 15 克,牡丹皮 12 克,白芍 15 克,生石膏 20 克,知母 15 克,金银花 15 克,连翘 15 克,蒲公英 15 克,紫花地丁 15 克,白花蛇舌草 15 克,龙葵 15 克,白英 15 克,莪术 15 克。

用法:水煎服,每日 1 剂。

加减:出血重者,加白茅根 15 克,大蓟、小蓟各 15 克,藕节 15 克,三七粉(冲服)3 克。

(2)癥积瘀血型

主症:心悸不眠,心痛健忘,心烦善怒,谵语发狂,甚则神志昏迷,头发脱落,局部青紫的症状,以及舌有瘀点瘀斑,脉沉涩或弦等。

治则:活血化瘀,消积散结。

方药:膈下逐瘀汤加减。桃仁 10 克,红花 6 克,当归 10 克,牡丹皮 10 克,赤芍 10 克,五灵脂 10 克,香附 10 克,三棱 10 克,莪术 10 克,夏枯草 15 克,连翘 15 克,川贝母 10 克,柴胡 10 克,生地黄 15 克,黄芪 15 克,甘草 6 克。

用法:水煎服,每日 1 剂。

(3)气阴亏虚证

主症:低热不退,神疲乏力,气短懒言,咽干口燥,颧红,尿少便结,舌体瘦小而红,少苔,脉弱而数。

治则:益气养阴,补血生津,佐以解毒抗癌。

方药:十全大补汤加减。党参 15 克,炙黄芪 15 克,生地黄 15 克,制何首乌 15 克,当归 10 克,川芎 10 克,白芍 10 克,龟甲 15 克,鳖甲 15 克,半枝莲 15 克,山慈姑 15 克,莪术 15 克,茯苓 15 克,女贞子 15 克,墨旱莲 15 克,甘草 6 克。

用法:水煎服,每日 1 剂。

加减:白细胞低下者,加鸡血藤 15 克,补骨脂 15 克,阿胶 15 克。

2. 验方

(1)党参、覆盆子、淫羊藿、鹿角片各 24 克,鸡血藤 18 克,鸡内金、山楂、杜仲、炒蒲黄、韭菜子各 9 克,自然铜 3 克,黄芪、续断各 60 克,菟丝子、桑寄生各 15 克,补骨脂、巴戟天各 12 克。水煎服,每日 1 剂。

(2)太子参、川石斛、玄参、金银花、连翘、昆布、海藻各 15 克,天冬、麦冬、藿香叶、山慈姑各 10 克,五味子 5 克,天葵子、六一散各 30 克。水煎服,每日 1 剂。

(3)党参、覆盆子、淫羊藿、鹿角片、瞿麦根、石大年、苦荞头各 24 克,鸡血藤 18 克,黄芪、续断、白花蛇舌草、蛇头一颗草各 60 克,菟丝子、桑寄生、无花果、隔山撬各 15 克,补骨脂、巴戟天各 12 克,鸡内金、山楂、杜仲、土鳖虫、炒蒲黄、韭菜子各 9 克,自然铜(醋淬入煎)3 克,半枝莲 30 克。水煎服,每日 1 剂。

(4)水牛角(先煎)、鲜生地黄、生石膏(先煎)、鲜芦根、鲜白茅

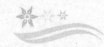

根各 30 克,牡丹皮、象牙屑、侧柏炭、地榆炭各 15 克,白芍、皮尾参（中煎代茶饮)各 12 克,知母、黄芩各 9 克,北沙参 24 克,生甘草 3克。水煎服,每日 1 剂。

3. 中成药

(1)紫雪散每次 3 克,每日 3 次,冲服。清热凉血,息风镇惊。适用于壮热心烦,时有惊惕,斑疹隐现者。

(2)犀黄丸每粒 0.25 克,每次 2～3 粒,每日 3 次,口服。清热解毒,散结消肿。适用于肝大、脾大、淋巴结肿大明显者。

(3)八珍丸每次 1 丸,每日 3 次,口服。补气益血。适用于病情相对稳定而气血亏虚者。

（七）预　后

恶性组织细胞病不经治疗,几乎所有病例在确诊后的 3～6 个月死亡,预后极为恶劣。采用现代化学治疗及各种强有力的支持疗法后,预后也未有根本的改善。国内病例 87.1% 的存活期<6个月,仅 5% 生存期>1 年。死亡原因依次为全身衰竭、出血、严重感染及肝衰竭。